国家科学技术学术著作出版基金资助出版

临床中药疑难通释

周祯祥 编著

U0300461

人民卫生出版社

·北京·

图书在版编目（CIP）数据

临床中药疑难通释 / 周祯祥编著 . —北京：人民
卫生出版社，2024.9
　　ISBN 978-7-117-36329-7

　　Ⅰ . ①临… 　Ⅱ . ①周… 　Ⅲ . ①中国医药学 　Ⅳ .
①R2

　　中国国家版本馆 CIP 数据核字（2024）第 096432 号

人卫智网	www.ipmph.com	医学教育、学术、考试、健康，购书智慧智能综合服务平台
人卫官网	www.pmph.com	人卫官方资讯发布平台

临床中药疑难通释

Linchuang Zhongyao Yinan Tongshi

编　　著：周祯祥
出版发行：人民卫生出版社（中继线 010-59780011）
地　　址：北京市朝阳区潘家园南里 19 号
邮　　编：100021
E - mail：pmph @ pmph.com
购书热线：010-59787592　010-59787584　010-65264830
印　　刷：中煤（北京）印务有限公司
经　　销：新华书店
开　　本：710×1000　1/16　　印张：19
字　　数：321 千字
版　　次：2024 年 9 月第 1 版
印　　次：2024 年 10 月第 1 次印刷
标准书号：ISBN 978-7-117-36329-7
定　　价：59.00 元

打击盗版举报电话：**010-59787491**　**E-mail：WQ @ pmph.com**
质量问题联系电话：**010-59787234**　**E-mail：zhiliang @ pmph.com**
数字融合服务电话：**4001118166**　**E-mail：zengzhi @ pmph.com**

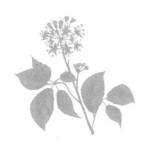

内 容 提 要

　　本书以临床中药常见疑难热点问题为导向，以文化为引领，以本草为底色，博采历代本草之精华，融汇现代研究之新知，参以作者长期临证之心得感悟，探幽发微，诠释发明，阐明要义，正本清源。旨在传承本草基因，增强本草自信，弘扬中医药文化，促进学术发展，指导临床用药实践。全书立意新颖，内容丰富，资料翔实，言之有征，具有重要的理论意义和实用价值。可供从事中医药教学、科研、临床工作者，以及中医药院校广大师生、中医药爱好者参考借鉴。

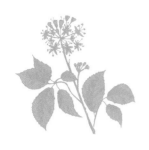

作者简介

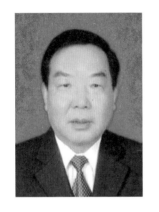

　　周祯祥,湖北中医药大学二级教授,博士生导师。从事中药学、临床中药学教学、科研及临床工作四十余载。主编全国中医药行业高等教育"十三五""十四五"规划教材《中药学》和《临床中药学》。

　　历任湖北省政协常委,国家中医药管理局临床中药学重点学科带头人,全国普通高等学校本科教育教学评估专家,中华中医药学会中药基础理论分会副主任委员,国家药典委员会中医专业委员会《中华人民共和国药典临床用药须知》工作组专家,湖北省药品标准专家委员会委员,成都中医药大学博士生导师,国家自然科学基金评审专家,湖北省有突出贡献中青年专家,首届湖北省中青年知名中医。

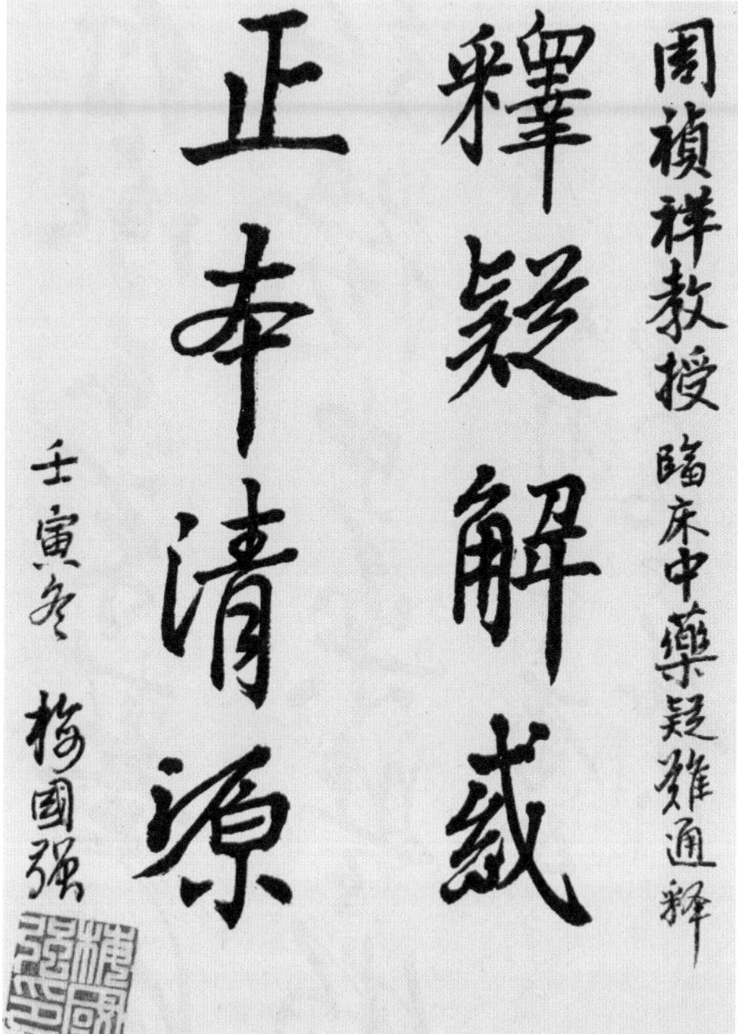
周禎祥教授臨床中藥疑難通釋
釋疑解惑
正本清源
壬寅冬 梅國強

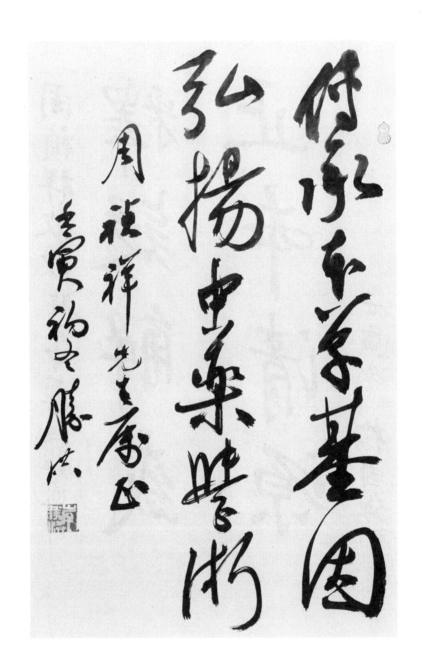

传承古筝基因
弘扬中华琴艺

周祺祥先生属正
壬寅秋七胜水

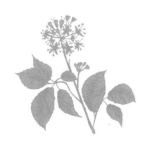

前　言

　　自主编全国中医药行业高等教育"十三五""十四五"规划教材《中药学》和《临床中药学》以来，得以与全国学界的同仁在线上、线下进行广泛磋商和交流，受益匪浅，感悟良多。

　　在长期的教学、科研和临床实践中，经常会遇到诸如"细辛不过钱""柴胡劫肝阴""一味丹参功同四物""白芥子祛皮里膜外之痰"之类，这些既是中药学术关切，又是临床亟须回应的问题，似乎了如指掌，烂熟于心。故而平素疏于思索，未能探究至理。每当同仁及学生问及，或扪心自问，则"知其然"而"不知其所以然"，每有一种"似曾相识"而又"不识庐山真面目"之感叹。以致原本广为传诵，尽人皆知的内容，总有一种说不清、道不明的感觉，成了不是问题的问题。随着时间的推移和知识的积淀，这种困惑愈加强烈，于是萌发了编写《临床中药疑难通释》的构想。

　　宋代著名教育家朱熹说："读书无疑者，须教有疑；有疑者，却要无疑，到这里方是长进。"明代学者陈献章说："学贵知疑，小疑则小进，大疑则大进。疑者，觉悟之机也。一番觉悟，一番长进。"一切学问都是从"疑"开始的。从无疑到有疑是觉悟的肇端，从有疑到无疑是进步的象征。英国著名思想家培根说："一个人倘若先从肯定开始，必以疑问而告终；只有从疑问入手，才能以肯定结束。"敢于质疑，善于质人之所不疑，是一种责任和担当，也是激发求知欲望，增强研究活力，促进认知深化的重要推手，更是做学问、搞研究的必然要求。

临床中药需要质疑，也从不拒绝质疑。在质疑中解惑，在纾惑中明理，其本质就是讲文化，以文化人，以理服人。本书受《隋书·宇文恺》"录其疑难，为之通释，皆出证据，以相发明"的启发，聚焦临床中药中的疑点、难点及热点问题七十余项，分类汇聚，锤炼成章。以问题为导向，以文化为引领，以本草为底色，守正本草，融汇新知，诠释发明，正本清源。全书拟一疑一议，直奔主题。博采众长，择善而从，参以己见，阐明要义。旨在传承本草基因，增强本草自信，发展中药学术。书中率先提出并系统阐释了"中药功效组学"，具有创新性。若能对同道及后学有所裨益，实乃吾之幸事。

衷心感谢著名中医学家、国医大师梅国强教授，著名书法家、刻字艺术家、国家一级美术师李胜洪先生分别为本书赐墨宝以增辉！本书参考并引用了许多学者的文献资料和研究成果，在此一并致谢！

笔者深知，质疑析疑难，以理服人更难。非积学功深，难撮其要。苦于学海无涯，学识所限，拙作难免管窥之见乃至谬误之论，敬请读者批评赐教。

周祯祥

2024 年 5 月于示羊书斋

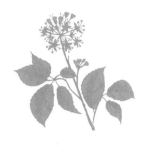

目 录

本 草 篇

药 理 篇

中 药 篇

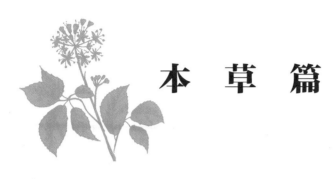

本 草 篇

"医不读本草,则不可用药。"

（《本草新编》）

一、本 草 名 释

"本草"之名由来已久。宋·苏颂《本草图经》记载:"昔神农尝百草之滋味,以救万民之疾苦,后世师祖,由是本草之学兴焉。"据考,"本草"一词始见于东汉史学家班固编撰的《汉书》。全书主要记述了上起汉高祖元年(公元前206年),下至新朝王莽地皇四年(公元23年)共230年的史事,又称《前汉书》。该书是继《史记》之后我国古代又一部重要史书,在史学史上具有重要的地位和价值。大凡研究西汉历史,无不以《汉书》作为史料。

"本草"一词,在《汉书》中凡见三处。如《汉书·平帝纪》曰:"征天下通知逸经、古记、天文、历算、钟律、小学、史篇、方术、本草及以五经、论语、孝经、尔雅教授者,在所为驾,一封轺传,遣诣京师。至者数千人。"《汉书·郊祀志》曰:"候神方士使者副佐、本草待诏七十余人皆归家。"唐颜师古注:"本草待诏,谓以方药、本草而待诏者,盖官名也。"《汉书·游侠传》曰:"楼护,字君卿,齐人。父世医也,护少随父为医长安,出入贵戚家。护诵医经、本草、方术数十万言,长者咸爱重之。"

上述史料传递了如下信息:①当时朝廷征天下能精通逸经、古记、天文、历算、钟律、小学、史篇、方术、本草以及讲解传授五经、《论语》、《孝经》、《尔雅》等知识的学者,派遣到京师,达数千人之众。说明本草在当时已经形成了一门相对独立的知识体系,而且具有较为重要的地位。②当时已设置专司本草的职位——本草待诏(系指不在宫中专门任职,当宫中需要时应诏进宫处理有关本草事宜者),拥有一支从事本草研究的人才队伍。③当时已有本草书籍流行,供人们阅读。至于什么是本草?《汉书》中没有作出具体说明。从楼护的家世和成长经历推测,本草可能与医药有关。

1. 古代药物的称谓

早在《墨子·贵义》就有"譬若药然,草之本"的记载,可谓以草言药之先导。五代后蜀翰林学士韩保昇《蜀本草》曰:"药有玉石草木虫兽,而直云本草者，为诸药中草类最众也。"因药之众者，莫过于草，故举多者，谓之本草。即以草（植物）为本之义，实则泛指动、植、矿等各类药物。这一观点得到了后世的认同。如任应秋[1]认为，古代人类在不断的医疗活动过程中，发现了许多能治疗不同疾病的药物，也就是所谓"本草"。高学敏[2]认为，自古以来，人们习惯把中药称为本草。俞慎初[3]认为，古代药物就叫作"本草"。著名本草学家尚志钧[4]认为，本草的含义即药。中药就是本草，本草就是中药，只是称谓不同而已。

2. 本草著作的称谓

明代著名藏书家、文学家谢肇淛《五杂俎》曰："神农尝本草以治病，故书亦谓之本草。"这一观点在明清本草著作多有论述。如《本草汇言》曰："神农尝本草而定药，故其书曰本草。"《重庆堂随笔》曰："药字从草，故神农辨药之书，曰《本草经》。"《本草集要》曰："学医之道，莫先于读本草。"《握灵本草》曰："本草一书，能穷物之理。"《本草分经》曰："本草之作，肇自神农，厥后代有传书，至纲目而大备。"《本草易读》曰："医家本草不读，则药性不明。"《本草撮要》曰："本草曰古经以下，代有增订，惟考核精详简明切要之善本。"《本草新编》曰："人不学医，则不可救人；医不读本草，则不可用药。"自古以来，"本草"二字被大量用于中药书籍名称之中。如《神农本草经》《新修本草》《本草纲目》《中华本草》等。国医大师颜正华[5]说：数千年来，一直把记载药物的书籍称为"本草"。

3. 中药学科的古代称谓

学科是学术及知识的集合，是在整个科学体系中学术相对独立、理论相对完整的科学分类[6]。"本草"是一门古老的学问，且代有发挥，日见繁富，独立成学。一是有相对独立的理论和知识体系。中药的基本理论和临床应

［1］ 任应秋. 怎样学习《本草轻》[J]. 中医杂志，1962（10）：37-40.
［2］ 高学敏. 中医药学高级丛书：中药学[M]. 北京：人民卫生出版社，2000：3.
［3］ 俞慎初. 中国药学史纲[M]. 昆明：云南科技出版社，1987：41.
［4］ 尚志钧. 中国本草要籍考[M]. 合肥：安徽科学技术出版社，2009：8.
［5］ 颜正华. 颜正华中药学讲稿[M]. 北京：人民卫生出版社，2009：3.
［6］ 中华中医药学会. 中国中医药学科史[M]. 北京：中国科学技术出版社，2014：1.

用等专门知识，肇源于《神农本草经》。历史悠久，传承创新，代有发挥，不断充实和完善。二是有代表性的人物和标志性的成果。如本草开山之作《神农本草经》、梁代陶弘景《本草经集注》、唐代官修本草《新修本草》、宋代唐慎微《证类本草》、清代赵学敏《本草纲目拾遗》等，尤其是明代李时珍《本草纲目》，代表了中国古代药物学的最高成就，驰名海内外。三是有从事专门研究的人才队伍和管理人员。《汉书》中已有明确记载，不复赘述。因此，本草已经具备了学科的基本元素，成为中药学科的古代称谓。

当下，上述三种观点并存。如黄璐琦院士认为[7]，古代的本草有两个含义：一是指药物，另一是泛指历代药物学著作。《中华本草》指出[8]，研究药物的学科，记载药物的专著，都称"本草"。

"本草"一词的出现是本草史上划时代的一件大事，是中药学形成和发展的重要标志。源远流长的本草历程，体现了传承与创新的发展脉络，成就了各个历史时期的辉煌。

本草是我国历代先民们经过长期卓越的探索和实践，不断积淀而形成的原创性成果，是中医药文化的精髓。"问渠那得清如许？为有源头活水来。"（朱熹《观书有感》）在中药悠悠漫长的历史长河中，始终都离不开"本草活水"源源不断的注入和滋养，才使得生生不息，枝繁叶茂，行稳致远。周岩《本草思辨录》指出："善守旧者，其旧皆不可变之天道。惟笃守而精研之，新义斯出。"中药植根于临床，蕴藏于本草。最终回归于临床，指导用药实践。本草承载中药，是中药学术之源，传承创新之本。因此，寻根溯源，守正创新，强基固本，增强本草自信，传承本草基因，弘扬中药学术，是吾辈中医药人神圣的历史使命和责任担当。

---

［7］　黄璐琦.本草学研究的二重证据：从本草文献考证到本草考古［J］.科学通报，2018，63（13）：1164-1171.

［8］　国家中医药管理局《中华本草》编委会.中华本草：精选本：上册［M］.上海：上海科学技术出版社，1998：3.

二、奠基本草的《神农本草经》

《神农本草经》简称《本经》《本草经》《神农本草》，是我国现存最早的本草学专著，约成书于秦汉时期，作者不详。相传，神农是远古时期农业和医药的发明者。该书冠名"神农"，是受汉时尊古之风的托名。诚如《淮南子·修务训》记载："世俗之人，多尊古而贱今，故为道者，必托之于神农、黄帝，而后始能入说。"

张璐《本经逢原》指出："医之有《本经》也，犹匠氏之有绳墨也。有绳墨而后有规矩，有规矩而后能变通。变通生乎智巧，又必本诸绳墨也。原夫炎帝《本经》，绳墨之创始也。"《神农本草经》全面、系统总结了秦汉以前我国古代劳动人民在长期生活、生产实践以及与疾病作斗争过程中所积淀的临床经验和药物知识，从全方位、多层面创建了中药学体系框架，具有科学性、原创性和实践性，奠定了中药学传承与未来发展的基石。

1. 构建了中药品质体系框架

中药品质是指中药的品种和质量。诸如种植（养殖）、环境、采收、加工、炮制、贮运，以及制剂、用法等，构成了中药品质体系化、网络化结构，决定着中药质量的真伪优劣，与临床安全、有效用药息息相关。

（1）基源。《神农本草经》曰："药有……子母兄弟，根茎华实，草石骨肉。"其中，"根茎华实，草石骨肉"，泛指自然界的植物、动物和矿物等，说明中药资源的多元性和广泛性。该书以家庭成员中"子母兄弟"比喻药物基源的相互亲缘关系。

（2）产地。《神农本草经》曰："药有……土地所出。"系指药物的分布生长都有特定的生态环境条件，即药物的道地性。由于《神农本草经》原著已佚，现存各种《神农本草经》辑复本都无产地记载。尚志钧等[9]研究认

---

[9] 尚志钧.《神农本草经》药物产地探析[J].中医文献杂志,1997(3):17-18.

为，在原始的《神农本草经》中是有产地记载的。《证类本草》黑字《别录》文产地，原先即是《神农本草经》经文。据统计，《证类本草》白字《神农本草经》药所记产地共有二百多个，而且多数药物只记载一个产地。这种一药一地的表述方式，指明了药有"土地所出"的必然归属，催生了"道地药材"概念的呼之欲出。

（3）采制。《神农本草经》曰："药有……阴干曝干，采造时月生熟。"涵盖了药材的采集（采造时月）、加工（阴干曝干）和炮制（生熟）等内容。《神农本草经》提出"若有毒宜制，可用相畏、相杀者"，这是毒药炮制的基本理论。即有毒药物，可采用与之相拮抗的药物同制，以减低或消除其毒性或副作用。在药物项下，《神农本草经》记载了蒸（桑螵蛸）、炼（朴消）、烧（贝子）、熬（露蜂房）、煮（猬皮）等不同的炮制方法，收载了阿胶、大豆黄卷等成品，说明古人已经掌握了"熬胶"和"发芽"等制作方法。

（4）鉴定。《神农本草经》针对药材以伪乱真，以劣充优的时弊，提出了药有"真伪"的观点，极具挑战性和现实意义。无不蕴含着辨别中药真伪，评价药材质量的先进理念。

（5）贮藏。《神农本草经》曰：药有"陈新"。陈者久也，新者鲜也。明确指出了药物新鲜使用（鲜用）或贮藏一段时间再使用（陈用）两种方式。由于鲜药不便贮藏和运输，其使用受到一定的局限。而陈药的使用较为普遍，故药物贮藏的理念自在其中。

2. 构建了中药分类体系框架

所谓分类，就是归类，即根据事物的同和异把事物集合成类。它是人们认识事物，区分事物，组织事物的一种逻辑方法。随着药物知识不断积累和丰富，昭示着如何对这些知识进行整合归类的严峻命题。本草作为中药知识的载体，理当率先垂范。在《神农本草经》形成的过程，中药分类就应运而生。

（1）以病类药法。《神农本草经》在序录中列举了42种病名作为众多疾病的代表。强调从疾病根本（大略宗兆）和病情变化（变动枝叶）的角度来认识和使用药物（各宜依端绪以取之）。提出了"以病类药"的基本构想。即"疗寒以热药，疗热以寒药，饮食不消以吐下药，鬼疰蛊毒以毒药，痈肿疮瘤以疮药，风湿以风湿药，各随其所宜。"其中，寒（证）-热药、热（证）-寒药、饮食不消 - 吐下药、鬼疰蛊毒 - 毒药、痈肿疮瘤 - 疮药、风湿（病）- 风湿药等，既是临床用药的基本原则，又是按病（证）归类药物的基本思路。后者成为"诸病通用药"的肇端。

（2）三品分类法。用三品归类事物、划分等级是古代流行的传统方法。《神农本草经》将其引入本草，创立了中药三品分类法。即"上药一百二十种为君，主养命以应天，无毒，多服久服不伤人，欲轻身益气，不老延年者，本上经。中药一百二十种为臣，主养性以应人，无毒、有毒，斟酌其宜。欲遏病补虚羸者，本中经。下药一百二十五种为佐使，主治病以应地，多毒，不可久服。欲除寒热邪气，破积聚，愈疾者，本下经。三品合三百六十五种，法三百六十五度，一度应一日，以成一岁。"三品分类主要基于两点：即药物的功效和有毒无毒。《神农本草经》不仅清晰界定了三品分类的标准，而且以三品为纲，统领诸药。将药物内容分为三卷，每品一卷，再依次对药物逐一详述、阐发。这种思维方式和编写模式，在本草史上是首次提出的，也是目前尚知有关中药分类的最早记载。《神农本草经》作为本草学之嚆矢，开创了中药分类系统的先河。

3. 构建了药性理论体系框架

"药性"一词，始见于《神农本草经》。凡与药物治疗作用有关的各种属性，统称为药性，现代称为"药性理论"[10]，主要用以阐明治病用药的原理。张志聪《本草崇原·序》指出："后人纂集药性，不明《本经》，但言某药治某病，某病须某药，不探其原，只言其治，是药用，非药性也。知其性而用之，则用之有本，神变无方。"张氏把药性与药用严格区分开来，强调了药性对临床用药的重要性。在《神农本草经》序录中，明确提出了"四气""五味""有毒无毒"等概念，标志着药性理论体系框架的初步建立和形成。

（1）四气。又称四性。《神农本草经》明确提出药"有寒、热、温、凉四气"。并用"四气"标注药性，落实到具体药物之中。具体的标注方法是：①一药一气。这是绝大多数药物（约98%）的标注方法。②一药二气。如翘根（寒、平）、雄黄（平、寒）、白薇（平、微寒）等。③有味无气。如牛膝、铁、芫荑、白僵蚕、牛角䚡、大盐、戎盐等没有四气内容的记载。《神农本草经》指出："治寒以热药，治热以寒药。"这是四气理论运用的基本原则，迄今仍为

---

［10］ 高晓山. 中药药性论［M］. 北京：人民卫生出版社，1992：6.

临床用药所遵循。

（2）五味。《神农本草经》曰："药有酸、咸、甘、苦、辛五味。"《神农本草经》对于药物五味的标注，绝大多数（约97%）标注为一药一味。个别药物标注二味，如景天（苦、酸），夏枯草、紫参（苦、辛），葶苈、石楠草（辛、苦），皂荚（辛、咸）等，有些药物没有标注味，如铁、牛角䚡、大盐、戎盐等。遗憾的是，《神农本草经》尚未赋予五味药性的内涵，但为五味理论的形成和发展奠定了基础。

（3）有毒无毒。首先，《神农本草经》以"有毒无毒"为主要依据对药物进行分类。如上药"无毒"，中药"无毒有毒"，下药"多毒"。并对"有毒无毒"药物的使用进行了规范。即上药"多服久服"，中药"斟酌其宜"，下药"不可久服"。《神农本草经》对安全用药十分重视，对有毒药物的使用提出了明确要求。即"若用毒药疗病，先起如黍粟，病去即止，不去倍之，不去十之，取去为度"。在个别药物条下，还有一些毒副作用的记载。如云实（花）、莨菪子"多食令人狂走"，牛膝、瞿麦"堕胎"，大盐"令人吐"等，这些来自实践观察的真实记录，对临床安全用药具有重要的警示作用。此外，还介绍了一些具有解毒作用的药物。如甘草"解毒"，水苏"去毒"，蓝实"解诸毒"，升麻"解百毒"等。

药性理论体系涵盖的范围较广。主要应包括四气、五味、归经、升降浮沉、毒性等内容，这是目前业内的基本共识。在《神农本草经》序录中虽然没有归经、升降浮沉等相关内容的表述，但在药物的功效主治中却隐含了定位、定向的属性。如麻黄"发表出汗""止咳逆上气"，说明其性主升浮走表，归肺经。大黄"荡涤肠胃，推陈致新，通利水谷道"，说明其性主沉降，归胃、大肠经。又如干姜"温中"，薯蓣"补中"，梅实"下气"，沙参"益肺气"，赤芝"益心气"，菖蒲"开心孔"，滑石"利小便"，大枣"助十二经"等，都表明了药物作用具有明显的方位趋向。

4. 构建了七情配伍体系框架

配伍是中药运用的主要形式。中药配伍理论体系的构建始于《神农本草经》。即"（药）有单行者，有相须者，有相使者，有相畏者，有相恶者，有相反者，有相杀者。凡七情，合和视之，当用相须、相使者良，勿用相恶、相反者，若有毒宜制，可用相畏、相杀者，不尔，勿合用也"。

《神农本草经》把中药临床运用的情况总结为单行、相须、相使、相畏、相恶、相反、相杀七个方面。不仅提出了"七情"的名称,而且对"七情"配伍宜忌原则也作出了"当用""可用"和"勿用"的明确规定。但对"七情"的内涵没有作出任何解释和说明。后世本草对此多有阐发,尤以《本草纲目》最具代表性。曰:"药有七情,独行者,单方不用辅也。相须者,同类不可离也。相使者,我之佐使也。相恶者,夺我之能也。相畏者,受彼之制也。相反者,两不相合也。相杀者,制彼之毒也。"文中所见,除单行外,其余六情的配伍关系大致可分为三类:一是增强疗效,如相须、相使;二是减低毒性,如相畏、相杀;三是配伍禁忌,如相恶、相反。前者配伍可减低药效,后者配伍可增强毒性。与《神农本草经》所确立的七情运用原则高度吻合,深刻阐明了"七情"的科学内容涵,使"七情"成为中药配伍理论的重要内容沿用至今。

此外,《神农本草经》还提到"药有阴阳配合""君臣佐使"等,都涉及中药配伍的问题。由于《神农本草经》文字简练,往往意存文字之外,需要细心琢磨,深刻领会。

5. 构建了中药应用体系框架

中药是中医防治疾病的主要物质基础,是中医理、法、方、药的最终归属,是临床疗效的具体体现。中药应用于临床,验证于实践,回馈于临床,这是一个不断积累和升华的过程。在这个过程中,如何正确把握和精准使用中药则显得至关重要。

(1)功效主治。功效是指中药防治疾病的基本作用,主治是指与功效相对应的适应病证。二者的有机结合,构成了以"效-用"为核心的中药应用体系。

药物功效主治是历代本草关注的重点,《神农本草经》也概莫能外。在序录中,以"功效主治"为重点统领药物和疾病。如以"功效"为主对药物进行归类,从宏观角度整体把控三类药物的功效。如上药"轻身益气",中药"遏病补虚",下药"除寒热邪气,破积"等。首创药物三品分类法,开药物按功效分类之先河。以"主治"为主对疾病进行归类。列举了42种病名作为"大病之主",强调根据疾病及其变化有针对性地使用药物。

在药物条下,以"功效主治"为主线,落实到具体药物之中。如人参"补五脏"，干地黄"填骨髓"，蒲黄"消瘀血"，干姜"温中"，茺蔚子"明目"，桑上寄生"安胎"，车前子"利水道小便"，夏枯草"破癥散瘿结气"。又如牛膝主"膝痛不可屈伸"，杜仲主"腰脊痛"，细辛主"风湿痹痛"，薏苡仁主"筋急拘挛，不可屈伸"，茵陈主"热结黄疸"，阳起石主"阴阳痿不合"，防风主"风行周身，骨节疼痹"，葛根主"消渴"，龟甲主"小儿囟不合"，射干主"咳逆上气，喉痹咽痛，不得消息"，海藻主"瘿瘤气、颈下核"等。据统计[11-12]，《神农本草经》共涉及功效术语1 300条，除去完全重复计407条。病症名779种，包括内科、妇科、外科、儿科，以及眼、耳、咽喉等各种疾病。内容丰富，实用性强。

《神农本草经》所载药物大多为临床常用药物，所述药物功效主治是早期临床用药经验的总结，大多朴实有验，至今仍为临床所悉用。如干姜"温中"，即温中散焦。凡中焦寒证，无论外寒内侵的寒实证，抑或阳气不足、寒从内生的虚寒证，无不选用干姜为主药以治之。车前子"利水道小便"，即通利小便尿。适用于淋证、水肿，小便不利。又能利小水而实大便，主治湿盛之水泻。又如大黄"荡涤肠胃，推陈致新"。现将其概括为"泻下攻积"，广泛用于积滞便秘。麻黄"去咳逆上气"。现将其概括为"止咳平喘"，广泛用于咳嗽气喘。诸如此类，从功效推断主治，从主治凝练功效，反复实践，不断升华，推动发展。在漫长的历史进程中，中药学术的传承与创新无不凝聚了古人的聪明和智慧。

（2）应用原则。《神农本草经》结合临床用药的实际，提出了一系列的用药原则。①辨证用药原则。《神农本草经》曰："凡欲治病，先察其源，候其病机。"大凡治病，必须先察患病之源，明确疾病之机制，再有针对性地选择用药，体现了辨证用药的思想。又曰："治寒以热药，治热以寒药。"即根据疾病的寒温属性，选用适宜的寒药或热药，逆病情而治。②分层用药原则。《神农本草经》把365种药物分为上、中、下三类，并根据各类药物的效用和毒性不同制订了用药方案。如上药"多服久服"，中药"斟酌其宜"，下药"不可久服"。③时间用药原则。如"病在胸膈以上者，先食后服药；病在心腹以下者，先服药而后食；病在四肢血脉者，宜空腹而在旦；病在骨髓者，宜饱满而在夜"。《神农本草经》根据疾病的不同部位，对服药时间作出了"食前、食

［11］ 李绍林.《神农本草经》功效术语浅析［J］.江苏中医药，2010，42（6）：61-64.

［12］ 罗琼，顾漫，柳长华，等."大病之主"源流考究［J］.北京中医药，2011，30（2）：120-122.

后、在旦、在夜"的明确规定,强调时间用药对治疗的影响。④早治早用药原则。《神农本草经》指出:"凡欲治病, ……五脏未虚,六府未竭,血脉未乱,精神未散,服药必活。若病已成,可得半愈。病势已过,命将难全。"强调治病应把握疾病的发展趋势,对疾病预后作出正确评判。在此基础上,务必早治疗早用药。体现了防微杜渐,防患于未然的先进治病用药理念,实属难能可贵。

（3）用量用法。剂量是关系到临床安全、有效用药的一个十分严谨和严肃的问题,若剂量设置过小,可能达不到临床预期;剂量设置过大,可能带来不必要的医疗风险。因此,《神农本草经》在药物条下都没有剂量的记载,偶有"少食"之类的表述,这是符合临床用药实际的,大不必强求。对于毒药的运用,《神农本草经》十分谨慎。"若用毒药疗病,先起如黍粟,病去即止,不去倍之,不去十之,取去为度。"这里的"黍粟""倍之""十之",不是具体的剂量,而是运用毒药的一种理念。即严格控制剂量,应遵循"小量渐增"与"中病即止"的用药原则,确保临床用药的安全。

使用方法对药效的发挥至关重要,最终是通过所选用的不同剂型形式来实现的。《神农本草经》曰:"药有宜丸者,宜散者,宜水煮者,宜酒渍者,宜膏煎者,亦有一物兼宜者,亦有不可入汤、酒者,并随药性,不得违越。"说明药物的应用,尤其是剂型的选用原则,必须根据药性而定。在药物条下,还简要介绍了一些使用方法。如干地黄、牛扁、葱实（茎）可"作汤",牛角䚡"可丸药",当归、生大豆"煮饮汁",消石"炼之如膏",葡萄"可作酒";溲疏、芫蔚子（茎）"可作浴汤",雷丸"作膏摩"等。诚如《本经疏证》所云:"古人服药,皆有法律。故为丸为散为汤,当各得其宜而效始著。"否则,就难以保证疗效。

此外,《神农本草经》中还积累了一些无机药物化学知识。如丹砂,《神农本草经》记载"能化为汞"。丹砂,即硫化汞（HgS）。HgS 加热则发生化学反应,产生二氧化硫（SO_2）和汞（Hg）。又如石胆（即胆矾）,《神农本草经》记载"能化铁为铜"。石胆含水硫酸铜（$CuSO_4 \cdot 5H_2O$）,如将铁片放到硫酸铜溶液中,铁离子就把铜离子从硫酸铜中置换出来,铁片就镀上了一层黄色的铜。此外,如水银"杀金、银、铜、锡毒"。空青"能化铜、铁、铅、锡作金",曾青"能化金铜",石硫黄"能化金、银、铜、铁奇物"等。在当时的历史条件下,能够真实、准确记录药物化学反应的情况,实属难能可贵。

当然,人无完人,金无足赤。若用当下的视野来观察,《神农本草经》

中不免存在着一些不足之处。如"序录"部分不够完善，药物部分功用糅杂。有的封建迷信，如大豆黄卷"杀鬼毒"，牛黄"除邪逐鬼"，赭石"杀精物恶鬼"，石长生"辟鬼气不祥"等。有的言过其实，如鬼臼"解百毒"，女贞实"除百疾"等。有的虚无缥缈，如太一余粮久服能"轻身，飞行千里"；泽泻久服轻身，"能行水上"；玉泉"人临死服五斤、死三年不变色"等。应该站在辩证唯物主义和历史唯物主义的立场上去看待和评判。

三、陶弘景重构《神农本草经》

  《神农本草经》集东汉以前药学之大成，是我国现存最早的本草学专著。开创和建立了中药学体系框架，奠定了中药学理论和实践的基础，引领了中药学未来发展的方向，是在中医药发展史上起着重要作用，具有里程碑意义的中医四大经典之一[13]。然原书已佚失，其内容辗转保留于历代本草之中。现在所能看到的《神农本草经》，都是明清之际的辑复本。长期以来，对《神农本草经》的相关研究报道较多，但对其历史演变及其著作重构则关注不多。

  陶弘景（456—536 年），字通明，号隐居，又号华阳居士、华阳真人，人称贞白先生，丹阳秣陵（今江苏镇江一带）人。陶氏生活于南朝，历经宋、齐、梁三朝，是当时有相当影响的人物，博物学家，对本草学贡献尤大。陶弘景是注释《神农本草经》的第一人，《本草经集注》是《神农本草经》最早的注释本[14]。从陶弘景《本草经集注·序录》中可以获得一些有关《神农本草经》的背景信息，对深入研究《神农本草经》具有重要的参考价值。

  《本草经集注·序录》记载[15]："隐居先生，在乎茅山岩岭之上，以吐纳余暇，颇游意方技，览本草药性，以为尽圣人之心，故撰而论之。旧说皆称《神农本经》，余以为信然。昔神农氏之王天下也，画八卦，以通鬼神之情；造耕种，以省杀生之弊；宣药疗疾，以拯夭伤之命。此三道者，历众圣而滋彰。文王、孔子、彖、象絜、辞，幽赞人天。后稷、伊尹，播厥百谷，惠被群生。岐、皇、彭、扁，振扬辅导，恩流含气。并岁逾三千，民到于今赖之。但轩辕以前，文字未传，如六爻指垂，画象稼穑，即事成迹。至于药性所主，当以识识相因，不尔，何由得闻。至乎桐、雷，乃著在于编简，此书应与《素问》同类，但后人多更修饰之尔。秦皇所焚，医方、卜术不预，故犹得全录。而遭汉献迁

  ［13］ 周祯祥,张廷模,闵志强,等.论《神农本草经》对中药学的贡献［J］.中药与临床,2020,11（3）:43-49.

  ［14］ 尚志钧.中国本草要籍考［M］.合肥:安徽科学技术出版社,2009:97.

  ［15］ 唐慎微.重修政和经史证类备用本草［M］.北京:人民卫生出版社,1982:5-6.

徙，晋怀奔进，文籍焚靡，千不遗一。今之所存，有此四卷，是其《本经》。所出郡县，乃后汉时制，疑仲景、元化等所记。又云有《桐君采药录》，说其花叶形色。《药对》四卷，论其佐使相须。魏、晋已来，吴普、李当之等，更复损益。或五百九十五，或四百四十一，或三百一十九；或三品混糅，冷、热舛错，草、石不分，虫、兽无辨；且所主治，互有得失。医家不能备见，则识智有浅深。今辄苞综诸经，研括烦省。以《神农本经》三品，合三百六十五为主，又进名医副品，亦三百六十五，合七百三十种。精粗皆取，无复遗落，分别科条，区畛物类，兼注铭时用，土地所出，及仙经道术所须，并此序录，合为七卷。虽未足追踵前良，盖亦一家撰制。吾去世之后，可贻诸知音尔。"

从陶序可知，药物知识起源很早，历史悠久。如神农氏"宣药疗疾，以拯夭伤之命"。由于"轩辕以前，文字未传"，药物知识主要靠口头传播，"识识相因，不尔，何由得闻。"到了桐君、雷公时期才有文字记载，药物知识"乃著在于编简"。与《黄帝内经·素问》相类似，"后人多更修饰之尔"。

在陶弘景之前已有多种《神农本草经》的同名异书。陶氏说："旧说皆称《神农本经》，余以为信然。"秦始皇焚书坑儒时，医方类书籍幸免于难。但其后几经战乱，"遭汉献迁徙，晋怀奔进，文籍焚靡，千不遗一"大多亡佚，所剩无几，留下的不到千分之一。"今之所存，有此四卷，是其《本经》。"也就是说，在多个版本中能够幸存下来的只有"四卷本"《神农本草经》。书中"所出郡县，乃后汉时制，疑仲景、元化等所记"；又有"《桐君采药录》，说其花叶形色。《药对》四卷，论其佐使相须"等，《神农本草经》的内容不断得到修订增补。

"魏、晋已来"，"四卷本"《神农本草经》又经过魏、晋名医吴普、李当之等反复增损修订，产生了"诸经"，形成了多种不同的版本。从序中可知，陶氏至少见到了三个版本。各种版本载药数各不相同，有595种、441种、319种等。而且内容参差不齐，"或三品混糅，冷、热舛错，草、石不分，虫、兽无辨；且所主治，互有得失"，混乱不堪，这是手抄笔录时代不可避免的现象。有鉴于斯，陶氏担当了重整《神农本草经》的历史使命。

陶氏把当时流行的多个版本《神农本草经》进行综合整理，"苞综诸经，研括烦省"，最终厘定和规范了《神农本草经》的基本内容，重新构建了《神农本草经》的框架体系，才使《神农本草经》得以固化和传承。后世流行各种《神农本草经》的辑本，实际上都源自陶弘景整理的文字。

陶序表明，《神农本草经》是在漫长的历史进程中，经过历代诸家陆续增补和修订而成的，绝非一时一人所作，是我国古代劳动人民在长期的生活、医疗实践中不断探索和总结出来的,是集体智慧的结晶。在陶弘景之前,《神农本草经》已有多种版本在民间广泛流传。而当下所说的《神农本草经》,实际上是陶弘景经过整理的本子,并非早期《神农本草经》的原著。

《本草经集注》是陶弘景最具代表性的本草著作。该书以《神农本草经》为基础,又从"名医副品"(来自多种《神农本草经》中名医增录的新药,不是指一本《名医别录》定型的书[16])中选取365种药物,加上陶氏自注而成。全书7卷,共载药730种。采用了"朱书本经,墨书别录",小字加注的编写体例。药性以"朱点为热,墨点为冷,无点者是平"的简洁方式。在传承了《神农本草经》三品分类的基础上,首创了药物按自然属性分类法。该书对南北朝以前的药学成就进行了全面、系统的整理和总结,构建了综合性本草的编写范式,为后世历代主流本草所宗。

《本草经集注》约成书于公元500年前后,亡佚于北宋末年。其内容主要通过历代本草保存在宋·唐慎微《证类本草》中。《证类本草》中的"白字"就是陶弘景《本草经集注》朱书《神农本草经》的经文。陶弘景为传承《神农本草经》做出了巨大贡献,功不可没。

---

[16] 尚志钧.《证类本草》陶序和《名医别录》历史关系之辨析[J].中华医史杂志,1994,24(1):38-40.

四、承前启后的《证类本草》

《证类本草》是《经史证类备急本草》的简称,由北宋四川名医唐慎微所著。据艾晟《大观本草·原序》曰:"慎微姓唐,不知为何许人,传其书者,失其邑里族氏,故不及载云。"书中没有唐慎微的基本情况介绍。

后世对唐慎微的了解,主要源于唐慎微二位同乡的介绍。一是金皇统三年(1143 年),翰林学士宇文虚中"书《证类本草》后"曰:"唐慎微,字审元,成都华阳人。貌寝陋,举措语言朴讷,而中极明敏。其治病百不失一,语证候不过数言,再问之,辄怒不应。……元祐间,虚中为儿童时,先人感风毒之病,审元疗之如神。"二是南宋赵与时《宾退录》[17]记载:"唐慎微,蜀州晋原人。世为医,深于经方,一时知名。元祐间,帅李端伯招之居成都,尝著《经史证类备急本草》三十二卷,盛行于世。而艾晟序其书,谓慎微不知为何许人,故为表出。蜀为崇庆府。"由此可知,唐慎微,字审元,四川人,医术精湛。著有《证类本草》三十二卷,流传于世。

《证类本草》把宋代两部官修本草合编,再增补扩充经史子集内容与附方而成。一部是掌禹锡等编修的《嘉祐补注神农本草》,简称《嘉祐本草》。另一部是苏颂领衔编撰的《本草图经》,又称《图经本草》。这两部官修本草集中反映了当时本草学的最高成就,为唐慎微编撰《证类本草》奠定了坚实基础。

《证类本草》成书年代不详,尚志钧[18]考证认为,约于 1098 年前后编成。书成之后,尚未刊印。故"其书不传,世罕言焉"(《大观本草·原序》)。在流传过程中几经增补修订而衍生出多种版本,尽管书名及内容各不完全相同,但《证类本草》的主要内容则得以保存和流传。宋以前本草传承脉络见图 1。

[17] (南宋)赵与时.宾退录[M].上海:上海古籍出版社,1983:37.

[18] 尚志钧,刘大培.《政和本草》、《大观本草》同异考[J].中国药学杂志,1994,29(3):179-180.

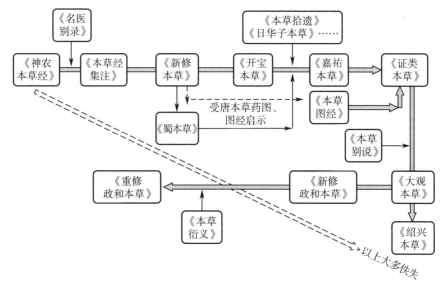

图1 宋以前本草传承脉络

注：粗箭头示直接传承，细箭头示增附内容。

大观二年（1108年），由杭州仁和县尉艾晟首次对《证类本草》校勘，增加陈承《重广补注神农本草并图经》中"别说"44条及林希序，并增附一些方子，冠以大观年号，更名为《大观经史证类备急本草》，简称《大观本草》，这是《证类本草》的第一个刻本，原书已佚。今有尚志钧先生点校的《大观本草》（安徽科学技术出版社，2002年）刊行。

政和六年（1116年），曹孝忠以《大观本草》为底本，校刊为《政和新修经史证类备用本草》（《新修政和本草》）。公元1249年，张存惠在曹孝忠刊本的基础上，增附寇宗奭《本草衍义》，校刊为《重修政和经史证类备用本草》（《重修政和本草》）。前者久佚，仅存后者，简称《政和本草》。《政和本草》是《证类本草》现存最好的刊本，人民卫生出版社于1957年影印出版，现代所称《证类本草》即此。

1. 广泛涉猎，内容丰富

《证类本草》是一部集宋以前本草学大成之作。图1所示，历代本草一脉相承，代有发挥。宋以前的本草大多亡佚或残缺不全，最终都是通过《证类本草》得以承载、保存和流传的。《证类本草》几乎囊括了宋以前各种主流本草的全部内容，在本草发展史上具有重要的学术地位和历史功绩。

此外,唐氏又从 247 种来自本草、方书、经史、笔记、方志、诗赋、佛书、道藏等文献中搜集了许多有关药物的资料,充实到书中,极大丰富了全书的内容。翰林学士宇文虚中"书《证类本草》后"曰:"每于经史诸书中得一药名、一方论,必录以告,遂集为此书。"为后世保存了大量的,至今已失传的药学史料。赵燏黄先生[19]认为:"这是千年前的最可宝贵最有价值的足征文献。"

原书"三十有一卷,目录一卷,六十余万言,名曰《经史证类备急本草》"(《大观本草·原序》)。载药 1 746 种,新增药物 628 种(主要来自《本草拾遗》《本草图经》等,唐慎微新增药物仅 8 种)。详述药物性味、功用、主治、禁忌以及采集、炮炙、鉴别、产地和名医心得等。在药后附古方 3 000 余首,拓展了中药的临床运用,开创了综合性本草"方药兼收"的先例。李时珍对此高度赞赏,如《本草纲目》说:"使诸家本草及各药单方,垂之千古,不致沦没者,皆其功也。"

2. 忠实原文,保存史料

《证类本草》对文献资料的处理,十分慎重严谨,总以保持原貌为主旨。唐氏既不发表自己的学术见解,也不随意改动,皆原文转录,按时代次序排列。因此,具有极高的文献价值。这与李时珍《本草纲目》形成了鲜明对比。《本草纲目》引用文献大都不是原文照录,或小改润色,或糅杂诸说,并参以己见,与原始资料出入较大。因此,《本草纲目》所引资料一般不能直接转录。若转录者,应注明引自《本草纲目》,这是比较严谨的一种治学态度。

《证类本草》对文献来源均标记十分清楚。①正文用大字:如《神农本草经》文系黑底白字,《名医别录》文用黑字。其他本草文则另加说明,如《新修本草》文注以"唐本先附",《开宝本草》文注以"今附"。《嘉祐本草》新增者,或用"新补",或用"新定"。②注文用双行小字:如《本草经集注》注文,冠以"陶隐居"。《新修本草》注文冠以"唐本注"。《开宝本草》注文冠以"今按"或"今注"。《嘉祐本草》注文冠以"臣掌禹锡谨案"。《本草图经》注文冠以"图经曰"大字。《本草衍义》注文冠以"衍义曰"大字。凡唐慎微本人新增的内容,称"唐慎微续添",以墨盖"【"作为标志。这种标记方法,清晰展示了本草文献的来源,便于后学辨析和引用。

---

[19]　赵燏黄.唐慎微及其著作"证类本草"[J].中药通报,1958,4(2):38-39.

3. 承前启后,继往开来

《证类本草》是完整流传最早的综合性的本草著作,为后世保存了大量药学史料,在本草发展史上起到了承前启后、继往开来的作用。

《证类本草》成就了明代两大本草的辉煌。一是明代官修本草《本草品汇精要》,该书是以"删《证类》之繁以就简,去诸家之讹以从正"为宗旨而编成的一部综合性本草著作。有学者[20]认为,《证类草本》就是《本草品汇精要》的蓝本,没有《证类本草》就没有《本草品汇精要》。二是本草巨著《本草纲目》,该书在"引据古今医家书目"中曰:"自陶弘景以下,唐、宋诸本草引用医书,凡八十四家,而唐慎微居多。"也就是说,在诸家本草书中引用最多的是《证类本草》。据统计[21],《本草纲目》在药物条目上直接对《证类本草》的借鉴达到六成以上。因此,《本草纲目》是《证类本草》的继承和发展。

《证类本草》为古本草的辑佚提供了重要资料来源。如《神农本草经》,原书早已失传,但其内容通过历代本草仍然保存在《证类本草》之中。自宋以降,学界致力于《神农本草经》的辑复工作,取得了可喜的研究成果。其中,清代辑本最多,成就最大。据考[22],现存的《神农本草经》辑本有九家(共26种版本),皆出自唐慎微《证类本草》中的黑底白字文字。

当代著名本草学家尚志钧先生一生致力于本草文献研究。他以《证类本草》为蓝本,先后辑复出版了《本草经集注》《雷公炮炙论》《药性论》《新修本草》《食疗本草》《本草拾遗》《蜀本草》《海药本草》《日华子本草》《开宝本草》《嘉祐本草》《本草图经》等大量亡佚古代本草文献,为我国本草学研究做出了卓越的贡献。

总之,《证类本草》对前人有关药物知识搜罗甚广,总以保持古资料原貌为主旨。该书是研究古本草的重要文献来源和参考资料,是从事中医药工作者案头必备的工具书。但凡宋以前本草文献资料及相关药学资料(因大多已失传),均可在《证类本草》中查阅并直接引用,并随文注明原资料出处(包括书名或作者名)即可,无须再用"《证类本草》载"或"唐慎微曰"之类的表述。

---

[20] 戴蕃瑨.初论《经史证类备急本草》:中国本草学发展史资料(五 -1)[J].西南师范学院学报,1981(2):83-90.

[21] 周云逸.《经史证类备急本草》与宋代学术文化研究[D].保定:河北大学,2015.

[22] 尚志钧.诸家辑本《神农本草经》皆出于《证类本草》白字[J].江苏中医杂志,1982(2):38-39.

五、古代彩绘本草图谱《履巉岩本草》

该书为"琅琊默庵书"（《履巉岩本草·序》）。默庵何许人也？"序"中没有介绍。据元·夏文彦所著绘画史传《图绘宝鉴》记载："王介，号默庵，庆元间内官太尉，善作人物山水，似马远、夏珪，亦能梅兰。"赵燏黄先生跋云："按介，字圣与，号默庵，庆元间官内官太尉。工丹青，著有画苑。其人物山水花卉之作，见于著录者，所见不鲜。"据此可知，《履巉岩本草》的作者王介，号默庵，字圣与，祖籍琅琊（今山东胶东半岛南部）。曾任职于内官太尉（宦官），擅长于人物山水画，为南宋画家。

默庵序云："老夫有山梯慈云之西，扪萝成径，疏土得岩。曰砻月磨，辟亩几百数"。据考，杭州在南宋时称临安，是南宋的都城。而凤凰山为皇城郊外之地，也是皇帝大内禁苑之地。慈云即凤凰山慈云岭一带。默庵晚年退居临安皇城郊外慈云岭西。"切思产类万殊，风土异化"，真伪卒难辨析。因年事已高，自称"老夫"，力不从心，"岂能足历而目周之"，故仅对居地周围方圆数百亩山地所生植物进行实地考察。发现当地药材资源丰富，"其间草可药者极多，能辨其名与用者仅二百件"。于是，极尽其绘画之能事，以药用植物为写生对象，"因拟图经，编次成集"。因其所居之地"山中有堂，曰'履巉岩'"，故书名曰《履巉岩本草》。

《履巉岩本草·序》后署"嘉定庚辰"（1220年）。嘉定（1208—1224年）是南宋第四位皇帝宋宁宗（赵扩）的最后一个年号。据此可知，《履巉岩本草》当为南宋之书。书成之后一直未能公之于世，直至20世纪中叶才逐步引起人们的关注。1947年，北平文禄堂书商王文进从原藏书者——顺义张化民处得到此书。认为"其宋人杰作，笔法古劲，设色浓厚，可称奇书之特。"因"数百年中，嗜古者皆未著载，其名亦不见著录"。于是将此书呈给本草学家赵燏黄过目。赵老对此书赞赏有加，并作"跋"一篇，称此"乃距今七百年前未刊之原稿，诚海内空前之孤本也。"后转为北京图书馆（今国家图书馆）收藏，定为明钞绘本。

著名本草学家郑金生先生对《履巉岩本草》素有研究。2006年再次校注，连同《绍兴校定经史证类备急本草》《宝庆本草折衷》一并载入《南宋珍稀本草三种》，2007年由人民卫生出版社出版刊行。《履巉岩本草》全书分为上、中、下三卷。共收录植物药206种。一药一图，先图后文。卷前有琅琊默庵所作《履巉岩本草·序》，卷后有附录"赵燏黄藏陶北溟转绘本附文"及郑金生"校注后记"。

1. 文字简练，内容丰富

默庵本着"药不旁求，方以单用，其佐使反恶，采摘时月，故略而不书"的原则，不求大而全，但求少而精。于每药条下简要介绍其别名、性味、有毒无毒、功能及附方。全书篇幅不大，文字较少，约2万字[23]。

据统计[24]，全书收药206种，一药一图，先图后文。对药物命名具有以下特点：一是以方言名药。如天茄儿、猫儿薄荷、醉鱼儿草、笑厣儿草、猫儿眼精草等，这些药名带有"儿"音，是杭州方言的显著特征之一[25]。二是以俗语名药。如鱼腥草、蜜蜂草、眼明草、蜈蚣草、穿心鸭舌、牛鼻冲草、野鸡尾、护花草、蛇怕草等，具有口语气息，通俗形象，方便交流。无论是方言或是俗名，都具有明显的浙江特色，尤其是杭州的地方特色。

默庵在对居住周边的药用植物进行考察的同时，也发现了一些新的品种。据统计[26]，目前可考的新增药品有22种，尚有不见于前代本草书中，植物基源待考的有40余种。二者约占全书药味总数超过1/4，为丰富浙江地方性药用植物做出了积极贡献。

该书对药物性能功用的记载，内容多取于《证类本草》，或来自民间经验。如青蒿"味苦，寒，无毒。主疥瘙痂痒恶疮，杀虫，留热在骨节间，明目。于三伏内，每遇庚日，日出时采摘一握，挂于宅庭，可以辟邪气。"此段文字源于《神农本草经》。王氏增加了"于三伏内，每遇庚日，日出时采摘一握，挂于宅庭，可以辟邪气"，反映了民间"插蒿辟邪"的传统习俗。醉鱼儿草"一名'鱼尾草'，性凉，无毒。治鱼骨鲠，每用少许捣汁，冷水浸。灌漱时复咽下些子，自然骨化为水。人家池沿边切不可种之，恐误落花叶在水中，鱼误食

[23] 尚志钧.中国本草要籍考[M].合肥:安徽科学技术出版社,2009:230-231.

[24] 陈红彦.古籍善本掌故(一)[M].上海:上海远东出版社,2017:263-266.

[25] 张水利,熊耀康,高晓洁,等.《履巉岩本草》天茄儿的本草考证[J].浙江中医药大学学报,2008,32(3):296-297.

[26] 郑金生.《履巉岩本草》初考[J].浙江中医杂志,1980(8):338-342.

之,必有伤矣。其香气触之亦损。"此段文字出自本书。

　　该书收载了大量单方验方。如草血竭"治打扑伤损有血者,用少许捣烂贴之,其血遂止"。穿心鸭舌"治鼻中出血,每用细末一、二钱,冷水调服,立差"。千年润"治咽喉壅塞,发声不出,不以多少,晒干为末,每服壹钱,浓煎薄荷调服,不以时,临睡服尤佳"。紫背红内消"治一切疮疖有毒,每用不以多少,烂捣敷贴患处"。试剑草"治蛇伤犬咬,一切虫毒,用少许捣烂,贴患处"等。体现了民间运用单方验方的经验,具有一定的实用价值,多为后世转录和引用。

2. 构图精美,堪称一绝

　　默庵的绘画风格酷似于南宋著名山水画家马远、夏珪。二位画家的绘画特点是喜作边角小景,构图取景多为半边,即截取局部物象来表达整体,画面留下大片空白,故分别有"马一角"和"夏半边"之雅誉。马、夏的构图理念和构图方式对王氏产生了积极而深远的影响。从《履巉岩本草》植物构图来看,除小草本植物如谷精草(原书图52)、细辛(原书图6)等整体呈现植株的全貌外,大多数木本、藤本和高大草本多撷取植株中最美的一角或一段作为表现内容,体现了马、夏的构图风格和南宋盛行的折枝式构图方式。如接骨草(原书图24),此图描绘了植物的主干枝叶两个局部。枝干从画面左下方出枝,一枝向上斜出,一枝向右横出。枝干一长一短,枝叶一密一疏。整幅画面简洁,富有层次感和立体感。书中虽无植物形态记载,但不少药图,一见便能辨认,对于考证南宋的药物基源具有很高的学术价值。

　　所谓折枝式构图,即截取画面元素中最有特点的一部分,用简练的笔触,巧妙的布局,将截取的这个点体现得淋漓尽致。折枝式构图崇尚精致简约,注重细节描绘,在视觉上把画面的元素减到最少,是最简单、最直接的一种构图方式。折枝式构图的突出特点是只画部分而不画全貌。往往把许多的背景如山、石、水、坡减去,将树的根或大枝干或多余的枝丫略去,从而使画面在小而简约的构图中,更加生动、细腻、写实地表达描绘物象的结构和特点,达到以小见大、以少胜多、以简驭繁的审美效果。如营实(原书图26),采取其一枝的顶端描绘;牛蒡(原书图161),截取部分叶片和叶柄描绘;山姜花(原书图149),突出描绘其花的形态特征;金刚根(原书图197),重点描绘其粗大块根状根茎等。如此则画面元素少,画幅小,却精雕细刻,线条流畅,形态逼真。看似简约,却蕴藏深刻。从折枝式构图的某一局部便可让人联想到植物全株,从局部的精彩便可知道全株之繁华,具有笔不到而意到的暗示主趣。

默庵书中药图多是以山地植物为载体,在实景中直接观察写生描绘,并通过相应的表现形式和笔墨技巧加以表达。尚志钧先生指出[27],《履巉岩本草》全书的图都是写生图。从目前的明代钞绘本推测,默庵采用的技法,仍是典型的宋代院体工笔花鸟的双钩填色法[28]。通过精工勾勒、重彩渲染,在他笔下的物象,其层次丰富,质感逼真,色彩明净,自然清新。如苦益菜(原书图114),单叶对生,三裂,呈绿色,面深背浅,且边缘有锯齿,花白色,五瓣,聚伞花序,着生于茎的顶端[29]。笑靥儿草(原书图58),茎具棱,叶互生,羽状分裂,边缘具不规则锯齿,无柄。花白色,在分枝上排成穗状圆锥花丛,在茎上端组成略开展的圆锥花序[30]。绘图清晰精美,达到了与实物基本相符的境界。

著名药学家赵燏黄先生跋云:"本图朱砂矿绿,历久如真;铁画银钩,古朴有力。宋以后之本草图墨迹,以余所见,惟有明画家赵文淑所绘者,可以并驾。……然则王介所撰《履巉岩本草》一帙,可谓丹青家之本草写生鼻祖矣!"郑金生先生在"校注后记"中指出:《履巉岩本草》采用小幅画集册的形式来绘成药物彩色图谱,开创了本草彩绘图册的新纪元。

《履巉岩本草》记录的是南宋时期临安慈云岭一带的药用植物,堪称杭州历史上首部地方性本草著作,也是我国本草史上现存最早的彩色本草图谱。该书已入选《第二批国家珍贵古籍名录》(名录号04561),堪称彩绘本草中的代表。由于默庵略于医而详于画,故书中不免存在着文图不符、名实不符等问题,在学习和研究时应注意加以甄别。

[27] 尚志钧.中国本草要籍考[M].合肥:安徽科学技术出版社,2009:230-231.

[28] 许玮.《履巉岩本草》与南宋本草图[J].新美术,2015(12):16-22.

[29] 张水利,韩召会.《履巉岩本草》中苦益菜的本草学研究[J].浙江中医药大学学报,2012,36(3):243-246.

[30] 罗晓朦,陶倩,楼柯浪,等.《履巉岩本草》笑靥儿草的本草考证[J].中药材,2017,40(7):1743-1746.

六、赵学敏补遗正误《本草纲目》

清代，有一部"专为拾李氏之遗而作"的本草著作，即《本草纲目拾遗》。是书虽名曰"拾遗"，实为"补正"。即补《本草纲目》之遗，正《本草纲目》之误，这是本书最为显著的两大特色。

《本草纲目拾遗》的作者赵学敏，字恕轩，号依吉。钱塘（今浙江杭州）人。生于清康熙五十八年（1719年），卒于嘉庆十年（1805年），享年86岁[31]。

赵学敏"自幼嗜岐黄家言"，博览群书。凡"有得，辄抄撮忘，不自知结习至此，老而靡倦"（《串雅·原序》）。资料"累累几千卷"（《利济十二种·总序》）。一生著述颇丰。乾隆三十五年（1770年），赵学敏将所撰医书12种合编，以自家"利济堂"为名曰《利济十二种》。据张应昌《本草纲目拾遗》跋云："但有传钞本皆未刻。至嘉庆末年，传钞本则只有是编（《本草纲目拾遗》）与《串雅》二种，其余十种已不传。"

从赵学敏"小序"中可知，《本草纲目拾遗》成书于乾隆三十年（1765年）。书成之后并未刊行，只有传钞本。他在"凡例"中说：于"庚子春复加校订"，即乾隆四十五年（1780年）又重新修订一次。其后又陆续增补完善，从"翠羽草""真珠草""辣茄"等药物条下记有"癸亥"或"嘉庆癸亥（1803年）"等字样得知。本书从初稿形成到终稿完成，历经三十八载。然书未付梓，人已仙逝。张应昌跋云："余因访知杭医连翁楚珍藏其稿本，假（借）阅，乃先生手辑未缮清本者，初稿纸短，续补之条，皆粘于上方，粘条殆满，而未注所排序次。故传抄错乱耳。"于是"按其体例，以稿本校正排比传钞本之误，然后各条朗若列眉，还其旧观。"初刊于同治三年（1864年）。

《本草纲目拾遗》10卷，卷首列有小序、凡例、总目、正误、目录（细目）等项。全书载药921种（其中正品716种，附品205种，附品诸药皆列于正

---

［31］　黄玉燕.赵学敏生平及年表［J］.中国中医基础医学杂志，2013，19（9）：993-995.

品之下），分为水、火、土、金、石、草、木、藤、花、果、诸谷、诸蔬、器用、禽、兽、鳞、介、虫等18部，除未列人部外，另加藤、花两类，把"金石"分为两部。其余按《本草纲目》次第排列。对各药内容的表述，无统一格式。引述文献大多注明出处，个人心得或夹叙其中，或附注于后。

1. 增补拾遗，拓展内容

赵氏博采群书，广聚民智，着眼临床，重在补遗，拓展应用。搜集了各类文献资料600余种[32]，访问请教了各类人士200有余[33]，为本书的拾遗积累了丰富的资源，提供了有力的支撑，奠定了坚实的基础。

《本草纲目拾遗》新增药物716种，为古代本草著作之最。赵氏对新增内容十分审慎。"必审其确验方再入，并附其名以传信。若稍涉疑义，即弃勿登。"确保其真实性和可靠性，"宁蹈缺略之讥，不为轻信所误。"无不体现了赵氏严谨、求真的治学态度和科学精神。

除增补药物外，凡《本草纲目》"已登者，或治疗有未备，根实有未详者，仍为补之。"书中多以"本草纲目""纲目""濒湖""时珍""东璧""李氏"等不同称谓，以"补之"二字加以明示，使人一目了然。据初步统计，书中明确有"补之"内容的达60条之多。

如六月霜条记载："濒湖所引《图经》云：甘平无毒，治发背消痈拔毒，同甘草作末，米汁调服。而他治有殊功，并未言及，今仍补之。"有一次，赵氏到奉化出差，发现"邑人暑月俱以此代茶，云消食运脾，性寒，解暑如神。"于是在该条下增补了三个验方，即"解暑，消积滞，小儿暑月泡茶食之佳""性苦寒，亦厚肠胃，止痢开膈，食之令人善啖，凡伤寒时疫，取一茎带子者煎服之，能起死回生，屡试皆效。又善解毒，洗疮疥，皆愈"。此条不仅增补了六月霜的功用，还通过临床用药实践，对其药性进行了重新界定。即由"甘平"调整为"苦寒"，进一步增强了药性的说理性和指导作用。

天灯笼草条记载："此草主治虽夥，惟咽喉是其专治，用之功最捷。《纲目》主治下失载，故补之。"赵氏明确指出：本品"性寒，治咽喉肿如神"，且"性能清火，消郁结，治疝神效。敷一切疮肿，专治锁缠喉风，治金疮肿毒，止

---

[32] 李超霞，张瑞贤.《本草纲目拾遗》引用本草类文献初考[J].中医文献杂志，2014，32（5）：53-55.

[33] 傅维康.赵学敏"拾"《本草纲目》之"遗"[J].上海中医药杂志，2005，39（5）：47-48.

血崩。酒煎服"，若与酒、鸭蛋煮食，"治疟如神"。此条在补遗《本草纲目》失载的同时，强调了天灯笼草善治咽喉肿痛之专长。

此外，如葛乳"性凉，解肌热，散风火及阳明风热瘢疹"；石燕"治儿疳，小儿羸瘦，取食即愈"；刀豆根治头风、鼻渊、腰痛、牙根臭烂、久痢、妇女经闭、喉癣、杨梅疮等，都是赵氏从民间用药经验中总结增补的内容，对完善和丰富《本草纲目》药物功用的内容发挥了积极作用。

2. 博采众长，兼收并蓄

赵氏本着"药取其便"，务求实效的原则，广泛搜集和整理民间用药经验，兼及家传，个人所见所闻及用药心得，积累了大量的单方验方，内容丰富，疗效确凿。

广泛搜集民间用药经验。如"万历中邑大疫，有一道人，教人取千年老樟树皮煎饮可愈，并言树老久饮霜雪，其性转清凉，可消疫气"。又如"王士瑶云：不论虚实何经所吐之血，只须用藏红花。将无灰酒一盏，花一朵，入酒内，隔汤炖出汁服之，入口血即止，屡试皆效。"再如"淳安陈老医云：（一切痈疽）用臭牡丹枝叶捣烂，罨之立消"，还如"僧鉴平言：此草（小将军）治疗肿如神，不论疗生何处，及何种疗，皆可用。此捣极烂敷疮口留头，次日即干紧肉上，洗去再敷，至重者敷二次即愈。轻者一涂即好，真救疗垂死之圣药也。"将这些散于民间，确有疗效的用药经验汇聚于药物条下，极大增强了药物的实用性。

汇聚家传经验和亲友所见。如金果榄条记载："先君尝觅得二十枚，愈数百人。而疗喉等症，有起死回生之功，当广传之，以补本草之缺。"夏草冬虫条记载："孔裕堂述其弟患怯汗大泄，虽盛暑处密室帐中，犹畏风甚，病三年，医药不效，症在不起，适有戚自川归，遗以夏草冬虫三斤，逐日和荤蔬作肴炖食，渐至愈。因信此物保肺气，实腠理，确有征验，用之皆效。"

融入赵氏亲试及用药心得。如落得打条记载："予养素园中曾种之，苗长二三尺，叶细碎如蒿艾，秋开小白花，结子白色，成穗累累，如水红花，但白色耳，故又名珍珠倒卷帘。治跌打损伤，神效。曾记辛巳年小婢失足，从楼梯坠下，瘀血积滞，因采此捣汁冲酒服，以渣罨伤处，一饭顷，疼块即散，内瘀亦泻出，叶有清香者是。此药以家种隔二三年者，入药用良。"石打穿条记载："噎膈翻胃，从来医者病者群相畏惧，以为不治之症。余得此剂，十投九效。"紫草茸条记载:"予幼时见世叔华泓卿家有紫草茸,为发痘神丹,乃其高祖学士鸿山公使外国带归者。予取而藏之,每遇血热毒壅,失血烦闷,顶陷不起,痘疔肿胀,于清解药中研加四五分,无不神效。"

3. 析疑纠误,正本清源

"凡例"指出:"草药为类最广,诸家所传,亦不一其说,予终未敢深信。"故赵氏在该书卷前专列"正误"一篇,主要针对《本草纲目》中存在的疑惑或不足进行讨论,提出真知灼见,以正视听。

关于药物分与合的问题。"凡例"明确指出:《纲目》有误分者,有误合者。"如"正误"记载:"濒湖作《纲目》,于各条下,有《本经》者,先引《本经》,次列他书。而土部石碱一条,列作补遗。"赵氏"据《本经逢原》云:卤碱即石碱也"指出时珍"不知《神农本经》卤碱有专条,而不列入"。误将卤碱、石碱分为二物。赵氏认为"似此舛梦,不胜指数"又如"贝母不分川象"。赵氏认为,本应当分开的,《本草纲目》又没有分。"以致功用相歧,传误匪浅,则悉为补正其缺。"赵氏指出:"川贝与象贝性各不同;象贝苦寒,解毒利痰,开宣肺气。凡肺家挟风火有痰者宜此。川贝味甘而补肺,不若用象贝治风火痰嗽为佳。若虚寒咳嗽,以川贝为宜。"

药物名与实混淆问题,在《本草纲目》时有出现。"正误"指出:"草药有金锁匙,俗称金锁银开,乃藤本蔓延之小草也。土人取以疗喉症极验。又名马蹄草,非马蹄细辛也。马蹄细辛即杜衡。濒湖于杜衡条后附方,引《急救方》中金锁匙。认为杜衡,误矣。"即金锁匙又名马蹄草,马蹄细辛即杜衡,马蹄草非马蹄细辛。李时珍把金锁匙误认为杜衡,并以此来佐证杜衡的功用,是大错而特错。又如:"吴杭西湖岳坟后山,生一种草,高三四寸,一茎直上,顶生四叶,隙著白花,与细辛无二,土人呼为四叶莲。按此即《纲目》所载獐耳细辛,乃及己也。濒湖于及己条下载其形状云:先开白花,后方生叶,只三片,皆误。"由此可见,《本草纲目》所载之及己与赵氏所观察的及己非一物也。

对药物功用的认识,随着临床实践的逐步深入而不断进步。在赵学敏之前,人们对南瓜功用颇有微词,或不甚了解,多有"至贱之品"之说。如"时珍《纲目》既云多食发脚气、黄疸,不可同羊肉食,令人气壅,其性滞气助湿可知。何又言补中益气耶!前后不相应如此。"赵氏认为;"不知南瓜本补气,即与羊肉同食,脾健者何碍。惟不宜于脾虚之人,如今人服人参亦有虚不受补者。大凡味之能补人者独甘,色之能补人者多黄。南瓜色黄味甘,得中央土气厚,能峻补元气,不得以贱而忽之。"本品在闽中有"素火腿"之称,"则其补益之力,又可知矣,何壅之有?"可知南瓜具有较好的补益作用,且无滞气之弊。

4. 调整目次,书写灵活

调整药物分类目次。"凡例"指出:"药目本有次第,《纲目》分类,自不得不繁,兹概从简以为例。"总体来看,赵氏在《本草纲目》分类体例的基础上,本着"该调则调,该分则分,该删则删"的原则进行适度调整。如"《纲目》无藤部,以藤归蔓类。不知木本为藤,草本为蔓,不容牵混,兹则另分藤蔓部。《纲目》无花部,以花附于各种本条。然其中有录其根叶反弃其花者,或仅入其花名,又无主治者,因为另立花部。"又如,《本草纲目》有人部,并收载药物不少。赵氏反对"用人以疗人"。故"今特删之",书中不再保留"人部"。

调整药物书写体例。赵氏认为:《本草纲目》编写体例比较完备,内容也比较详尽,"然其例亦有不一者。"如有的"无释名集解",有的"有集解而不言形状",有的"气味不载",有的"既列修治,而诸石中独罕见其法",有的"既无主治,则不应入药"。对于"寻常之味,每多发明;珍贵之伦,未获一解。"故赵氏"一切繁例从芟",力求简便。"在古人原载气味形状,或一物数名者,统为直叙,不另为细目。有得之传闻或旧本,不载名解气味者,亦不妄添臆说。间有一得,则为附注于后,以就正方家。"因此,该书药物内容的书写没有统一的格式和体例。书写灵活,篇幅不定。少则十余字(如梨松果),多则数千字(如甘储)。

总之,赵学敏《本草纲目拾遗》对清中期以前的药学知识进行了全面系统的总结,对《本草纲目》进行了大量补充和修订,堪称《本草纲目》的续编。《本草纲目拾遗》为中药学的发展做出了巨大贡献,在本草发展史上具有里程碑意义。

不仅如此,赵氏还给我们留下宝贵的精神财富。一是勇于探索的精神。赵氏在长期的实践中,善于观察,积极探索,大胆作为。提出了"物生既久,则种类愈繁",即物种变异进化的观点,令人钦佩。二是锲而不舍的精神。

赵氏说：凡"有考核未详者，他日拟作待用本草。将宇宙可入药之物，未经前人采收者，合为另一书。"体现了赵氏对本草的执着，对中药事业的追求，实乃后学之楷模。

附：载入《世界记忆名录》的《本草纲目》

《本草纲目》的作者李时珍（1518—1593年），字东璧，号濒湖山人，湖北蕲州（今蕲春）人。

《本草纲目》是李时珍在《证类本草》的基础之上，参考800多家文献，历时27载，凡稿三易，于万历六年（1578年）编纂而成。全书近200万字，分为52卷，载物1 892种（新增374种），绘图1 109幅，附方11 000余首。是书集16世纪以前本草学之大成，是一部以药学为主，涉及矿物学、化学、动物学、植物学等多学科的科学巨著，号称古代中国百科全书。

《本草纲目》书稿完成之后，未能及时付梓刊印。1590年，明代文坛领袖王世贞为李时珍《本草纲目》作序，称《本草纲目》"博而不繁，详而有要，综核究竟，直窥渊海，实性理之精微，格物之通典"。1593年，由书商胡承龙于初刻于金陵（南京），1596年（即李时珍逝世后第三年），《本草纲目》在南京刊行面世。

《本草纲目》问世后，在国内外引起了强烈的反响，并获得了高度评价。曾任中国科学院院长的郭沫若先生为修建李时珍墓题词："医中之圣，集中国药学之大成，本草纲目乃一八九二种药物说明，广罗博采，曾费三十年殚精。造福生民，使多少人延年活命！伟哉夫子，将随民族生命永生。"世界著名科技史学家［英］李约瑟先生评价说[34]："毫无疑问，明代最伟大的科学成就，是李时珍那部在本草系统的书中登峰造极的著作《本草纲目》。"

2011年5月23—26日，在英国曼彻斯特召开的联合国教科文组织世界记忆工程国际咨询委员会（IAC）第十次会议上，我国两部中华珍贵医药典籍《本草纲目》（1593年金陵胡承龙刊刻的原始木刻本）与《黄帝内经》（1339年胡氏古林书堂印刷出版）成功入选《世界记忆名录》。这是中国中医药典籍进入世界文献遗产保护工程的一项重要成果，也是中医药走向世

［34］ 潘吉星.李约瑟集［M］.天津：天津人民出版社，1998：249.

界过程中的一件大事,具有重大意义。曾任卫生部副部长、国家中医药管理局局长的王国强指出[35]:中医药典籍"申忆"成功,标志着国际社会对中医药文化价值的广泛认同,为在世界范围内进一步弘扬中医药文化提供了交流平台,对于促进中医药古籍保护和利用具有重要意义。

[35] 国家中医药管理局与国家档案局召开《本草纲目》、《黄帝内经》入选《世界记忆名录》新闻通气会[J]. 中国药房, 2011, 22(27): 2516.

七、崇尚仲景药法的《本草思辨录》

《本草思辨录》的作者周岩,字伯度,号鹿起山人,浙江山阴(今浙江绍兴)人氏。生于清·道光十二年(1832年)。卒年不详。

周氏少习儒,"幼时曾以春温误服麻黄,致举室怔营"。咸丰丙辰(1856年),官至比部主事(刑部主事),留滞京邸。"又以寒痢为医投凉剂而误。更医复然,危状迭见。赖友人检方书鉴前弊而拯之,得以无虞",于是萌发了学医的志向。并买来医书,"置之几案,朝夕披览,……不悟彻不已。"日积月累,颇有心得,"为人疗病,时或幸中"。同治甲子(1864年),改官邑令(县令)。因忙于政事,"束医书高阁者,凡十八年"。光绪壬午(1882年),以疾弃官而归,"复取群籍,研求加邃",潜心攻医。自光绪戊戌(1898年)春,有《六气感证要义》之刻。又"六更裘葛,取所著稽之",于光绪甲辰(1904年)夏四月,著成《本草思辨录》。因年事已高,"爰命孙儿智浚,录付剞劂,以垂来许,并问世焉"。

《本草思辨录》共四卷。卷前有"自叙"。卷首为"绪说",为周氏评说中西医学及王清任《医林改错》、唐容川《中西医汇通精义》、德贞氏《全体通考》、徐洄溪《百种录》、陈修园《本草经读》等诸家诸书之得失,极力推崇《黄帝内经》《神农本草经》,南阳先师《伤寒论》《金匮要略》等经典著作。后三卷,即卷一~卷三,均以药物为纲,共收载药物128味。对每一味药物的性能和功用,"大抵援据仲圣两书,而间附以他说他药,随手札记,殊无体例"。

1. 辨证识药,倡导致知力行

周氏说:"人知辨证之难,甚于辨药;孰知方之不效,由于不识证者半,由于不识药者亦半。证识矣而药不当,非特不效,抑且贻害。"证与药的关系,犹如的与矢的关系。只有药证契合,有的放矢,方能无误。因此,准确辨证与正确选药是决定临床疗效的基本元素,二者同等重要,不可偏废。

周氏指出:"夫学问之道,不外致知力行两端。"意思是说,做学问要探究事物的原理,从中获得智慧或知识。同时要竭力而行,努力实践,医学也不例外。周氏认为,医书汗牛充栋,"无不由研求《内经》与仲圣书而出"。他说:"致知之书,如《素问》《灵枢》《本草经》尚矣。而《伤寒论》《金匮要略》,则又南阳先师本致知以为力行之书,《灵》《素》《本经》悉括其中。"即《素问》《灵枢》《神农本草经》是探究中医医理与药理的"致知"之书,《伤寒论》《金匮要略》是张仲景融合诸书精华,又付诸实践的"力行"之作。诸书创建了中医理论与实践,致知与力行的典范,成为中医必读的经典著作。周氏指出:"学者能即是而寝馈笃好之,积以岁月,真可引伸触长,施用无穷。"学习中医经典务必致知力行,学以致用,"然而谈何易也"。必须认真学习,深刻领会,把握精髓,不断实践,通过长期积淀,方能举一反三,触类旁通,运用自如。

2. 崇尚仲景,研究经方药法

周氏说:"《伤寒论》《金匮要略》直可上拟圣经,不当与诸医书同论。"自古以来,"注仲圣书者,无虑数十百家,独于方解,鲜精确澄彻。……于古人因证施治之微旨,去而千里矣。"周氏读仲圣书,结合经文,紧扣经方,医理与药法并析,凡"药用有心得者,即征诸方;方义有见及者,并印以药",务必深求其要,先得其旨,此乃知其常。他说"物理至微,古圣何能尽言,得其旨而扩之,方为善读古书",此乃达其变也。因此,周氏善能从仲圣方证的常变之中阐释和揭示其用药的基本规律。

(1)全面剖析,整体把握。如人参是临床常用的补虚药,也是一味"毁誉交集"之品。大凡"好补之家多誉,好攻之家多毁。其誉者复有补阴补阳之各执,而不知皆非也。"周氏说:"欲知人参之真,非取仲圣方融会而详辨之,庸有冀乎?"因此,他把仲圣方证中人参的药用情况进行了全面梳理和系统研究,从中悟出了人参不外补、和两端的用药规律。一是用补:"试约举仲圣方之用为补者而言之:补脾如理中丸、黄连汤(参治腹中痛),补胃如大半夏汤、甘草泻心汤(许氏《内台方》有人参),补肺胃如竹叶石膏汤,补肝如乌梅丸、吴茱萸汤,补心已列如上,他如薯蓣丸,温经汤之补,殆不胜其指数,参之补可不谓广也乎?"说明人参长于补益,临床运用广泛,此为人所共知。一是用和:周氏认为,仲圣"用参于和,有和其本腑本脏之阴阳者"。如"干姜黄芩黄连人参汤,则以证有寒热而和之;木防己汤,则以药兼寒热而和之;桂枝人参汤,所以联表里之不和;生姜泻心汤,所以联上下之不和",和之道不一，善用者为之。周氏指出，人参"善和阴阳，专用以和正，不用以驱邪"。若"于驱邪之中而加以参，稍一不当，害即随之"。他说："伤寒温热两证，参之出入，关系极重，仲圣之法亦极严。"如"伤寒有表证者，仲圣绝不用参，不特麻黄、大小青龙、桂枝等汤，丝毫不犯也，即小柴胡汤，外有微热，亦且去之。黄连汤，有桂枝而并无表证。桂枝人参汤，有表证而参不以解表。柴胡桂枝汤，表里之邪俱微，故表里兼治。表里兼治，故用参以和之。此伤寒定法也。温热病，仲圣不备其方，而要旨已昭然若揭"。如"黄芩汤，后世奉为温病之主方，未尝有参。白虎汤，治阳明热盛，效如桴鼓，亦未尝有参，必自汗而渴且无表证者用之。此温热定法也"。仲圣之法，"后人得之则效，失之则不效"。至于"其他变仲圣方而不失仲圣法者，不可胜举"，如"以羌防取伤寒之汗，葱豉取温热之汗，俱不佐参。其佐参者，五积散邪兼表里，攻其邪复和其正。栝蒌根汤则以渴甚，参苏饮则以脉弱，升麻葛根汤则以脉弱而渴。至葳蕤饮治风热项强急痛，四肢烦热，参似不宜矣。而以葱豉散外，葳蕤清里，因风热烁津，故加人参以和表里而生津。"诸如此类，"凡袭用之佳方，未有能出仲圣范围者"，证诸临床，卓有成效，"试之甚验"。由此可见，周氏对人参"和"的阐释十分精彩，言之有据，持之有理，丰富了中医"和法"的内涵，启迪后学。

（2）药有所长，择善而从。周氏认为，制方小，用药精，"惟仲圣取其长而弃其短"。如"附子为温少阴专药。凡少阴病之宜温者，固取效甚捷。然如理中汤治腹满，黄土汤治下血，附子泻心汤治心痞，甚至薏苡附子败酱散治肠痈，如此之类，亦无往不利"，因附子"纯阳之性，奋至大之力，而阴寒遇之辄解，无他道也"深刻揭示了附子温阳散寒的性能特点和运用专长。半夏"味辛气平，辛则开结，平则降逆，为治呕吐胸满之要药。呕吐胸满者，少阳证也，故小柴胡汤不能缺此。推之治心痞、治腹胀、治咳、治咽喉不利，一皆开结降逆之功。要其所以结与逆者，由其有停痰留饮，乘阳微以为患，半夏体滑性燥，足以廓清之也"明确指出了半夏"开结降逆"之功与"停痰留饮"之证对应关系。又如薤白"最能通胸中之阳与散大肠之结。故仲圣治胸痹用薤白，治泄利下重亦用薤白"。干姜为温中土之专药，"凡仲圣方用干姜，总不外乎温中。"

（3）制方严谨，配伍有度。如"大黄附子汤大黄与附子并用，则变寒下为温下；茵陈蒿汤大黄与茵陈栀子并用，则不走大便而走小便"，黄连为苦燥之品，长于清热燥湿，泻火解毒，凡湿热火毒之证皆宜。"其制剂之道，或配以大黄、芍药之泄；或配半夏、栝蒌实之宣；或配以干姜、附子之温；或配以阿胶、鸡子黄之濡；或配以人参、甘草之补。因证制宜，所以能收苦燥之益而无苦燥之弊也。"栝蒌实"长在导痰浊下行,故结胸胸痹非此不治。然能导之使行,不能逐之使去。盖其性柔,非济之以刚,则下行不力。是故小陷胸汤则有连、夏,栝蒌薤白等汤则有薤、酒、桂、朴,皆伍以苦辛迅利之品,用其所长,又补其所短也。"茯苓、猪苓、泽泻,"三物利水,有一气输泻之妙。水与热结之证,如五苓散、猪苓汤,若非三物并投,水未必去,水不去则热不除,热不除则渴不止,小便不通,其能一举而收全效哉!"周氏指出:"参伍而错综之,实有无穷之用。仲圣则正本此旨以制方,而不容以一端测焉。"

(4)随证增损,去取有道。周氏说,经方中"更设多方以增损而轩轾之,觉变幻纷纭,令人目眩",体现了仲圣随证加减用药的玄机。如白术,"除脾湿,固中气,为中流之砥柱",临床广为其用。周氏说:"术之或去或加,见于理中丸者为多,欲明用术之道,于此求之,思过半矣。"并逐一解读如次。如"脐上筑者,肾气动也。去术加桂四两"。周氏说:"肾气动,是欲作奔豚之征兆",若"不去术,则术横亘于中,足以掣桂之肘,此加桂所以必去术也";"吐多者,去术加生姜二两;下多者还用术"。周氏解读曰:"吐多者吐多于下,下多者下多于吐。吐多于下,则里湿尚轻而胃逆为甚,加生姜是以辛散之,去术为甘壅也。下多于吐,则脾湿重矣,健脾除湿,非术不可。"故吐多去之,下多必还用之。"渴欲饮水者,加术,足前成四两半。"周氏认为,术非治渴之物。"今渴欲饮水,自非燥热之渴,乃因吐利重丧其津,而脾弱不振也。"白术"培中土而滋化源,尤为得力",故加术也。"腹满者,去术,加附子一枚。"周氏解读曰:"按证是脾寒,《金匮》有腹满为寒之文,又观所加为附子,其为阳虚无疑。……盖肾寒阳虚,必侵及脾,故以姜辅附。脾寒阳虚,其源由肾,故以附辅姜。其必去术者,阳虚必气滞,白术甘壅,去之为宜"。总而言之,随证增损,"化而裁之存乎变也"。

(5)因证施用,药法无定。如"大黄气味俱厚,本峻下之物,因其峻下而微变其性以用之,则如大承气、抵当汤之大黄酒洗、酒浸,以兼除太阳余邪也;大黄黄连泻心汤之大黄,以麻沸汤渍之而不煮,欲其留恋心下也。"周氏指出:"大黄之为物有定,而用大黄之法无定。不得仲圣之法,则大黄不得尽其才而负大黄实多,否则为大黄所误而大黄之被诬亦多。"

3. 思辨本草,阐发药物真谛

周氏说:"读仲圣书而不先辨本草,犹航断港绝潢而望至于海也。夫辨本草者,医学之始基,实致知之止境,圣人列明辨于学问思之后,其功自非易致。"基于本草文字简练,往往意存文字之外。非悉心辨识,难得其要。故周氏每以本草原文为线索,从理论与实践的角度进行辨析,阐发药物的真谛。

《神农本草经》有薏苡仁"主筋急拘挛,不可屈伸,久风湿痹"等记载。周氏对此十分认同,评价极高,"真万世矩矱"。一是对《神农本草经》原文的理解。他说:"《本经》久风湿痹,系于筋急拘挛,不可屈伸之下,明其病之属筋。而上下文若断若续,几索解不得。"明确指出薏苡仁所治在"筋",乃风湿所为。并强调读《神农本草经》原文不可断章取义。二是对原文中"久"字的解读。他说:"薏苡仁主久湿痹,久字固大有意在。"周氏认为,"痹无热痹,湿化之热,终不离寒,故不曰湿热、风热,而曰久风湿痹。"又说:"风湿久而不解,则寒将化热"。进而引用《灵枢》语曰:"湿热不攘,大筋緛短,小筋弛长"。认为"是緛短时湿已化热。盖初虽横胀,不致短缩,惟化热之后,所谓食气入胃,散精于肝,淫气于筋者,遂渐被其烁,筋为之缩。云不攘,则热由湿化,已非一日,与《本经》之言如出一辙"。风湿日久化热,是导致筋急拘挛的根本原因。三是对薏苡仁药性的理解。他说,薏苡仁气寒味甘,"能使湿不化热,热不化湿,自是除湿而亦清热,乃又云除湿而即能清热"。如《金匮要略》麻黄杏仁薏苡甘草汤,"汗出当风久伤取冷是寒,发热日晡所剧是寒化之热,麻黄所以驱寒,薏苡所以除热。无热非薏苡责也。凡此所治,悉与《本经》符合"。四是对薏苡仁临床用药经验的总结。周氏对《备急千金要方》《外台秘要》以及后相传之佳方进行了分析总结,研究结果表明:"凡用薏苡仁者,必兼有筋急拘挛,不可屈伸之证",与《神农本草经》所论一脉相承。在临床实践中,周氏用薏苡"泄热驱湿而筋即舒,试之屡验"。说明"薏苡治筋有专长也"。

《神农本草经》有知母"主消渴"一语,"《千金》《外台》固恒用之"。周氏以仲圣方证加以辨析。"止渴如五苓散、猪苓散、文蛤散皆无知母,白虎汤有知母而无渴证,加人参乃始治渴。盖以阳明热盛,清热诚要;然膏知无益阴生津之能,于清热之中再加以人参,则病去而正即复,其用意之周密,《千金》《外台》且逊之,况他人乎。"周氏认为,"知母为肺胃肾三经清气热之药,洁古、东垣、丹溪,咸以知母与黄柏为滋阴之品,后人遂视为补剂。知母之润,虽不似黄柏之燥,然寒滑下行,使热去而阴生则有之,究无补性能益阴之不足。即以泻邪火,亦当适可而止。否则降令太过,脾胃受伤,真阳暗损。"由此可见,知母无益阴之功,不能视为补剂。若用之太过,反能损阴。至于主消渴,乃泻火存阴之意,不可望文生义。周氏强调,"《本经》无一字虚设"，贵在得其真也。

《神农本草经》谓桃仁"主瘀血、血闭癥瘕；邪气"。"（邹氏《本经疏证》）以邪气为瘀血、血闭瘕受病之因……其援仲圣方以自解也，曰：用桃仁之外候有三：一表证未罢，一少腹有故，一身中甲错。若三者一件不见，必无用桃仁之事。"周氏认为，"夫少腹有故，身中甲错，是着其证非溯其因，于邪气何与。"他以仲圣方为例证加以阐发。"至表证未罢，如桃核承气汤、抵当汤、抵当丸，则以表证虽未罢，而伤寒至热结膀胱，则不当解表惟当攻里，其方岂半治里半治表哉。桃仁若与桂枝解表，则抵当何以无桂枝哉。仲圣用药殊有分寸，抵当治瘀血之已结，故纯用血药峻攻；桃核承气治瘀血之将结，故兼以桂枝甘草化气。桂枝茯苓丸，下癥之方也。"从诸方所见，"何尝有一毫表证"。故周氏认为，"表证未罢"非桃仁所用之必备，"学者不可不察也"。

《别录》……石膏则以解肌、发汗连称"。何谓解肌？石膏能发汗吗？周氏认为，"主解横溢之热邪"是"石膏解肌之所以然"。石膏"不足于发汗"，没有发汗的作用。他说："石膏治伤寒阳明病之自汗，不治太阳病之无汗。若太阳表实而兼阳明热郁，则以麻黄发汗，石膏泄热，无舍麻黄而专用石膏者。白虎汤治无表证之自汗，且戒人以无汗勿与。即后世发表经验之方，亦从无用石膏者。"又说："白虎证至表里俱热，虽尚未入血成腑实，而阳明气分之热，已势成连衡，非得辛甘寒解肌之石膏，由里达表，以散其连衡之势，热焉得除而汗焉得止。是得石膏解肌，所以止汗，非所以出汗。"从仲景方证中可知，石膏解肌，实为清热泻火，善能清泻阳明气分热炽火盛，主治热在阳明，邪正剧争，里热蒸迫，津液受伤所致的壮热，不恶寒，汗多、烦渴引饮、脉洪大等气分实热证。"岂以仲圣尝用于发汗耶？"至于"海藏谓石膏发汗，朱丹溪谓石膏出汗，皆以空文附和，未能实申其义。"周氏又考究了"方书石膏主治，如时气肌肉壮热，烦渴、喘逆、中风、眩晕、阳毒发斑等证，无一可以发汗而愈者"。故周氏强调，读本草务必把握其精髓，"学者勿过泥《别录》可耳"。

总之，学好中医要"致知"和"力行"，临床实践要"辨证"与"辨药"，这是周氏的主要学术思想。从仲圣方证中求索，从历代本草中思辨，这是周氏的基本研究思路。由此可见，《本草思辨录》不仅是一部重要的本草著作，也是研究张仲景药法的一部重要参考书籍。此外，周氏对英国医家德贞所著《全体通考·自序》中"以中医为守旧，为妄作"的说法，提出了严厉的批评。他说："（中医）善守旧者，其旧皆不可变之天道，惟笃守而精研之，新义斯出。"体现了中医历来重视传承与创新的发展理念，值得我们深思。

八、古代官修本草

所谓官修本草,是指由国家组织编纂的本草著作。一般由专家提议,政府批准。参编人员多,收集资料广,记载药物多,学术水平高,内容具有权威性等[36]。我国古代的官修本草较多,分述如下。

1.《新修本草》

《新修本草》,一名《唐本草》。是由唐朝政府组织编写的一部药学著作,该书以《本草经集注》为基础重新校修,故名。

据《新修本草·孔志约序》记载:"朝议郎行右监门府长史骑都尉臣苏恭,摭陶氏之乖违,辨俗用之纰紊,遂表请修定。深副圣怀,乃诏太尉扬州都督监修国史上柱国赵国公臣无忌,太中大夫行尚药奉御臣许孝崇等二十二人,与苏敬详撰。"宋·王溥《唐会要》记载与之略同,并增加了相关时间及领衔变更的内容:"显庆二年,右监门府长史苏敬上言:陶弘景所撰本草,事多舛谬,请加删补。……征天下郡县所出药物,并书图之。仍令司空李勣总监定之。并图合成五十五卷。至四年正月十七日撰成。"

以上史料表明,唐显庆二年(657年),苏敬(因避宋太祖祖父赵敬之讳,改为苏恭)针对陶弘景《本草经集注》"承疑行妄,曾无有觉"的现状,便上表奏请重修本草,很快得到朝廷许可,并指定太尉长孙无忌领衔,组建了由许孝崇、苏敬等23人的编纂团队。后因长孙无忌谋反一事被贬夺官,遂令司空李勣领衔修编。全书历时二年,于唐显庆四年(659年)完稿。苏敬是《新修本草》的倡修人和主要编纂者,为我国第一部官修本草的修订作出了积极贡献。因李勣封为英国公,故后世也称该书为《英公本草》。

该书由政府组织,集体编撰,在《本草经集注》的基础上进行修订、补充

---

[36] 陈仁寿.简述我国官修本草的特点及学术价值[J].南京中医药大学学报(社会科学版),2000,1(2):89-91.

而成。一是"上禀神规，下询众议"，博采众长，注重科学严谨。凡"《本经》虽阙，有验必书；《别录》虽存，无稽必正"。二是"普颁天下，营求药物。羽、毛、鳞、介，无远不臻；根、茎、花、实，有名咸萃"。举全国之力，开展有史以来全国范围的中药品种资源的调查，具有划时代的意义。三是增加药物图谱（药图），并附以文字说明（图经）。《本草图经·序》曰："昔唐永徽（永徽、显庆均为唐高宗李治的年号）中，删定本草外，复有图经相辅而行。图以载其形色，经以释其同异。而明皇御制。"开创了药学著作编撰的先例。全书由本草、药图、图经三部分组成，共54卷，载药844种（一说850种），其中新增药物114种，分玉石、草、木、禽兽、虫鱼、果、菜、米食及有名未用九类。

《新修本草》反映了唐代本草学的辉煌成就。是我国药学史上第一部官修本草，是我国也是世界上最早的国家药典，对世界药学的发展做出了巨大的贡献。该书颁布后不久，很快流传海内外，成为当时我国和日本等国医生的必修课本。

《新修本草》原著已不全。其中，药图和图经在北宋已无存，正文部分现仅存残卷的影刻、影印本，其内容保存于《嘉祐本草》《本草图经》等后世本草及方书中，近年有尚志钧重辑本问世。

2.《开宝本草》

本书以《新修本草》为蓝本校正补充而成，并以北宋太祖赵匡胤的年号"开宝"名书。

据《证类本草·补注所引书传》记载，在开宝年间（968—976年），刘翰、马志等曾两次奉诏修订本草。一是"开宝六年（973年），诏尚药奉御刘翰，道士马志，翰林医官翟煦、张素、王从蕴、吴复圭、王光祐、陈昭遇、安自良等九人，详校诸本，仍取陈藏器《拾遗》诸书相参，颇有刊正别名及增益品目，马志为之注解，仍命左司员外郎知制诰扈蒙、翰林学士卢多逊等刊定，凡二十卷。御制序，镂板（雕版印刷）于国子监。"名为《开宝新详定本草》。二是"开宝七年（974年），诏以新定本草所释药类，或有未允。又命刘翰、马志等重详定，颇有增损，仍命翰林学士李昉、知制诰王祐、扈蒙等重看详，凡神农所说，以白字别之；名医所传，即以墨字。并目录，共二十一卷。"名为《开宝重定本草》。后世将二者统称《开宝本草》，现多指《开宝重定本草》。

《开宝重定本草·序》曰："（《本经》）旧经三卷，世所流传；《名医别录》互为编纂。至梁·正白先生陶景（指《本草经集注》），乃以别录参其本经，朱、墨杂书,时谓明白;而又考彼功用,为之注释,列为七卷,南国行焉。逮乎有唐(指《新修本草》),别加参校,增药八百余味,添注为二十一卷。《本经》漏功则补之,陶氏误说则证之。然而载历年祀,又逾四百,朱字墨字,无本得同;旧注新注,其文互阙。"于是"(诏)命尽考传误,刊为定本。"使之成为《新修本草》延绵流传近 400 年的第一个补注刊本,并逐渐取而代之[37]。

该书以《新修本草》为基础,对其药物的分类和目录作了部分调整。凡"类例非允,从而革焉。至如笔头灰,兔毫也,而在草部,今移附兔头骨之下;半天河、地浆,皆水也,亦在草部,今移附土石类之间。败鼓皮移附于兽皮,胡桐泪改从于木类。紫矿亦木也,自玉石品而取焉;伏翼实禽也,由虫鱼部而移焉。橘柚附于果实,食盐附于光明盐。生姜、干姜,同归一说。至于鸡肠、蘩蒌、陆英、蒴藋,以类相似,从而附之。"使之更加合理和规范。总之,"自余刊正,不可悉数。"

该书"下采众议,定为印板"。即在广泛吸纳各种意见和建议的基础上,最终确定印刷的底板(镂板)。为了适应雕版印刷的要求,故在编写体例上也作出了重大调整。一是采用黑白文字代替以往的朱墨分书。如"以白字为神农所说,墨字为名医所传。"二是用不同简称标明文献字出处。如"唐附、今附,各加显注;详其解释,审其形性,证谬误而辨之者,署为今注;考文记而述之者,又为今按。"为保存古本草文献做出了重大贡献。

《开宝本草》为宋代第一部官修本草。全书"以新旧药合九百八十三种,并目录二十一卷,广颁天下,传而行焉。"其中,新增药物 130 种,然原书已佚。《证类本草》保存其佚文最多。今有尚志钧辑校本。

3.《嘉祐本草》

嘉祐是北宋仁宗赵祯所用最后一个年号。本书原名《嘉祐补注神农本草》,由仁宗皇帝所赐。又称《嘉祐补注本草》,简称《嘉祐本草》。在宋代的文书中也有称《嘉祐补注》《补注本草》者。

《证类本草·嘉祐补注总叙》记载:嘉祐二年八月,掌禹锡、林亿、苏颂等奉诏再次校正本草。"臣等亦既被命,遂更研核。"标志着《嘉祐本草》的编撰工作正式启动。又曰:"凡名本草者非一家,今以《开宝重定》本为正。其

[37] 尚志钧,林乾良,郑金生.历代中药文献精华[M].北京:科学技术文献出版社,1989:205,181.

分布卷类、经注杂糅、间以朱墨,并从旧例,不复厘改。"明确指出,《嘉祐本草》的编纂是以《开宝重定本草》为基础的,而且编写体例依旧,不复厘改。

《证类本草·补注本草奏敕》曰:"五年八月,神注本草成书,先上之。十一月十五日准敕差光禄寺丞高保衡同共复校,至六年十二月,缮写成版样依旧,并目录二十一卷,仍赐名曰《嘉祐补注神农本草》。"由此可见,《嘉祐本草》于嘉祐二年(1057年)开始,历时三年,至嘉祐五年(1060年)成书。仁宗皇帝赐名曰《嘉祐补注神农本草》。

《嘉祐本草》分为序例和药物两大板块。《证类本草·嘉祐补注总叙》曰:"旧著开宝、英公、陶氏三序,皆有义例,所不可去,仍载于首篇云。"又曰:"诸家医书,药谱所载物品功用,并从采掇。惟名近迂僻,类乎怪诞,则所不取。自余经史百家,虽非方饵之急,其间或有参说,药验较然可据者,亦兼收载,务从该洽。"该书将《开宝本草》《新修本草》《本草经集注》三书之序冠于篇首,对药物的遴选收载十分慎重。

本书对编写体例和实施细则作出了全面部署和安排,拟概括为以下六个方面。

(1)对补注内容的处理方法:"凡补注并据诸书所说,其意义与旧文相参者,则从删削,以避重复;其旧已著见,而意有未完,后书复言,亦具存之,欲详而易晓。"

(2)对所引文献的次序安排:"凡所引书,以唐、蜀二本草为先,他书则以所著先后为次第。"

(3)对所引文献的标识方法:"凡书旧名本草者,今所引用,但著其所作人名曰'某人'。惟唐、蜀本则曰'唐本云''蜀本云'。凡字朱、墨之别,所谓《神农本经》者以朱字;名医因《神农》旧条而有增补者,以墨字间于朱字;余所增者,皆别立条,并以墨字。凡陶隐居所进者,谓之《名医别录》,并以其注附于末。凡显庆所增者,亦注其末曰'唐本先附'。凡开宝所增者,亦注其末曰'今附'。"

(4)对增补内容的标注方法:"凡今所增补,旧经未有者,于逐条后开列云'新补'。凡药旧分上中下三品,今之'新补',难于详辨,但以类附见。……凡药有功用,《本经》未见,而旧注已曾引据,今之所增,但涉相类,更不立条,并附本注之末曰'续注'。"

(5)对旧本注文的标注方法:"凡旧注出于陶氏者,曰'陶隐居云';出于显庆者,曰'唐本注';出于开宝者,曰'今注'。其开宝考据传记者,别曰'今按''今详''又按',皆以朱字别于其端。"

（6）对古今药用的处理方法："凡药名《本经》已见而功用未备，今有所益者，亦附于本注之末。凡药有今世已尝用，而诸书未见，无所辨证者，如胡芦巴、海带之类，则请从太医众论参议，别立为条，曰'新定'。"

掌禹锡等指出："推以十五凡，则补注之意可见矣。"这种文献的标识和处理方法较之《开宝本草》则更胜一筹，具有极高的文献价值。

本书分布卷类同《开宝重定本草》。《证类本草·嘉祐补注总叙》曰："旧药九百八十三种；新补八十二种，附于注者不预焉；新定一十七种。总新、旧一千八十二条，皆随类粗释。"在《开宝本草》的基础上新增药物99种，全书载药1 082种。

另据《证类本草·补注所引书传》记载："内医书十六家，援据最多，今取撰人名氏，及略述义例，附于末卷，庶使览之者，知所从来。"对16部医书作了简要介绍，成为研究本草的珍贵史料。

《嘉祐本草》原书已佚。其内容散在于《证类本草》《本草纲目》等本草著作中。今有尚志钧复辑本。

4.《本草图经》

《本草图经·序》曰："图以载其形色，经以释其同异。"据此可知，《本草图经》是以药图与说明文为一体的本草著作，又名《图经本草》。

《证类本草·补注本草奏敕》曰："（嘉祐）三年（1058年）十月……本草旧本经注中，载述药性功状，甚多疏略不备处，已将诸家本草及书史中，应系该说药品功状者，采拾补注，渐有次第。"也就是说，《嘉祐本草》的编撰工作已经正式启动，有序运行。鉴于"唐显庆中，诏修本草，当时修定注释本经外，又取诸般药品，绘画成图及别撰图经等，辨别诸药，最为详备，后来失传，罕有完本。"掌禹锡、林亿、苏颂等联名上奏："别撰图经，与今本草经并行，使后人用药，知所根据。"建议仿唐《新修本草》，编写一部与《嘉祐本草》配套的《本草图经》。

此奏得到了皇上的恩准，于是诏令全国各郡县，广泛征集药物标本及药图等相关资料。《证类本草》"图经本草奏敕"曰："根、茎、苗、叶、花、实、形色大小，并虫、鱼、鸟、兽、玉、石等堪入药用者，逐件画图，并一一开说，著花结实，收采时月，及所用功效。其番夷所产，即令询问榷场市舶商客，亦依此供析，并取逐味一二两，或一二枚封角，因入京人差赍送，当所投纳，以凭照证画成本草图。"这是继《新修本草》后，在全国范围内的又一次大规模的药物普查，为编撰《本草图经》提供了第一手资料。

《本草图经·序》曰："今天下所上绘事千名，其解说物类，皆据世医之所闻见。事有详略，言多鄙俚，向非专一，整比缘饰以文，则前后不伦，披寻难晓。"掌禹锡等认为，"颂向尝刻意此书，于是建言奏请，俾专撰述。"最后获准由苏颂一人完成《本草图经》的编撰工作。

苏颂"哀集众说，类聚诠次，粗有条目。其间玉石、金土之名，草木、虫鱼之别，有一物而杂出诸郡者，有同名而形类全别者，则参用古今之说，互相发明；其茎梗之细大，华实之荣落，虽与旧说相戾，并兼存之；崖略不备，则稍援旧注，以足成文意；注又不足，乃更旁引经史，及方书、小说，以条悉其本原。"据《证类本草·补注本草奏敕》记载，嘉祐六年（1061 年）十月，"编撰成书"。嘉祐七年（1062 年）十二月一日"进呈，奉敕，镂板施行"。

《本草图经·序》曰："（全书）总二十卷，目录一卷"。原书已佚，其内容散见于《证类本草》和《本草纲目》中，现有尚志钧复辑本。共载药 814 种，药图 933 幅。该书是我国第一部由政府组织编绘的刻板药物图谱，也是世界上最早的雕刻药物图谱。该书与《嘉祐本草》相辅相成，互为补充，把宋代本草研究推向一个新的高度。

5.《本草品汇精要》

《本草品汇精要》，又名《御制本草品汇精要》，是明代官修本草。然而，该书长达四个多世纪一直没有颁布、刊行，可能与该书领衔主编刘文泰"妄进药饵案"有关。

据明代文学家沈德符《万历野获编》[38] 记载：明宪宗（朱见深）帝时，刘文泰"任右通政，管太医院使。"因"投剂乖方，致损宪宗"而遭弹劾。至孝宗（朱佑樘）时，降为院判。弘治十六年（1503 年），孝宗帝"因《本草》讹误，命官改修。"任命"太监张瑜主其事。"因张瑜与刘文泰关系甚密，"又荐文泰纂修《本草》"。弘治十八年（1505 年）夏天，"（孝宗帝）以患热得疾，文泰误投大热之剂，烦躁不堪，以至上宾（指帝王死）"，致使皇帝驾崩。由于孝康张皇后素来信任刘文泰及张瑜，"以故不行遏止"。到武宗（朱厚照）登基后，"法司会奏张瑜向与文泰为奸，……先帝不豫（帝王有病），文泰药不对证。"这是导致孝宗死亡的根本原因，按律当斩。为了开脱罪责，"二人苦辨

［38］ 沈德符.万历野获编［M］.北京：文化艺术出版社，1998：953-954.

不已,俱免死遣戍",从此不再重用。由此可见,明朝宪宗和孝宗两代皇帝之死皆与刘文泰妄进药饵有关。沈德符深为感叹地说:"文泰一庸医,致促两朝圣寿,寸磔(碎解肢体,古代的一种酷刑)不足偿,竟免于死。"感到无比震惊。

弘治十六年(1503年),孝宗皇帝"特命臣等删繁补缺,纂辑成书,以便观览"(《本草品汇精要·序例》)。明太医院院判刘文泰等奉敕撰辑《本草品汇精要》。据"奉命纂修官员职名"记载,有总督1人,提调2人,总裁3人,副总裁3人,纂修10人,催纂3人,誊录14人,验药形质5人,绘图8人,共49人。其中,司设监太监张瑜任总督,承德郎太医院院判刘文泰任该书总裁之首,领衔编撰。弘治十八年(1505年)三月,由刘文泰等署名进表:"谨以所修《本草品汇精要》四十二卷,外目录一卷,装成三十六帖,随表上进以闻。"标志着全书编撰完成。

《本草品汇精要》以宋·唐慎微《证类本草》为基础,汇集诸家,择其精粹,分项述要而得名。全书共42卷,载药1 815种。分为玉石、草、木、人、兽、禽、虫鱼、果、米谷、菜十部,列上、中、下三品。每药首引《神农本草经》《名医别录》《本草拾遗》以及唐、宋各家本草的有关记载,详述各药的功能主治。次按名、苗、地、时、收、用、质、色、味、性、气、臭、主、行、助、反、制、治、合治、禁、代、忌、解、赝等"二十四则"分述,内容均辑自历代本草。"采诸家之确论,条陈于各则之下;取旧本之精微,参注于今昔之右"(《本草品汇精要·序例》)。内容丰富,繁简有度,条分缕析,以便观览,彰显了"精要"的特色。

《本草品汇精要·凡例》指出:"玉石、草木、禽兽、虫鱼、菜果、米谷之类,旧本虽有名用而无形质者,今悉博考之,绘图增补。"全书共载药图1 358幅。其中,大多数药图是以《证类本草》中的墨线图敷色重绘,少数是重新写生绘制的。尽管如此,仍不失为彩绘本草之珍品[39]。书中专设"谨按"一项,凡"药有近代效用而众论佥同,旧本欠发挥者,今考著其详"(凡例)。许多不见经传,"若近代用之获效,舆论昭然者"(序例),或经调查访问,或是亲自实践,加以总结补充,丰富了本草学的内容。总之,本书"删《证类》之繁以就简,去诸家之讹以从正。天产地产、煎成煅成,一按图而形色尽知,载考经而功效立见",达到了孝宗皇帝的预期。

[39] 尚志钧.中国本草要籍考[M].尚元胜、尚元藕,整理.合肥:安徽科学技术出版社,2009:243.

《本草品汇精要》大功告成之后，时逢年仅36岁的孝宗驾崩，刘文泰等因医疗事故而受到牵连，该书列为禁书，深藏内府，未获刊行，故其影响甚微。诚如英国科技史学家李约瑟博士所言："16世纪中国有两大天然药物学著作，一是世纪初的《本草品汇精要》，一是世纪末的《本草纲目》，两者都非常伟大。而前者的名声和影响之所以低于后者，只是因为它从未出版过。"直到1936年，《本草品汇精要》才由商务印书馆刊印发行。

此外，五代后蜀时的官修本草《蜀重广英公本草》（简称《蜀本草》）。五代后蜀之主孟昶命翰林学士韩保昇等"以《唐本》《图经》参比为书，稍或增广，世谓之《蜀本草》。"（《证类本草·嘉祐补注总叙》）书成之后，蜀主孟昶亲自为该书作序。原书已佚，其文散见于《证类本草》，今有尚志钧复辑本。南宋时的官修本草《绍兴校订经史证类备急本草》（简称《绍兴本草》），由医官王继先等奉诏以《大观本草》为底本修订而成。《绍兴本草》在国内未见有重刊，今有尚志钧校注本。

九、《神农本草经》常见辑本

所谓辑本，是指辑录散佚文稿编成的本子。《神农本草经》原著已于唐末宋初散佚，但其内容仍保留在唐慎微《证类本草》中。自南宋以来，医药学者开始辑复《神农本草经》，现行的辑本有九家[40]，系根据《太平御览》《证类本草》《本草纲目》诸书所引《神农本草经》原文辑复而成。总的来看，皆出自《证类本草》白文，源于《本草经集注》朱字。由于重辑者的文献来源不同，其内容取舍和编排形式都不一样[41-43]。见表1。

表 1　《神农本草经》常见辑本

作者	书名	卷数	成书年代	药数	主要内容
王炎	《本草正经》	3	约1217	？	佚文辑自《嘉祐本草》，对《神农本草经》内容进行过一些考订
卢复	《神农本草经》	1	1616	365	药目依据《本草纲目》所载《神农本草经》目录，佚文辑自《证类本草》
孙星衍孙冯翼	《神农本草经》	3	1799	357	佚文辑自《证类本草》。书写体例同《证类本草》。每药条文之后，又增加《吴氏本草》《名医别录》及药物文献考证资料。卷末附有《神农本草经》序录、佚文，《吴氏本草》十二条及诸药制使等内容
顾观光	《神农本草经》	4	1844	365	药目依据《本草纲目》所载《神农本草经》目录，佚文辑自《证类本草》。对佚文多加考证，对部分条文作一些校勘

　[40]　尚志钧.诸家辑本《神农本草经》皆出于《证类本草》白字[J].江苏中医杂志,1982（2）:38-39.

　[41]　尚志钧.中国本草要籍考[M].合肥:安徽科学技术出版社,2009:274-277.

　[42]　马继兴.神农本草经辑注[M].北京:人民卫生出版社,2013:589-605.

　[43]　周祯祥.《神农本草经》常见辑本研究[J].湖北中医杂志,1998,20（4）:15-16.

作者	书名	卷数	成书年代	药数	主要内容
黄奭	《神农本草经》	3	1865	357	内容基本抄录二孙合辑本。仅在个别药物条下加了注文（20条），标以"按"字，以与孙本区别。卷末增加"补遗"22条，分别辑自《太平御览》《尔雅》《续博物志》
王闿运	《神农本草经》	3	1885	360	王氏在序中自称得"明翻刻本"（即王炎《神农本草经》辑本的明翻刻本），并对部分药物作了归并。将序录原文题为"本说"，另列一卷
姜国伊	《神农本草经》	3	1892	365	药目及排列顺序按《本草纲目》所载《神农本草经》目录。佚文辑自《本草纲目》中所引《神农本草经》经文
森立之	《神农本草经》	5	1854	357	药目及佚文均来自《证类本草》，并参考日本保存的《新修本草》残卷及《医心方》《本草和名》等古籍而定。卷末有"考异"一卷，记载森氏对药物条文校勘的内容

从表1可见，王炎《本草正经》是《神农本草经》最早的辑本，已佚失，仅有一序留存在王氏《双溪文集》中。卢复本是现存最早的《神农本草经》辑本。在诸辑本中，以孙氏、顾氏、森氏之辑本较好。

以上辑本都不是《神农本草经》原本。各辑本之间内容不统一，差异较大，水平参差不齐。因此，在参考引用相关辑本文献时，必须注明资料来源，不能直呼《神农本草经》。各辑本的内容都直接或间接来源于《证类本草》，从文献学的角度看，各辑本的真实性和可靠性远不及《证类本草》，因此，在参考引用《神农本草经》文献时，当以《证类本草》的白文为准。

十、本草避讳

"只许州官放火,不许百姓点灯。"这是大家熟知的典故,出自南宋·陆游《老学庵笔记》[44]。相传宋朝有个州官叫田登,为官霸道,不许州内的百姓说"登"字,即使同音字也不可以,凡"触者必怒"。不少吏卒因犯讳而说出了与"登"同音的"灯"字,都遭到了鞭打。于是举州皆谓"灯"为"火",称"点灯"为"点火"。在元宵节期间,州府要举办一场大型灯会,发布了一则公告:"本州依例放火三日"。本意是按照传统习俗,元宵节期间"点灯三日",却因避讳而改为"放火三日",岂不令人啼笑皆非。

什么叫避讳?《说文解字》曰:避"回也",讳"忌也"。就是回避、忌讳的意思。如《淮南子·要略》曰:"言道而不明终始,则不知所仿依;言终始而不明天地四时,则不知所避讳。"意思是说,谈论人道而不明白事物的始终变化,便不知道学习仿效的对象;谈论事物的始终变化,而不明了天地四时的变化,便不知道回避灾祸和忌讳的事情。在封建社会,为了维护等级制度的尊严,对于君主和尊长的名字,要避免直接说出或写出,叫作避讳。《辞源》解释:古人在言谈和书写时要避免君父尊亲的名字。对孔子及帝王之名,众所共讳,称公讳;人子避祖、父之名,称家讳。

避讳源于古老的语言禁忌。始于周朝,行于秦汉,盛于唐宋,严于明清,终于民国[45],历史悠久,源远流长。

既然有避讳,就一定有触讳,又称犯讳。如果触讳,就是大不敬,就要受到相应的制裁或惩罚。如《唐律疏议》"上书奏事犯讳"条记载:"诸上书若奏事,误犯宗庙讳者,杖八十;口误及余文书误犯者,笞五十。"意思是说,凡触犯庙讳者,都要给予"笞或杖"的刑罚。至清朝,尤其是雍乾时期,避讳甚严,触讳处罚最重。动辄抄家灭族,牵连甚广,因文字触讳而获罪者尤多。

---

[44] 杨敬敬.中华成语典故全鉴[M].北京:中国纺织出版社,2019:304-305.

[45] 昝平.避讳述略[J].文化学刊,2020(9):164-167.

据统计[46]，雍正朝文字狱近 20 起，乾隆朝文字狱在 100 起以上。相传[47]，雍正四年，发生了一桩震惊全国的大案。江西乡试主考查嗣庭引用《诗经》中"维民所止"为考题，后被人曲解告发，说"维止"二字是暗示"雍正砍头"。"雍正"二字去其头，正是"维止"二字。于是雍正下令将查嗣庭全家逮捕严办，查嗣庭因此招来杀身之祸。至于此案的真实性尚待考证，但因触讳所造成的文字狱则广为人知。

在历史上，触讳的教训是十分惨痛的。避讳的方法很多，主要有三种。一是改用意义相同或相近的字，称为改字法；二是空其字而不写，叫作空字法；三是在原字基础上缺漏笔画，多为最后的一二笔，叫作缺笔法。在本草中，有关避讳的内容时有所见，简述如下。

1. 人名避讳

《本草经集注》的作者陶弘景，人称贞白先生。《唐本草·序》曰："梁·陶景雅好摄生，研精药术。"因避唐高宗太子（李弘）之讳，将陶弘景之名删去"弘"字而名"陶景"。

唐代官修本草《新修本草》的作者苏敬，既是该书的倡修者，又是该书编撰的实际负责人。因避宋太祖赵匡胤的祖父（赵敬）名讳，改苏敬为苏恭[48]。《本草纲目》在"历代诸家本草·唐本草"条下仍称"苏恭"。另一位李勣，为《新修本草》后期的领衔人。本姓徐，名世勣，字懋功。因助唐高祖李渊开国有功，赐姓李，又因避唐太宗李世民之"世"字讳，删去"世"字，终因改姓简名为李勣[49]。

《证类本草》的作者唐慎微，字审元，四川人，北宋著名医药学家。大观二年（1108 年），经艾晟改修订后，改名为《大观本草》。艾晟在《大观本草·原序》中称"慎微"为"谨微"。并在"谨"字下作了特别说明：慎"从心从真，避御名，今易。"从心从真即是"慎"字。为避当时在位皇帝宋孝宗赵眘之讳。"眘"是"慎"的古字，故而改"慎"为"谨"。唐谨微之名概源于此。

［46］　王新华.避讳研究［M］.济南：齐鲁书社，2007：316.

［47］　张书才.查嗣庭文字狱案史料（上）［J］.历史档案，1992（1）：3-11.

［48］　尚志钧，林乾良，郑金生.历代本草文献精华［M］.北京：科学技术文献出版社，1989：176.

［49］　李定国.古典医籍中之避讳［J］.中医函授通讯，1989（3）：25.

2. 书名避讳

《本草衍义》，原名《本草广义》。柯逢时《本草衍义·校后记》云："《文献通考》《郡斋读书志》均作广义，疑宣和所刊当名广义。迨庆元时，避宁宗讳，乃改广为衍。"《本草衍义》系北宋寇宗奭著。至南宋，为避宋宁宗赵扩之讳，将"广"改为"衍"，故后世刊本皆称之为《本草衍义》，至今仍沿用此名。

明·李中梓《本草通玄》，后避康熙（玄烨）讳，改玄为元，书名《本草通元》。

3. 药名避讳

山药，原名"薯蓣"，首载于《神农本草经》。宋·寇宗奭《本草衍义》曰："山药，按本草，上一字犯英庙讳，下一字曰蓣，唐代宗名预，故改下一字为药，今人遂呼为山药。如此则尽失当日本名。虑岁久，以山药为别物，故书之。"《本草崇原》云："薯蓣即今山药，因唐代宗名预，避讳改为薯药；又因宋英宗名署，避讳改为山药。"据查，唐代宗名"豫"，宋英宗名"曙"。总之，薯蓣因避讳而两易其名。"药"字改于唐，"山"字改于宋。山药之名沿用至今，而薯蓣之名逐渐被边缘化。

常山，原名"恒山"，首载于《神农本草经》。李时珍《本草纲目》谓："恒亦常也。恒山乃北岳名，在今定州。常山乃郡名，亦今真定。岂此药始产于此得名欤？"据考[50]，汉避文帝刘恒之讳，改名为"常山"。汉以后仍称恒山，唐避穆宗李恒之讳又改称"常山"，沿用至今。

避"玄"字讳，始于宋真宗赵恒。据《宋史·礼志》记载，宋真宗为了维护自己的统治，希望寻找一个有来头的祖先，以神化自己。于是为赵家虚构出一个始祖，取名玄朗，封号为"圣祖上灵高道九天司命保生天尊大帝"，庙号为"圣祖"。自此，宋朝就开始避圣祖"玄"字讳。

清·雍正元年（1723年），朝廷专门发布上谕，就回避康熙名讳作出了规定。《清世宗实录·卷十三》记载："古制凡遇庙讳（封建时代称皇帝父祖的名讳）字样，于本字内但缺一笔。恐未足以伸敬心。昨朕（雍正）偶阅时宪历二月月令内，见圣祖仁皇帝圣讳上一字。不觉感痛。嗣后中外奏章文

———————
［50］ 金丽. 认识古今字义 阅读中医文献［J］. 江西中医药，2010，41（2）：19-21.

移,遇圣讳上一字则写元字。遇圣讳下一字则写爅字。尔等交与该部,即遵谕行。"[51]清圣祖仁皇帝,即康熙皇帝玄烨。上谕明确规定讳避上一字(玄)为"元",讳下一字(烨)为"爅",把避讳用到了极致。在本草中,凡带有"玄"字的药物,诸如玄参、玄胡、玄明粉等皆因避讳而得元参、元胡、元明粉之名。

避讳是中国古代特有的一种文化现象,涉及并影响到社会的方方面面。在本草典籍中,常因避讳而改字、缺笔,空字,出现一书多名、一人多名,或一药多名等,于是造成了文字上的混乱,给人们阅读和学习带来了诸多不便,甚至障碍,应该引起我们的关注。

[51] 李文君.康熙名讳与紫禁城[J].紫禁城,2017(3):96-103.

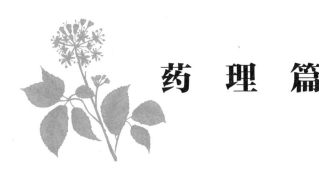

药 理 篇

"药理既昧，所以不效。"

《本草经集注》

十一、冷热须明的四气

四气，作为中药性能中的常用术语，始见于《神农本草经》。书中提出"（药）有寒、热、温、凉四气。"宋·寇宗奭《本草衍义》对此提出了不同看法，认为"凡称气者，即是香、臭之气，其寒、热、温、凉则是药之性。……序例（系指《神农本草经·序录》）中气字，恐后人误书，当改为性字，于义方允"，建议将"四气"改为"四性"，后世多有赞同者。如张元素《医学启源》曰："药有寒、热、温、凉之性。"李时珍《本草纲目》认为寇氏之说有道理，"但自《素问》以来，只言气味，卒难改易，姑从旧尔"，仍以"四气"称谓为宜。今则"四气"与"四性"并存，兼而用之。高晓山先生将其合二为一，径直称"性气"[52]。

1. 四气的内涵

四气，是指寒、热、温、凉四种药性。主要反映药物对人体阴阳盛衰、寒热变化的影响，是药性理论的重要组成部分，是说明药物作用性质的主要理论依据之一。

四气中，寒凉与温热是相对立的两种药性，其中寒凉属阴，温热属阳。而寒与凉，温与热分别属于同一类药性，没有本质的区别，仅有程度上的差异而已。如罗美《古今名医汇粹》曰："温者热之次，凉者寒之轻。"在本草中，有些药物还标以"大热""大寒""微温""微凉"等，这是对四性不同程度的进一步细化。从本质上讲，四性只有寒、热两性的区分。

此外，还有一种"平性"。虽在《神农本草经》"序录"中尚未提及，但在该书药物条下除标注四气外，还涉及大量的"平"的内容。据统计[53]，《神农本草经》365种药中标为"平性"的有122种，占总数的1/3。说明"平性"

---

［52］ 高晓山. 中药药性论［M］. 北京：人民卫生出版社，1992：181.

［53］ 孙启明. 析"平不入性说"［J］. 辽宁中医杂志，1994（4）：162-163.

客观存在,在四气中所占的比重较大,是一个不容忽视的内容。李时珍《本草纲目》直接将"平"纳入四气,明确提出了"五性"的概念。即"五性焉,寒、热、温、凉、平"。

所谓"平",基本字义是不倾斜,无凹凸,像静止的水面一样。在药性中,平性系指寒热偏性不甚明显的一类。《本草崇原》诠释曰:"《本经》凡言平者,皆谓气得其平也。"事实上,平性是一种相对的药性。就具体药物而言,仍存在着偏凉或偏温的差别,终未超出四气的范围。尽管四气涵盖了寒、热、温、凉、平五个方面的内容,但约定俗成,习惯上仍以四气或四性相称,而不称五气或五性。

2. 四气的产生

四气的产生主要有以下学说。

（1）禀受于天说。中药来自自然界的植物、动物和矿物,在其生长过程中,除了与其周围环境有关外,必然要受到季节更迭、自然气候的影响。如《景岳全书》曰:"气本乎天,气有四,曰寒热温凉是也。……温热者,天之阳;寒凉者,天之阴也。"《医宗必读》曰:"四时者,春温、夏热、秋凉、冬寒而已。故药性之温者,于时为春,所以生万物者也;药性之热者,于时为夏,所以长万物者也;药性之凉者,于时为秋,所以肃万物者也;药性之寒者,于时为冬,所以杀万物者也。"《神农本草经疏》曰:"凡言微寒者,禀春之气以生;春气升而生;言温热者,盛夏之气以生,夏气散而长;言大热者,感长夏之气以生,长夏之气而化;言平者,感秋之气以生,平即凉也,秋气降而收;言大寒者,感冬之气以生,冬气沉而藏。此物之气,得乎天者也。"以上说明,气禀受于天,与四时季节气候的变化密切相关。因禀受之气不同,故有寒、热、温、凉四气的差异。

（2）入腹知性说。药物"入腹则知其性"(《神农本草经百种录》)。说明药性寒温的确定,是基于药物作用于人体后所产生的不同反应和所获得的不同疗效而概括出来的,是与其所治疗疾病的性质相对而言的,"所谓寒热温凉,反从其病也"(《素问·至真要大论》)。大凡能减轻或消除阳热病证的药物,其药性定为寒凉(如石膏);凡能减轻或消除阴寒病证的药物,其药性定为温热(如附子)。同理,温热性质的药物,主要用于寒性病证;寒凉性质的药物,主要用于热性病证。此外,部分药物的寒热性质是基于药物对机体直接产生的寒热效应加以概括的。如薄荷入口有凉爽感,其性为"凉";生姜入胃有温热感,其性为"温"。"入腹知性说"是以中医理论为指导,以临床实践为基础,以机体用药后的反应为依据来确定药物的寒温性质,具有较强的可行性、实用性和可操作性,得到了学界普遍认可和广泛应用。

以上两种学说,从不同的层面揭示了四气的不同内涵。"禀受于天说"揭示了药物的自然之气,"入腹知性说"揭示了药物的性能之气,后者是四气理论产生和发展的基石。

3. 四气的运用

如前所述,四气的本质就是寒热两分,对临床用药具有重要的指导意义。如《圣济经》曰:"寒热温凉,物之性也,可以祛邪御疾。"《周慎斋遗书》曰:"药气俱偏,而用得其当,以治人病之偏者方自全也。"一般而言,寒凉药性具有清热,泻火,解毒等作用,主要治疗阳热病证;温热药性具有温里,散寒,助阳等作用,主要治疗阴寒病证。病证有寒热之分,药性有温凉之异。分清疾病的寒热属性,是四气理论运用的基础和前提。

(1)寒热病证,逆者正治。《神农本草经》指出:"疗寒以热药,疗热以寒药。"《素问·至真要大论》指出:"寒者热之,热者寒之。"即寒证用(温)热药,热证用寒(凉)药,逆其病证性质而治,这是针对临床寒热病证用药必须遵循的基本原则。若病证寒热不明,药性温凉不分,用药废其绳墨,势必造成"寒热温凉,一匕之谬,覆水难收"(《医宗必读》)的不良后果。

(2)寒热真假,从者反治。徐大椿《医学源流论》曰:"假寒者,寒在外而热在内也,虽大寒而恶热饮;假热者,热在外而寒在内也,虽大热而恶寒饮。"临证必明察秋毫,辨其真假,从其表象而治。《类经》指出:"以寒治寒,以热治热,从其病者,谓之反治。"即用寒凉或温热性质的药物治疗疾病本质与现象不一致(假寒或假热)的病证。就其所治疾病本质而言,仍属于正治范畴。问题的关键在于辨别真假,治病求本,不要被假象所迷惑。

(3)寒热错杂,寒温并治。在临床实际中,疾病往往是复杂多变的,单纯的寒证或热证比较少见。而表寒里热,上热下寒,寒热中阻等寒热错杂的病证更为多见。《医碥》指出:"因其人寒热之邪夹杂于内,不得不用寒热夹杂之剂,古人每多如此。"寒温并治,犹如车行其道,南来北往,相向而行,并无相互羁绊之嫌。如《伤寒论》半夏泻心汤、生姜泻心汤、甘草泻心汤等就是寒温并用的典范。

(4)寒热格拒,反佐为治。在某些特殊情况下,有的寒证或热证单纯用热药或寒药治疗,会发生呕吐现象,称之寒热(阴阳)格拒。为了避免这种现象的发生,可酌情加入少量的寒药或热药。如温病学家叶天士《景岳全书发挥》曰:"若热极用寒药逆治,则格拒而反甚,故少加热药为引导,使无格拒直入病所;用热药治寒病,少加寒药以顺病气而无格拒,使之同气相求。"顺其病气则无格拒之嫌。如《伤寒论》白通加猪胆汁汤,就是最好的例证。

（5）四时寒温,择时而治。《医学入门》指出:"从时,春温宜凉,夏热宜寒,秋凉宜温,冬寒宜热。"《素问·六元正纪大论》曰:"用凉远凉,用热远热,用寒远寒,用温远温。"即在清凉的季节要避免使用凉性药,在炎热的季节要避免使用热性药,在寒冷的季节要避免使用寒性药,在温暖的季节要避免使用温性药,这是根据四季气候变化选择用药的一般规律。进而指出:"热无犯热,寒无犯寒,从者和,逆者病。"顺从这个规律则相安无事,若违背这个规律就必然造成疾病。

陶弘景《本草经集注》指出:"(药物)甘苦之味可略,有毒无毒易知,惟冷热须明。"提示在药性理论中,辨识药性之寒温尤为重要,对指导临床用药至为关键。然而,"药物众多,各一其性,宜否万殊,难以尽识。"故《景岳全书》强调:"用者不得其要,未免多误。"诚然,"寒、热、温、凉,有一定之药,无一定之治。"《吴医汇讲》指出"有正治,亦有反用;又有兼用,亦有活用"等不同。因此,四气理论的运用,药性冷热须明,辨证遣药为要。不仅要掌握"疗寒以热药,疗热以寒药"的正治之法,又要娴熟"反用""兼用""活用"的变通之法。不能墨守成规,刻板拘泥,使四气理论成为僵化的教条。

附:一物二气

"一物二气"源于元代著名医家王好古之言。好古曰:"一物一气者,一物二气者。……或温多而成热,或凉多而成寒,或寒热各半而成温。或热者多,寒者少,寒不为之寒;或寒者多,热者少,热不为之热,不可一途而取也。或寒热各半,昼服则从热之属而升,夜服则从寒之属而降;或晴则从热,阴则从寒,变化不一如此。"(引自《本草纲目》)。

本草中不乏"一物二气"的记载。如《神农本草经》标注翘根"寒、平",雄黄"平、寒",白薇"平、微寒"。《本草衍义》标注大麦"平、凉"。《本草述钩元》标注绿豆"凉、平"。《本草纲目》标注杜仲"温、平"。《本草品汇精要》标注狗脊"平、微温"等。说明王氏提出"一物二气"是有依据的。值得注意的是,一物二气多与"平"并论。如前所述,"平"是指药性平和,针对具体药物而言,则有偏凉偏温之不同。所谓"凉、平",即平而偏凉;所谓"温、平",即平而偏温。看似"二气",实则是"一气"。

"四气"是中药的定性理论。一般而言,单味药物或寒或热,是相对独立的,非此即彼,不可兼而有之。所谓味有相兼,气无重叠,这是学界的基本共识。《本草经集注》强调,凡药"惟冷、热须明",就是这个道理。

"一物二气"不是说一味药物同时具有寒(凉)温(热)两种截然相反的性气。王好古明确指出:"变化犹不一也。"提示药物的性气是可变化的,变化是有前提条件的。如生姜性温,生姜皮性凉;生地黄性凉,熟地黄性温。二组药物分别同出一物,因药用部位或炮制方法不同而异气,药性有温、凉之别。这种性气的变化,带来了药物的进一步分化,分化后的药物就不再是一药了。"一物二气"是指药物受到诸多因素影响而产生的结果,而不是单味药物所固有的属性。因此,正确理解"一物二气"的内涵,对丰富四气理论和指导临床用药是有积极意义的。

十二、诸味杂陈的五味

五味，系指酸、苦、甘、辛、咸五种基本的味道，在《神农本草经·序录》中已有明确记载。此外，尚有淡味和涩味。《注解伤寒论》认为"甘甚而反淡"，淡味是由甘味变化而来。故《本草纲目》有"淡附于甘"之说。《神农本草经百种录》曰："味涩而云酸者，盖五味中无涩，涩即酸之变味。"因此，尽管五味涉及七个方面的内容，但习惯上仍称五味而不称七味[54]。

五味作为中药药性理论的核心内容之一，用以概括药物的基本功能，诠释药物的奏效原理，指导临床正确用药，具有重要的理论价值和实践意义。

1. 口尝之味

《孔子家语》中说："良药苦于口而利于病，忠言逆于耳而利于行。"道理显而易见。好药虽然味苦难吃，但有利于疾病的治疗和康复；从善的语言虽多不中听，却有利于人们改正缺点和错误。这里的"苦"，就是指中药的滋味。

人类对滋味的感觉是与生俱来的。《说文解字》曰："味，滋味也。"味的本义是指药物和食物的真实滋味，是通过口尝而得知的。《灵枢》曰："水谷皆入于口，其味有五。"《神农本草经百种录》曰："入口则知其味。"如生姜味辛，甘草味甘，黄连味苦，乌梅味酸，昆布味咸等，都是药物真实滋味的客观反映。

口尝试味，是古人确定药味的最原始的方法。如皇甫谧《针灸甲乙经》曰："上古神农，始尝草木而知百药。"张介宾《景岳全书》曰："每将用药，必逐件细尝。"石寿棠《医原》曰：凡药味"但须平昔亲尝，方能不误"。杨华亭《药物图考》指出："（书中）所收之药，皆经亲尝，甚如白砒之毒，亦莫不试以口体。"说明药物之"味"是客观存在的，通过"细尝""亲尝"是可以直接感

———————
[54] 周祯祥，唐德才.临床中药学[M].2版.北京：中国中医药出版社，2021：12.

受的。

药物和食物的滋味,是人类味觉感知的自然属性。然而,人类个体对滋味的敏感性是不一样的,存在着明显的个体差异,且受着诸多因素的影响,难以真实、客观地反映药物和食物的滋味,其尝试的结果亦是很难统一的。①气候因素。如同一罐猪肉,在西藏高原食用就比在青岛海滩上食用滋味美,这是人的味觉在低气压下最灵敏的缘故。②年龄因素。如老年人与青年人,味觉差异明显。一般青年人认为味美的食物,老年人则认为苦而酸。这是因为人们鉴别甜、咸的味觉较早减退,而感受苦、酸的味觉却较为持久。③体质因素。体质不同,味觉差异亦较大。研究发现,在糖尿病、甲状腺肿瘤和青光眼的患者中,味觉因异常而成为味盲的人要比正常人高出许多倍。因此,口尝之味具有不确切性。

王履《医经溯洄集》指出,药物有"可尝者",亦有"不可尝者"。如"污秽之药,不可尝者,其亦尝乎!"如果"尝其所可尝,而不尝其所不可尝",药物之滋味岂能尽知。在古今文献中,其可尝之味,皆给予明示;其不可尝之味,则避而不谈。据统计[55],在《神农本草经》中有21种药品缺少性味标示,在《中药大辞典》中无性味药物记载的有1 027种。说明口尝定味是有选择性和局限性的,药物之滋味不可能都是口尝出来的。

2. 性能之味

在长期的生活、医疗实践中,人们逐渐发现不同的滋味具有不同的功能效应,滋味与功能之间存在着一定的关联性,并赋予滋味的功能内涵。如《素问·藏气法时论篇》曰:"辛散、酸收、甘缓、苦涩、咸软",明确提出了五味的基本功能。后世在此基础上不断补充,使之日臻完善。如《本草备要》曰:"凡药酸者能涩能收,苦者能泄能燥能坚,甘者能补能和能缓,辛者能散能润能横行,咸者能下能软坚,淡者能利窍能渗泄,此五味之用也。"《药品化义》指出:"凡药品之功,专在于味。一味之中,又有数能。"五味已与药物功能相关联,不同的药味分别代表不同的功能,同一药味可有多种功能。

随着临床实践的不断深入和用药经验的逐渐积累,而建立在真实滋味上的味效关系难以阐述药物的效用。如山楂味酸,却并无收敛固涩的功效;石膏味甘,并无补益之功。于是,人们便采取逆向思维方式,根据药物已知

[55] 孙启明.药性概念必须规范[J].辽宁中医杂志,1994(9):399-400.

的功能来反推定味,从而产生了抽象之味,即性能之味。

大凡具有发散作用的定为辛味,凡具有补益作用的定为甘味等。如阿胶味甘,尝之不甜,因其功能补血,故定为甘味。石膏味辛,尝之不辣,因其兼能发散,故定为辛味。这种味已经脱离或部分脱离了原始口尝直接感受之味,成为药物功能的重要标志,对临床用药具有重要的指导意义。

然而,性能之味也存在着种种弊端:①局限性。五味集中反映了药物功能的特点,但概括起来,不外乎发散、行气、行血、燥湿、泻下、泻火、降逆、软坚、补益、和中、缓急、渗湿等 10 余种功能。而数以万计药物,涉及的功能很多。仅《中药大辞典》所载就有 400 余种,仅用五味中的功能内容来囊括,显然是不够的。事实上,很多药物的功能,如截疟、蚀疮、去腐等,均难以用五味理论加以客观地解释。②或然性。如驱虫药,《本草纲目》记载:"凡杀虫药多是苦辛,唯使君子、榧子甘而杀虫,亦异也。"说明苦味、辛味的药物可以杀虫,甘味的药物亦可杀虫。显然,有悖于五味理论。③片面性。如咸能软坚泻下。据统计[56],五版《中药学》教材共收载咸味的药物 44 种。其中具有软坚散结作用的 9 种,具有软坚泻下作用的仅芒硝、肉苁蓉 2 种,其余33 种咸味药均与软坚、泻下无关。显然,药物味、效之间严重脱节,关联性不强,甚至存在以偏概全的情况,缺乏普遍的指导意义。

3. 五味杂存

如前所述,药物五味经历了由"口尝"到"推理"的认知过程。二者虽有一定关联,却有着本质的不同。口尝之味是药物真实滋味的记录,主要用于药物性状的表述。性能之味是药物功能的标志,主要用于阐释药物的奏效机制,成为药性理论的重要内容。五味与功能的关系见图 2。

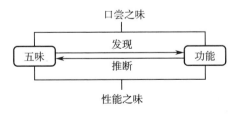

图 2　五味与功能的关系

---

[56] 雷载权,张廷模.中华临床中药学[M].北京:人民卫生出版社,1998:83.

自《神农本草经》始,五味的标注已成为药物不可或缺的重要内容。长期以来,由于诸味杂存,故中药五味的标注一直处于混乱状态。如枳实,《神农本草经》《中药大辞典》标注"苦",《名医别录》标注"酸",《药性论》《中华本草》标注"苦、辛",《汤液本草》标注"苦、酸",《中国药典》标注"苦、辛、酸"等,各家标注不一,各执一端,无所适从。结合五味理论与枳实的功用分析,枳实的性能之味应以"辛、苦"为宜。至于"酸",则是枳实的真实滋味,与其功用无关,不应作为枳实性能之味标注。

耿俊英等[57]曾对400种常用中药的药味进行了统计分析。结果:①现代文献记载的药味与口尝药味相同的占35.7%~42%,不同的占58%~64.3%。②文献最早记载的药味与口尝药味相同的占32%,不同的占68%。③最早文献记载的药味与现代文献记载的药味相同的占56%,不同的占44%。研究结果表明,古今药味与实际味道并非完全一致,相同的不及半数,而60%以上是不相同的。

历版《中国药典》通常将药物之味分别在药物"性状"条下和"性味归经"项中两处标注。很明显,前者为药物真实滋味(以下简称"滋味"),后者为药物性能之味(以下简称"药味")。笔者[58]曾对2010年版《中国药典》所载药物进行逐一检索,共检索出既有滋味,又有药味记载的药物593种。结果显示:①记载滋味者累计达930味次,平均1.57味次;记载药味者累计达833味次,平均1.40味次。说明无论滋味或药味大多不是单一的,而是多元的,一药多味广泛存在。②滋味与药味完全吻合者196种,占33%;部分吻合者244种,占41%;不吻合者153种,占26%。总吻合率为74%。或为滋味,或为药味,或二者兼容,这是当下中药五味标注的一种普遍现象,也是导致五味标注混乱、不统一的重要因素。

有关中药五味的标注,至今尚无统一的标准。著名本草学家高晓山先生[59]在广泛调研古今五味标注的基础上,证实了:当滋味与药味一致时,滋味被承认,就是药味;当滋味与药味不一致,如果药味可以反映、说明一系列临床疗效时,本草家宁愿坚持药味,而不谈滋味。为药味的标注提出了很好的思路,值得借鉴。如大黄,其滋味为"苦、微涩",药味为"苦"。其中"苦"具有一致性,既是大黄真实滋味的反映,又是大黄泻下功能的体现,故《中

[57] 耿俊英,庞俊忠.中药"五味"探讨[J].北京中医学院学报,1983,6(2):22.

[58] 周祯祥,汪琼,李晶晶,等.基于《中国药典》(2010年版)中的五味研究[J].湖北中医药大学学报,2015,17(2):63-64.

[59] 高晓山.中药药性论[M].北京:人民卫生出版社,1992:162.

国药典》将"苦"认定为大黄的药味。至于"微涩"与大黄的功用无关,故不标注为药味。这样,有利于规范五味标注,提高临床用药的针对性和指导性。

总之,五味作为一种用药理论,重在指导临床实践。应从临床实际出发,以功能为核心,以药效为依据,开展深入研究,不断完善五味理论和药味的标注。

十三、辛 以 润 之

辛为五味之一,是中药五味理论的重要组成部分。"能散能行"是辛味药物的基本作用,对临床用药具有重要的指导作用。自《素问·藏气法时论》提出"肾苦燥,急食辛以润之"之说以来,学界围绕"辛润"问题讨论较多,众说不一,试析如下。

1. 对"肾苦燥"的认识

《说文解字》曰:"燥,干也",就是水分不足,干枯,不濡润的意思。所谓"肾苦燥",吴昆《黄帝内经素问吴注》解释曰:"肾者水脏,喜润而恶燥。若燥,则失润泽之体而苦之矣。"

在早期的医药文献中,论燥者有之。相对而言,系统性不够。如《素问·至真要大论》"病机十九条"就没有"燥"的内容。金·刘完素《素问玄机原病式》在此基础上增补了"诸涩枯涸,干劲皴揭,皆属于燥"一条,刘氏注曰:涩,"干则涩滞。……枯,不荣生也;涸,无水液也;干,不滋润也;劲,不柔和也。……皴揭,皮肤启裂也。"极大地丰富了"病机十九条"的内容,为燥病的研究奠定了基础。

明清以降,有关"燥"的研究不断丰富和深化。如《类经》曰:"燥胜者,为津液枯涸、内外干涩之病。"董宿《奇效良方》记载:"燥之为病,在外则皮肤皴揭,在上则咽鼻焦干,在中则水液衰少而烦渴,在下则肠胃枯涸、津不润而便难,在手足则痿弱无力,在脉则细涩而微。"李时珍《本草纲目》记载:"上燥则渴,下燥则结,筋燥则弱,皮燥则揭,肉燥则裂,骨燥则枯,肺燥则痿,肾燥则消。"揭示了燥病的临床特征。

尤怡《医学读书记》对燥形成的缘由进行了总结和分析,无非两大类:一是"阴竭之燥",指津液亏虚,犹如釜中无水,化源不足,无以为润。二是"阴凝之燥",指津本不虚,犹如釜底无火,蒸腾不及,有津难泽。故无论水亏或火衰,都难成"兴云布雨"之势,脏腑组织得不到津液的滋润而枯燥。尤氏指出：燥之成因不同，"霄壤悬殊，万一误投，死生立判，不可不细审也。"喻嘉言《医门法律》强调："凡治燥病，不深达治燥之旨，但用润剂润燥，虽不重伤，亦误时日，只名粗工，所当戒也。"提示临证治燥，须当细审详辨。但知以润剂治燥，是远远不够的。

《素问·上古天真论》曰："肾者主水。"肾有主持和调节人体水液代谢的功能，故又有"水脏"之称。水液代谢虽有脾肺等多脏参与，但都要通过肾的蒸腾气化，升清降浊，使清者蒸腾上升，从而输布全身；浊者下降化为尿液，进入膀胱。肾主水的功能主要是通过肾的气化作用而实现的。若肾的蒸腾气化功能失常，水津就不能正常输布，燥就自然形成了。此燥的关键不在"津亏"，而在"阴凝"，这就是"肾苦燥"的实质，有学者称之为"假燥"[60]或"寒燥"[61]。

2. 对"辛以润之"的理解

《说文解字》曰："润，水曰润下。"本义是指雨水下流，滋润万物。"润"是相对"燥"而言的。润则不燥，燥则不润。《黄帝内经》根据燥的不同类型，提出了二种治燥方案：一是"燥者濡之"。系运用质地滋润的药物，治疗阴液亏虚的病证，此乃治燥之常法，为人所共知。二是"辛以润之"，即利用辛味宣通行散的作用，以改善津液运行不畅所致的失润，此为治燥之变法。

辛味药物何以润燥？着实令人费解。《黄帝内经》的解释是："开腠理，致津液，通气也。"吴昆《黄帝内经素问吴注》曰："盖辛者金之味，能开腠理而泄其燥，能致津液而使之润，又能通气而令气化也。"张介宾《类经》解读说："盖辛从金化，水之母也。其能开腠理致津液者，以辛能通气也。水中有真气，唯辛能达之，气至水亦至，故可以润肾之燥。"高士宗《黄帝素问直解》云："辛主发散，何以能润？以辛能开腠理，致在内之津液而通气于外，在下之津液而通气于上，故能润也。"综上所述，"辛以润之"是辛"能散能行"的次生效应。一则开腠理，畅通水之上源，有利于津液的输布；二则通气机，鼓动或促进肾的气化蒸腾，使水液停聚所致之失润状态得以改善。

张从正《儒门事亲》在诠释《黄帝内经》"辛以润之"时指出："盖辛能走

［60］徐甜，王雪茜，程发峰，等. 张仲景"辛以润之"治疗燥证探微［J］. 环球中医药，2019，12（10）：1499-1502.

［61］李宇航."五脏苦欲补泻"用药法则在仲景经方中的体现：经方"五脏五味补泻"用药范例［J］. 世界中医药，2018，13（2）：295-308.

气,能化液故也。"《本草纲目》曰:"所谓辛走气,能化液,辛以润之是矣。"这里的"化液"二字,言简意赅,深刻道出了"辛以润之"的真谛。《医学读书记》将其比喻为:"如釜底加薪,则釜中之气水上腾,而润泽有立至者。"由此可见,辛本不润,而是通过"行散",促使机体蒸腾气化,鼓动或促进津液的化生和输布,而间接起到"润燥"的作用。

3. 对"辛以润之"的药例辨析

历来论述"辛以润之",多以代表性药物为示范。概而言之,不外乎以下几类。

一是苦寒类药物,代表药如黄柏、知母。如《汤液本草》记载:"肾苦燥,急食辛以润之,黄柏、知母。"辛是润的前提,无辛何来润?众所周知,黄柏、知母为苦寒之品,并无辛味。若以此来例证"辛以润之",似觉欠妥。

二是辛润类药物,多系味辛而质地滋润的药物,如菟丝子。缪希雍《神农本草经疏》曰:"五味之中,惟辛通四气,复兼四味,经曰:肾苦燥,急食辛以润之,菟丝子之属是也。与辛香燥热之辛,迥乎不同矣。"张山雷《本草正义》认为缪氏"所解极为剀切。"进而指出:"若夫口苦燥渴,明为阴液之枯涸,寒血成积,亦为阳气之不宣。惟此善滋阴液,而又敷布阳和,流通百脉,所以治之。以视地黄辈之专于补阴,守而不走者,固有间矣。"提示菟丝子既不同于"辛香燥热之辛",又不同于"地黄辈之专于补阴"。冉雪峰先生指出:"菟丝子为润而兼辛,并非辛以为润"(《冉雪峰本草讲义》)。历来把菟丝子作为阐释"辛以润之"的代表药物,值得商榷。又如柏子仁,《本草纲目》载其"性平而不寒不燥,味甘而补,辛而能润"。柏子仁药用种仁,质润多脂,能滑肠开秘,润肠通便。适用于肠燥津亏之便秘。《中国药典》并无"辛"味的记载,说明柏子仁之润与"辛"无关。若把柏子仁作为辛润的代表药物是不妥当的。

三是辛温类药物,代表药如桂枝(肉桂)、细辛等。如五苓散,成无己《伤寒明理论》曰:方中"桂味辛热,肾恶燥,水蓄不行,则肾气燥。《内经》曰:肾恶燥,急食辛以润之,散湿润燥,故以桂枝为使。……以辛散水气外泄,是以汗润而解也。"又如细辛,《本草求真》曰:"入肾润燥,非是火盛水衰,阴被阳涸而成,实因阴盛阳衰,火屈于水而致也。遇此辛以除寒,温以燥湿,则阴得解而不凝矣,岂刚燥不挠之谓也乎。……世之论药性者,每鲜如此体会,但知就燥论燥,而致固执不通,独不思经有云,肾苦燥,急食辛以润之乎。"桂枝、细辛本无润,却能治阴凝之燥,这就是对"辛以润之"最好的诠释。

正确理解"辛以润之"的内涵,应注意把握以下几点:①"辛以润之"是对肾气不化,气不化津,津液输布不畅所致的燥证的一种特殊治法[62]。主要针对"阴凝之燥"发挥间接的润燥作用。②部分药物味辛而质地滋润。正因其质润多汁才有润燥之功,可用于"阴竭之燥",但"润"与"辛"没有必然的关联。③"辛以润之"多以辛温(热)的药物为主。旨在辛开腠理,通达阳气,蒸腾气化,布散津液,使"假燥"得以解除。这是一种非常规下的权宜之计,不能视为治燥之通则。

---

[62]　陈松育.关于中药"辛润"理论的探讨[J].中医杂志,1987(1):67.

十四、苦味坚阴

"苦坚"之说，源于《素问·藏气法时论》："肾欲坚,急食苦以坚之,用苦补之。"《素问经注节解》诠释曰："肾何以欲坚也？肾者水也,水一而已,一水不能胜五火,故水亏则肾气痿弱,是以肾病欲坚也。以苦坚肾,是肾又以苦为补也。"其中,"肾欲坚"系指肾的生理特性。《素问·六节藏象论》曰："肾者,主蛰,封藏之本,精之处也。"肾以固密封藏为天职,谓之肾欲坚。"苦以坚之"系指治疗用药的基本原则。若相火妄动,肾失封藏之本而不固,精气耗散则不坚。当用苦味之品以泻火,顺应"肾欲坚"的生理特性,使肾精不至外泄而得以固守,又曰"用苦补之"。

后世在继承《黄帝内经》"苦坚"说的基础上,不断丰富和发展。如温病学家叶天士结合温病的证治特点,将"苦坚"拓展为"苦味坚阴",运用范围不断拓展。《临证指南医案》指出："春温一症,……寒邪深伏,已经化热,昔贤以黄芩汤为主方,苦寒直清里热。热伏于阴,苦味坚阴,乃正治也。"[63]叶氏不仅提出了春温热伏于阴的正治法和代表方剂,而且阐明了"苦坚"的科学内涵,即是"苦寒直清里热"。《本草求真》以黄柏为示范,明确指出"苦坚"的目的是使"火去而水自安"。概而言之,"苦味坚阴"泛指苦寒药物能直折火邪,使阴液免受火热之消灼而耗伤,从而达到固护和保存阴液的目的。又称"泻火存阴"或"泻火保阴"。

1. 坚阴不同于补阴

"补泻"是中医治病用药的重要法则,主要源于两种理论。一是基于正虚邪实的"虚实补泻"理论。如《素问·通评虚实论》曰："邪气盛则实,精气夺则虚。"《素问·三部九候论》指出："实则泻之,虚则补之。"二是基于五脏苦欲的"苦欲补泻"理论。五脏各有苦欲,如肾苦燥、欲坚等。《神农本草

---

[63] 黄英志.叶天士医学全书[M].北京:中国中医药出版社,1999:301.

经疏》曰："补泻系乎苦欲,苦欲因乎脏性。"《医宗必读》曰："夫五脏者,违其性则苦,遂其性则欲。本脏所恶,即名为泻;本脏所喜,即名为补。"由于理论体系不同,故对补泻的认识和理解也存在差异。尽管《神农本草经疏》强调"五脏苦欲补泻乃用药第一义",但实际临床指导作用有限,远不及"虚实补泻"理论运用广泛。且随着时间的推移,"苦欲补泻"理论逐渐被淡化或边缘化。

补阴,又称养阴、滋阴、益阴、育阴等。即用甘寒药物以滋养阴液,主要针对阴虚证发挥治疗作用。坚阴,又称泻火存阴、泻火保阴等,即用苦寒药物以清热泻火,主要针对火热证(包括实热和虚热)发挥治疗作用。通过清除火热,使阴津得以保全或固守。因此,补阴与坚阴分别是两个不同的概念。前者重在滋养,补其不足;后者重在存阴,泻其有余。

（1）存阴不是补阴。如《本草正》曰："知母以沉寒之性,本无生气,用以清火则可,用以补阴则何补之有?"黄柏"水未枯而火盛者,用以抽薪则可,水既竭而枯热者,用以补阴实难,当局者慎勿认为补剂。"《雷公炮制药性解》曰："(黄柏)其性苦寒,能泄亢盛之阳,以坚肾部。则水主既盛,阳光自遏,而阴血无火烁之患矣,岂真有滋补之功哉!"《本草通玄》曰:知母"盖苦寒之味行天地肃杀之令,非长养万物者也。今世未明斯义,误以为滋阴上剂,劳瘵神丹,因而夭枉者不可胜数。予故特表而出之,永为鉴戒。"《本草正义》曰："洁古、东垣、丹溪诸家,利用知、柏,本治实火之有余,非可补真水之不足。"由此可见,以知母、黄柏为代表的苦寒药物,用于清火以存阴为正治,用于滋补以养阴则不能。

（2）坚阴是以泻为补。如《本草正》曰："黄柏能制膀胱、命门阴中之火,知母能消肺金、制肾水化源之火,去火可以保阴,是即所谓滋阴也。"《得配本草》曰："川柏补水,以其能清自下泛上之阴火,火清则水得坚凝,不补而补也。"《本草择要纲目》曰："知母苦寒。能直达肾与膀胱。清邪热以领正气。泻即补也。"由此可见,苦寒坚阴之品,是以泻为补,并无直接滋补阴津之功。诚如《本草思辨录》曰："使热去而阴生则有之,究无补性能益阴之不足。"《长沙药解》告诫曰："后世庸工,以此为滋阴补水之剂,著书立说,传流不息,误人多矣",值得深思。

2. 坚阴即泻火存阴

《景岳全书》曰："火起于妄,变化莫测,无时不有,煎熬真阴。"《时病论》指出："须知热病最易伤阴,当刻刻保阴为要。"火为阳邪,其性燔灼,易耗阴津，故《素问·阴阳应象大论》有"阳盛则阴病"之说。

坚阴是苦寒药物泻火存阴的一种特殊表达。其中，泻火是苦寒药物最直接、最基本的功效，存阴是通过泻火而衍生出来的功效，又称间接功效。泻火是治疗手段或方法，存阴是治疗目的或效果。存阴必泻火，泻火方能存阴。

如黄芩汤（黄芩、芍药、甘草、大枣），出自《伤寒论》，原为治热痢之经方。叶天士用以治春温病，认为该方"苦寒直清里热。热伏于阴，苦味坚阴，乃正治也"。《医述》诠释曰："冬伤于寒，春必病温者，重在冬不藏精也。盖烦劳多欲之人，阴精久耗，入春则里气大泄，木火内燃，燔燎之势直从里发。始见必壮热烦冤，口干舌燥，主治以存津液为第一。黄芩汤坚阴却邪，即此义也。"这既是叶天士用伤寒方治疗温病之典范，也为"苦味坚阴"理论的运用提供了支撑。

黄连解毒汤（黄连、黄芩、黄柏、栀子）主治三焦实热火毒证。《医方集解》方解曰："三焦积热，邪火妄行，故用黄芩泻肺火于上焦，黄连泻脾火于中焦，黄柏泻肾火于下焦，栀子通泻三焦之火从膀胱出。盖阳盛则阴衰，火盛则水衰，故用大苦大寒之药，抑阳而扶阴，泻其亢甚之火，而救其欲绝之水也。然非实热，不可轻投。"斯方聚苦寒之味，折火毒之甚，功专力宏，纯泻无补，重在泻火，寓存阴于泻火之中。

大补阴丸（黄柏、知母、熟地黄、龟板）主治阴亏火旺证。《成方便读》方解曰："治肾水亏极，相火独旺，而为梦遗、骨蒸、劳瘵等证。夫相火之有余，皆由肾水之不足，故以熟地大滋肾水为君。然火有余则少火化为壮火，壮火食气。若仅以滋水配阳之法，何足以杀其猖獗之势？故必须黄柏、知母之苦寒入肾，能直清下焦之火者，以折服之。"此证阴虚为本，火旺为标。治以熟地黄、龟板骤补真阴，培其本源；黄柏、知母苦寒坚肾，承制相火。斯方滋水抑火，标本兼得，相得益彰。

明确"苦味坚阴"的内涵，应注意把握以下几点：①邪火炽盛，充斥三焦者，可径用苦寒直折，泻火以存阴，如黄连解毒汤。②阴虚火旺者，当滋阴与坚阴并举，如大补阴丸、知柏地黄丸。③苦寒之品不宜过用久用。《本草纲目》曰："苦味久服，有反从火化之害。"《本草思辨录》曰："苦燥之物，无不劫阴。"温病学家吴鞠通对此深有体会。如《温病条辨》记载："宋人以目为火户，设立三黄汤，久服竟至于瞎，非化燥之明征乎？吾见温病而恣用苦寒，津液干涸不救者甚多。"④阴虚证，宜用甘寒养阴之品。《神农本草经疏》指出："益阴宜远苦寒"，不宜使用苦寒药物。

十五、升降在物亦在人

升降浮沉是药物作用的定向理论,侧重反映药物作用的趋向性。升,即上升提举,表示药物作用趋向于上;降,即下达降逆,表示药物作用趋向于下;浮,即向外发散,表示药物作用趋向于外;沉,向内收敛,表示药物作用趋向于内。其中,升与降,浮与沉是相对立的,而升与浮,沉与降,既有区别,又有交叉,难以截然分开,故在实际应用中,升与浮,沉与降常并称。简称为"升降"。

中药的升降之性,是通过药物作用于机体后所产生的功能效应而概括出来的。主要反映药物对病势趋向的影响。大凡药物针对病变部位在上在表或病势下陷发挥治疗作用者,一般确定其作用趋向为升浮;针对病变部位在下在里或病势上逆发挥治疗作用者,一般确定其作用趋向为沉降。

沈金鳌《要药分剂·自序》曰:"诸药性,非升即降,或可升可降,或升多降少,或升少降多,别无不升不降。"凡药皆有升降,"升降二字可以概群药。"升降浮沉是药性理论的重要内容之一。但在具体药物条下,一般都标注性、味、归经等内容,而很少标注升降浮沉者。李时珍《本草纲目》的解读是:"升降在物,亦在人也。"可谓要言不烦,深得肯綮,揭示了药物升降有常有变,或然性较大。在药物条下不标注升降浮沉药性,以示人灵活变通,其说可从。《本草备要》在"凡例"指出:"升降浮沉,已详于药性总义中,故每品之下,不加重注。"这种解释则难以令人信服。

1. 升降"在物"言其常,即固有性

升降浮沉是药物的固有属性,取决于药物与生俱来的本质特性,与药物自身的气味、质地等密切相关。

(1)气味。凡药皆有气味,气味是药物所固有的,或根据其临床效应所赋予的,是说明药物性能的主要依据。药物气味与升降浮沉之间有一定的相关性。《本草纲目》将其概括为:"酸咸无升,辛甘无降,寒无浮,热无沉,其

性然也。"其中"无"并非绝对,应理解为"大多数不"较为恰当。时珍之说对后世影响较大,现一般认为,味属辛、甘,气属温、热的药物,大多主升浮;味属苦、酸、咸,性属寒、凉的药物,大多主沉降。

（2）质地。药物质地有轻有重,对药物作用趋向有一定影响。如《本草备要》云:"凡药轻虚者浮而升,重实者沉而降。"一般认为,花、叶、皮、枝等质轻的药物大多主升浮,作用趋向于在上在表;种子、果实、矿物、贝壳等质重者大多主沉降,作用趋向于在下在里。

但未必尽然,也有一些例外。如胆矾性寒,善能涌吐,性多升浮;巴豆性热,长于峻下,性多沉降。又如花类药物多主升,而旋覆花则降;子类药物多主降,而蔓荆子则升。《本草纲目》记载:"石入水则沉,而南海有浮水之石（海浮石）;木入水则浮,而南海有沉水之香（沉香）。"此外,有些药物既主升浮,又主沉降,具有"双向性"。如川芎"上行头目,下调经水"（《本草汇言》）;白花蛇"内走脏腑,外彻皮肤"（《本草求真》）。因此,明确药物升降之常态,又不可执于一端,以偏概全。

2. 升降"在人"言其变,即可变性

药物升降浮沉之性不是一成不变的,可根据病情的需要进行人为干预和调控,改变药物作用的趋向。

（1）炮制。炮制是对药物进行加工处理的过程。通过炮制可以影响或改变药物作用的趋向。如《医学启源》云:"黄连、黄芩、知母、黄柏,治病在头面及手梢皮肤者,须酒炒之,借酒力上升也。"《本草蒙筌》对炮制辅料的作用进行了总结,云:"酒制升提,姜制发散,入盐走肾脏,仍使软坚,用醋注肝经,且资住痛。"《本草纲目》云:"升者引之以咸寒,则沉而直达下焦;沉者引之以酒,则浮而上至颠顶。"一般而言,酒炒则升,姜汁炒则散,醋炒则收敛,盐炒则下行。值得注意的是,同一炮制方法,针对不同的药物所产生的效应是不一样的。如酒制常山,不是增强其升浮之性,而是降低其涌吐之力;芫花醋制,其峻下之力和缓,沉降之性受到制约。

（2）配伍。配伍是中药运用的主要形式。通过配伍可以改变药物作用的趋向,主要表现为两种形式。一是升浮药在大队沉降药中能随之下降,沉降药在大队升浮药中能随之上升。少数药物的作用趋向往往随多数药物而改变,类似于投票制度中的"少数服从多数"原则。二是某些药还可引导其他药上升或下降,改变其作用趋向。类似于旅游中的"导游",把控着整个旅

游团队的去向和路径。如桔梗"为肺部引经，与甘草同为舟楫之剂，诸药有此一味，不能下沉"（《神农本草经疏》）。故治疗胸膈以上的病证，多用桔梗载药上行。又如牛膝"能引诸药下行"（《本草衍义补遗》）。故治疗腰膝以下的病证，多用牛膝引药下行。元代医家王好古总结说："升而使之降，须知抑也；沉而使之浮，须知载也。"（引自《本草纲目》）这正是运用升降浮沉理论必须把握的基本原则。

　　《素问·六微旨大论》云："升降出入，无器不有。"升降出入是人体生命活动的基础。一旦发生异常，就会表现出向上、向下、向内、向外等不同的病势趋向。升降浮沉就是对此产生的药性，临床运用不外乎两大基本原则。一是逆其病势而治。如《神农本草经疏》云："病升者用降剂，病降者用升剂。"二是顺其病位而治。大凡病变部位在上在表者，宜升浮不宜沉降；病变部位在下在里者，宜沉降不宜升浮。《本草新编》指出："有升有降者，病之常也；宜升宜降者，医之术也。"领悟"升降在物，亦在人也"之理，掌握药物升降常变之法。临证用药，方可得心应手，左右逢源。

十六、无 药 无 毒

"毒"是中医药理论体系中的一个特殊概念,内涵丰富。如《素问·五常政大论》把毒分为大毒、常毒、小毒和无毒四类,并明确提出"大毒治病,十去其六;常毒治病,十去其七;小毒治病,十去其八;无毒治病,十去其九"的用药原则。《神农本草经》不仅提出了有毒、无毒概念,并将其作为药物三品分类的标准。但对毒的内涵未能作出解释。

所谓毒,《说文解字》诠释曰:"毒,厚也。害人之艸,往往而生,从中,毒声。"毒的本义系指毒草。段玉裁注曰:"毒,兼善恶之辞,犹祥兼吉凶,臭兼香臭也。"说明毒是一把双刃剑,有利有弊。中药毒的内涵较丰富。

1. 泛指药物

古代毒、药不分。药就是毒,毒就是药,常"毒药"并称。"毒药"一词最早见于《周礼·天官冢宰》:"医师掌医之政令,聚毒药以共(供)医事。"由此可见,毒药是专供医疗所使用的药物,由来已久。《儒门事亲》曰:"凡药皆毒也。非止大毒、小毒谓之毒,虽甘草、苦参,不可不谓之毒。"《类经》曰:"毒药者,总括药饵而言,凡能除病者,皆可称为毒药。"《医学答问》曰:"夫药本毒物,故神农辨百草谓之尝毒,药之治病,无非以毒攻毒,以毒解毒。"凡药皆毒,毒泛指药。毒、药和毒药,其义互通,只是称谓不同而已。

毒性具有普遍性,药物的任何作用,对健康人和非适应证的人都是具有毒作用的。在这种情况下,药物具有毒物的性质[64]。

2. 药物的偏性

凡药皆有偏性,无偏不药,无药不偏。如《医原》曰:"药未有不偏者也,

---

[64] 雷载权,张廷模.中华临床中药学[M].北京:人民卫生出版社,1998:111.

以偏救偏,故名曰药。"《嵩崖尊生书》专列"药性皆偏论"曰:"一药之生,其得寒热温凉之气,各有偏至,以成其体质,故曰药。药者,毒之谓,设不偏,则不可以救病之偏矣。"

所谓"偏",主要包括两层含义:一是指药物气味之偏。如《类经》曰:"药以治病,因毒为能,所谓毒者,以气味之有偏也。……气味之偏者,药饵之属是也,所以去人之邪气。其为故也,正以人之为病,病在阴阳偏胜耳。欲救其偏,则惟气味之偏者能之,正者不及也。"《神农本草经读》曰:"凡物性之偏处则毒,偏而至无可加处则大毒。"二是指药物作用之偏。如《类经》"毒之,谓峻利药也",《灵素节注类编》"毒者,峻猛之谓,非鸩毒也",把作用峻猛的药物也称为毒。药物各有偏性,这种偏性就是"毒"。

《医灯续焰》指出:"病以偏而感,药以偏而用,必相攻而后相济。"《本草新编》曰:凡"偏胜之病,非偏胜之药断不能成功。"利用药物之偏(毒)来纠正疾病阴阳之偏,从而达到平衡阴阳,治疗疾病的目的。即"以偏纠偏"就是中药治病的基本原理。现代中药学将"毒"纳入"药性理论",概源于此。

3. 药物对机体的损害性

如《诸病源候论》曰:"凡药物云,有毒及大毒者,皆能变乱,于人为害,亦能杀人。"《神农本草经百种录》曰:"毒者,败正伤生之谓。"说明毒能致害,损伤机体,甚则产生严重的毒副作用,这与现代对毒药的认识基本一致。

图3所示,中药之毒有广义和狭义之分。广义之毒泛指药物或药物的偏性,狭义之毒系指药物对机体的损害性。《中国药典》和中药学教材所标注的药物之毒,多系后者。1988年,国务院颁布了《医疗用毒性药品管理办法》,对毒性药品进行了明确界定。所谓毒性药品,即"系指毒性剧烈、治疗剂量与中毒剂量相近,使用不当会致人中毒或死亡的药品"。并将砒石(红砒、白砒)、砒霜、水银、生马钱子、生川乌、生草乌、生白附子、生附子、生半夏、生天南星、生巴豆、斑蝥、青娘虫、红娘虫、生甘遂、生狼毒、生藤黄、生千金子、生天仙子、闹羊花、雪上一枝蒿、红升丹、白降丹、蟾酥、洋金花、红粉、轻

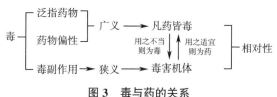

图3　毒与药的关系

粉、雄黄等纳入毒性中药管理品种，对临床安全、有效使用有毒药物，具有重要的"警示"作用。

然而，中药之毒是一个相对概念。如《医灯续焰》曰："病以偏而感，药以偏而用，必相攻而后相济。用之不善，则无毒者亦毒矣。必欲医者知用药之为毒，而不敢轻。"关键在医者知药善用。如人参滥用综合征[65]、何首乌肝毒性[66]、日本小柴胡事件[67]、比利时中草药肾病事件[68]等，这些轰动一时的事件，使中药安全性问题面临着严峻的挑战，引起了各方面的高度关注和重视。

2004年，一位大学生，因内服双氯芬酸钠肠溶片（扶他林片）而致胃出血入住广州某三甲医院，经积极治疗，胃出血基本控制。后某主治医师（西医）给予云南白药（内含制草乌）内服，每次4g，1日3次，患者从中午12点开始到晚上10点共服大约11g（严重超量）。次日凌晨出现危象，抢救无效而死亡。经医疗事故鉴定为云南白药中毒所致[69]。

以上事件的发生，并非药物之过，实则是中药西化，或盲目使用，或滥用等人为因素所造成的。《本草图经》指出："古人用毒药攻病，必随人之虚实而处置，非一切而用也。……今医用一毒药而攻众病，其偶中病，便谓此方之神奇；其有差误，乃不言用药之失，如此者众矣，可不戒哉？"对此，我们应该有清醒的认识，并理性对待，深入研究，吸取教训，不为所惑。

《本草衍义》曰："用药如用刑，刑不可误，误即干人命。用药亦然，一误即便隔生死。"准确把握药物的毒性，对临床安全用药具有十分重要的意义。《本草正》明确提出了"无药无毒"的观点，"若用之不当，凡能病人者，无非毒也。即如家常茶饭，本皆养人之正味，其或过用误用，亦能毒人，而况乎以偏味偏性之药乎！"《医法圆通》云："病之当服，附子、大黄、砒霜皆是至宝；病之不当服，参、芪、鹿茸、枸杞都是砒霜。"《温病条辨》曰："茯苓、甘草，误用亦能杀人；巴豆、砒霜，对病即能起死。"《医宗必读》指出："病伤犹可疗，药

［65］ 林丽娟，李淑萍．"人参滥用综合征"浅析［J］．中国中医药现代远程教育，2009，7（10）：223-224.

［66］ 王婉茹，洪滨，单国顺．何首乌肝毒性作用机制的研究进展［J］．现代药物与临床，2020，35（2）：378-382.

［67］ 孙其然，孙其新，戴昭宇．小柴胡汤事件考察［J］．中国中医药信息杂志，1999，6（4）：72-73.

［68］ 孙培林．"比利时中草药肾病事件"始末和思考［J］．中医药导报，2018，24（2）：1-6.

［69］ 梅全喜．普及中药安全性知识 提高医患对中药安全性的认识［J］．中国中医药现代远程教育，2009，7（1）：81-85.

伤最难医。"因此,临床用药必须谨记"凡药皆毒"的警戒,坚持"安全用药"的理念。

中药之毒是相对的,也是可控的。古人在长期的临床实践中总结出了许多制毒减毒的方法。首先是剂量。剂量是决定临床安全、有效用药重要参数。只要剂量足够大,任何药物均可成为毒物。因此,临证用药,尤其是应用毒性药物时,既不能毫无顾忌,盲目加大剂量以求疗效,忽视安全,以致中毒,甚至死亡;又不能瞻前顾后,随意降低剂量以求安全,忽视疗效,以致无效,延误病情。《神农本草经》曰:"若用毒药疗病,先起如黍粟,病去即止,不去倍之,不去十之,取去为度。"可采取"小量渐增"的使用方法,"取去为度",对临床安全用药具有重要的指导意义。

炮制和配伍是中药制毒减毒的重要方法和手段。临证用药,只要炮制得法,配伍适宜,就能趋利避害。如《本草正》曰:"毒有大小,用有权宜,此不可不察耳。矧附子之性,虽云有毒,而实无大毒,但制得其法,用得其宜,何毒之有?"《本草求真》曰:"毒有可法制以疗人病,则药虽毒,而不得以毒称。"《神农本草经》指出:"若有毒宜制,可用相畏、相杀者。"这是运用有毒药物时常用的配伍原则。又如《伤寒论》十枣汤,方中用十枚大枣煎汤送服甘遂、大戟、芫花,旨在缓和药性,保护胃气,就是配伍减毒的典范。至于"十八反""十九畏"所涉及的药对,属于传统配伍禁忌的范畴,一般不宜配伍使用。

此外,药材的质量、患者的体质、用药的方法等,都与安全用药密切相关。如《本草蒙筌》曰:"药必求真,服才获效。"只有药材好,药才好。《素问·五常政大论》曰:"能毒者以厚药,不胜毒者以薄药。"《本经疏证》曰:"古人服药,皆有法律。故为丸为散为汤,当各得其宜而效始著。"总之,毒是药物的基本属性。牢固树立"凡药皆毒"理念,源头把握"药必求真"质量,正确使用"制毒减毒"方法,这是用药安全的基本保障。

十七、以毒攻毒

此语出自宋·罗泌《路史·卷五》。所谓路史,即大史也。该书详述了有关上古时期的历史、地理、风俗、氏族等方面的史事和传说。书中记载:"岐雷、俞扁不惟参苓之养性也,而劫痼攻积,巴菽、蛆葛,犹不得而后之,以毒攻毒,有至仁焉。"有学者认为,"以毒攻毒"之说,最早出自《银海精微》,是因在《四库全书总目提要》中有"旧本题:唐·孙思邈撰"等字样的缘故。据考[70],此书作者不详,托名唐·孙思邈,很可能是元末明初的作品,年代晚于《路史》。因此,"以毒攻毒"说当源于《路史》一书。

"以毒攻毒"是中医防治疾病的重要方法和基本策略。如晋代葛洪《肘后备急方》记载:疗猘犬咬人,"仍杀所咬犬,取脑敷之,后不复发。"猘犬,即狂犬、疯狗。意思是说,人被狂犬咬伤,可杀取所咬狂犬脑浆,敷贴于被咬者的伤口处,可防治狂犬病。唐代孙思邈《备急千金要方》记载:治小儿疣目(寻常疣),"以针及小刀子决目四面,令似血出,取患疮人疮中汁黄脓敷之,莫近水三日,即脓溃根动自脱落。"即用针或小刀刺破疮面,取其疮汁敷于疮上,三日便愈。这些都是中医药"以毒攻毒"的成功案例,蕴含着非常朴素的免疫学思想,在当时的历史条件下,是难能可贵的,对以后免疫学的创立和发展,具有重要的启示。

德国著名细菌学家贝林,在一次偶然的机会,从日本学者北里柴三郎那里得知中医"以毒攻毒"理论。深受启发并产生联想,提出了"病毒菌能产生毒素,毒害人和动物,那么就一定会产生一种攻击毒素的抗毒素"的科学假说。并运用中医"以毒攻毒"理论,采用细菌学实验研究方法,研制成功了破伤风和白喉抗毒素血清,为人类健康事业和破伤风及白喉的防治做出了杰出贡献。1901年,荣获首届诺贝尔生理学或医学奖[71-72]。这是运用中

[70] 高健生.《银海精微》成书年代考[J]. 中国中医眼科杂志, 1996, 6(4): 243-245.

[71] 陈士奎. 贝林与中西医结合研究[J]. 医学与哲学, 1993(9): 52-54.

[72] 柳国斌, 赵兆琳. 从德国贝林中西结合析奚九一的中西医结合思路[J]. 辽宁中医杂志, 1996, 23(10): 441-442.

医学理论进行科学研究的一个成功范式。

何谓"以毒攻毒"？《中医大辞典》[73]解释曰："是使用有毒性的药物治疗恶毒病症的方法。"《古今成语大词典》[74]解释曰："以毒物攻治带毒的病痛。引申为以坏人治坏人。"笔者认为，要揭示"以毒攻毒"的深刻内涵，关键是对两个"毒"字的认识和理解。

前一个"毒"是指毒药。如《类经》曰："毒药者，总括药饵而言，凡能除病者，皆可称为毒药。"《医原》曰："药未有不偏者也，以偏救偏，故名曰药。"《慈济医话》认为"凡药皆俱毒性"。《素问经注节解》曰："所谓毒药者，非必如狼毒、人言也。"此处之"毒"与"毒药"均泛指药物，并非专指有毒的药物。无药不偏，偏就是毒。无毒不成药，凡药皆有毒，这是学界的普遍共识。

后一个"毒"是指疾病。如日本学者吉益东洞在《古书医言》曰："万病一毒。药，毒物也，以毒攻毒，毒去则体健。"凡病虽千状万态，悉归一毒，治疗则以毒药攻之而已[75]。临证"视毒之所在，以处其方，何病患不治哉。"王三尊《医权初编》曰："脏气之偏者为病，药气之偏者为毒。病，亦毒也。以偏救偏，以毒治毒，但使归于中正而已。"万病一毒，毒病一体，无疑，攻毒就是攻治疾病的意思。

明确了两个"毒"字，那么"以毒攻毒"的内涵自然就清楚了（图4）。

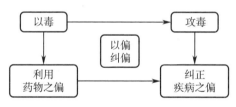

图4 以毒攻毒示意图

图4所示，所谓以毒攻毒，就是利用药物的偏性来纠正疾病阴阳的偏盛偏衰，即"以偏纠偏"，这是中药治病的基本原理。具体来说，主要涵盖以下内容。

一是有毒药物以攻毒。如附子，《本草新编》曰："人感阴寒之气，往往至手足一身之青黑而死，正感阴毒之深也。阴毒非阳毒不能祛，而阳毒非附

［73］高希言,朱平生,田力.中医大辞典[M].太原:山西科学技术出版社,2017:276.

［74］杨任之.古今成语大词典[M].北京:北京工业大学出版社,2004:296.

［75］蒋永光.吉益东洞及其万病一毒说[J].山东中医学院学报,1989,13(2):30-32.

子不胜任。以毒治毒，而毒不留，故一祛寒而阳回，是附子正有毒以祛毒，非无毒以治有毒也。"这里"以毒治毒"，是指用有毒的附子治阴毒之病。又如虾蟆，《神农本草经疏》曰："其味辛气寒，毒在眉棱皮汁中。其主痈肿阴疮，阴蚀，疽疬恶疮，猘犬伤疮者，皆热毒气伤肌肉也。辛寒能散热解毒，其性急速，以毒攻毒则毒易解，毒解则肌肉和，诸证去矣。"

二是峻猛药物以攻毒。宋人东轩居士《卫济宝书》曰："猛烈之疾，以猛烈之药，此所谓以毒攻毒也。"《类经》曰："毒之，谓峻利药也。"《灵素节注类编》曰："气味厚重峻利为毒。毒者，犹云狠也。"《医学源流论》用"富强之国，可以振威武"来比喻"实邪之伤，攻不可缓"，当"用峻厉之药"的道理。用峻猛之药，攻邪实之病，也叫以毒攻毒。如大黄，《神农本草经疏》曰："其性猛利，善下泄，推陈致新，无所阻碍，所至荡平，有戡定祸乱之功。"

三是平和药物以攻毒。如元·曾世荣《活幼口议》治疗"脾积寒热，其状如疟"的梨浆饮（柴胡、人参、黄芩、前胡、秦艽、炙甘草、青蒿），方中并无有毒、峻猛之药，但方后注仍称"梨浆饮，以毒攻毒"。曾氏指出："曾经十年，只以此方妙用至纯，使人钦叹而已。"涂蔚生《推拿抉微》记载："疯狗之毒最剧，其中人也亦最烈。"涂氏"得人参败毒散加地榆、紫竹根法，试之者屡矣，而收效势若桴鼓"。同样收到攻毒的效果。他指出："诚平易之治也，阅者慎勿忽诸。"说明"至纯"或"平易"药物也能攻毒，攻毒非有毒药物的专利。

凡药治病，皆谓攻毒。《神农本草经百种录》指出："毒之解毒，各有所宜。……辨证施治，神而明之，非仅以毒攻毒四字，可了其义也。"在具体运用过程中，要注意以下几点：①辨证施药。如《本草图经》曰："古人用毒药攻病，必随人之虚实而处置，非一切而用也。"药物治病，因毒为能。无泛治之病，无通用之药。相机为用，实为上策。②权衡利弊。如梁玉瑜《医学答问》曰："药之治病，无非以毒攻毒，以毒解毒。草木无情，有益于此，未必无损于彼。"药物具有两面性，是一把双刃剑，有利必有弊。趋利避害，不能顾此失彼。③把握好度。如《本草乘雅半偈》曰："毒药攻病，不得不下毒手，亦不得轻下毒手。"《圣济总录》言："然毒药攻邪，不必过剂，过则反伤正气。"药物治病，不得已而为之。当用则用，适度为要。

十八、药不瞑眩，厥疾弗瘳

　　此语出自《尚书·说命上》。书中记载："若药弗瞑眩，厥疾弗瘳。"明朝宰相、一代帝师张居正在给万历皇帝（明神宗朱翊钧）讲评《尚书》时诠释说[76]："瞑眩是病人饮了苦药，头目昏闷的意思。……如果病人服药，不至于瞑眩，则其病不得痊矣。"即以"瞑眩"作为判断用药是否中病和疾病向愈的标志。

　　北宋名相王安石，针对当时"积贫积弱"的局面，力主变法革新。他给仁宗皇帝上书时，在《陈时政疏》中引用了《尚书》的这段话。"书曰：'若药不瞑眩，厥疾弗瘳'。臣愿陛下以终身之狼疾为忧，而不以一日之瞑眩为苦。"[77]王安石以医寓政，借以阐明自己的政治观点。若要治好病，瞑眩反应是不可能避免的。否则，就不可能取得好的治疗效果。朝廷治乱安危，何尝不是如此。王安石恳请仁宗皇帝痛下决心，重振朝纲。一定要根除那些致命的顽疾，不要为一时的痛苦而担忧，充分表达了王安石变革的胆识和勇气。

1. 瞑眩是用药有效和疾病向愈的征兆

　　瞑眩是临床用药过程中的一种特殊反应，因人而异，表现各不相同。如《药征》曰："夫毒药中病，则必瞑眩也。瞑眩也，则其病从而除。其毒在表则汗，在上则吐，在下则下。于是乎有非吐剂而吐，非下剂而下，非汗剂而汗者，是变而非常也。"《皇汉医学》曰："中医方剂服用后，往往其反应有不预期之不快症状出现，是即称为瞑眩者也。"概而言之，凡在治疗用药过程中，出现"非吐剂而吐，非下剂而下，非汗剂而汗"等"变而非常"的表现，以及"不预期之不快症状"，都属于瞑眩反应的范畴。

　　[76]　陈生玺.张居正讲评尚书（修订本）[M].上海：上海辞书出版社，2007：166.

　　[77]　梁启超.王安石传[M].天津：百花文艺出版社，2016：74-76.

医圣张仲景对药后瞑眩的见解独到，经验丰富。如《伤寒论》第四十六条曰："太阳病，脉浮紧，无汗，发热，身疼痛，八九日不解，表证仍在，此当发其汗。服药已，微除，其人发烦、目瞑，剧者必衄，衄乃解。所以然者，阳气重故也。"此即服用麻黄汤后的两种不同反应，轻者发烦，目瞑，重者鼻衄。均为正气得药力之助，奋力驱邪，正邪交争的佳兆。因血汗同源，血为红汗。邪不从汗出，而从衄解。《金匮要略》白术附子汤方后注曰：原方分温三服。若"一服觉身痹，半日许再服，三服都尽，其人如冒状，勿怪，即是术、附并走皮中，逐水气，未得除故耳"，即患者吃了一次药，就感觉身体麻木。等三次药吃完后，患者感觉头晕目眩。仲景特别提示"勿怪"一语，耐人寻味。旨在告诫人们不要害怕，不要奇怪。这是白术、附子驱逐寒湿，药中病的，用药奏效的一种瞑眩反应。

《本草图经》记载："黔人有治疗癞遍体，诸药不能及者。生取此蛇（白花蛇）中剂，……令过熟，与病者顿啖之，瞑眩一昼夕乃醒，疮疬随皮便退，其人便愈。"《本草纲目》记载："我朝荆和王妃刘氏，年七十，病中风，不省人事，牙关紧闭，群医束手。先考太医吏目月池翁诊视，药不能入，自午至子。不获已，打去一齿，浓煎藜芦汤灌之。少顷，噫气一声，遂吐痰而苏，调理而安。"以上两个案例都表现出貌似病情加重的药后瞑眩，这是疾病向愈的一种好的征兆。随着病情的好转或痊愈，瞑眩反应将随之而消失。故李时珍深有感触地说："药不瞑眩，厥疾弗瘳，诚然。"

国医大师朱良春[78]用槟榔治钩虫病，每次用30~45g，均无效。后增至75~90g，患者大便中虫卵始阴转。嗣径用大量，一次即瘥。临床观察发现，一次服用槟榔75g以上，在30分钟至1小时时，患者出现头眩怔忡、中气下陷、面色㿠白、脉细弱等心力衰竭的反应现象，约经2小时始解。此案例即证明了"药不瞑眩，厥疾弗瘳"。

2. 瞑眩反应发生的主要机制及临床特点

临床用药，关键在药证相对，如何评判？清·莫枚士《研经言》指出："凡中病之药，服后半日许，可验其当否者。"意思是说，用药是否得当有效，只要患者服药半天以后，就可通过验证而得知。

［78］　朱良春.中药用量与作用之关系［J］.中医药通报，2007，6（5）：7-11.

验证的方法主要根据患者用药后的反应而定,主要有三种情况:一是"药到病除",直接产生治疗效果,无瞑眩反应。二是"服药后别生他病,非药之祟,正是病被药攻,拒之使然。"三是"服药后所病反剧,非药之误,正是以药攻病,托之使然。"其中,第一种情况提示,"瞑眩"并非用药过程中的必然反应,也不是所有人用药后都会出现瞑眩现象。"病被药攻"和"以药攻病"是产生瞑眩反应的主要机制。"别生他病"和"所病反剧"是药中病的,貌似病情加重的瞑眩反应。"非药之祟"和"非药之误"是告诫人们不必产生疑惑或惊慌,更不要非议或诋毁医生。

瞑眩的发生机制不外乎两端[79]:一是药证相合,正气必得药力所扶与邪剧争,出现一时性症状增剧现象;二是病邪为药力所攻,无处容身,夺径外遁的表现。即正邪交争,正盛邪却。一般而言,瞑眩反应具有五大基本特点:即发生具有突然性,表现具有激剧性和多样性,发作过程的一过性,疾病的迅速趋愈性。这些特点,揭示了瞑眩反应的复杂性和不可预测性。

3. 瞑眩反应与毒副作用的甄别

药物瞑眩反应与毒副作用分别是指患者用药后两种截然不同的药物效应,一般早期很难加以区分和甄别。如《本草崇原》曰:"《伤寒论》有白散方,治伤寒寒实结胸用此。古人称为斩关夺门之将,用之若当,真瞑眩瘳疾之药,用之不当,非徒无益而反害矣。"两种不同的治疗效应,都与用药是否得当直接相关。

《皇汉医学》指出[80]:"若为中毒症状,则理当随服药之后而益增恶。瞑眩者,不过为药剂之反应现象,其症状为一时性。片刻后,此等症状固即消灭,而本病亦脱然痊愈矣。"瞑眩反应一般持续时间短暂,往往不经人为干预便可自行恢复。"此症状之出现,洵可庆贺者也。"是药后正气得药力之助,奋起与邪抗争,邪却而病愈的反应。是药物有效之征兆,疾病向愈的表现。而毒副作用一般持续时间较长,对人体伤害性大,甚至会危及生命。病情进展迅速,需立刻进行医疗干预,以防病情恶化(图5)。

[79] 高飞.谈谈瞑眩[J].山东中医杂志,1982(1):1-4.

[80] 杨大华.《皇汉医学》选评[M].北京:中国中医药出版社,2017:59-60.

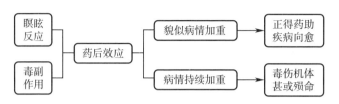

图 5　瞑眩反应与毒副作用比较

　　准确评判和把握药后瞑眩反应,是对临床医者用药胆识、责任和担当的一种严峻挑战。若将瞑眩反应误判为毒性反应,就会终止原治疗方案或改变原用药策略,势必错失治愈良机,延误病情。若将毒性反应误判为瞑眩反应,不进行相应的干预和处理,势必给患者及家庭造成更大的伤害。清代医家陈修园深有体会,他在《伤寒论浅注》中说:"余自行医以来,每遇将死证,必以大药救之。忽而发烦下利,病家怨而更医,医家亦诋前医之误,以搔不着痒之药居功。"这是不知药后瞑眩的缘故。面对如此尴尬的局面,需要医生迅速、准确研判,果断采取应对措施。

十九、纵横交错的功效网络

"功效"一词,出现较早。《汉书·冯奉世传》记载,西汉名将冯奉世,带领部队进击莎车,攻占城池,莎车王自杀,为平定莎车功勋卓著,威震西域。汉宣帝非常高兴,就下令议论封赏冯奉世之事。丞相及将军们都说:"奉世功效尤著,宜加爵土之赏。"此处的功效,乃贡献或劳绩之义。

功效作为中药专有名词,在历代本草中多有记载。如唐·苏敬《新修本草》载:"白菀即女菀,更无别者,有名未用中,浪出一条,无紫菀时亦用之,功效相似也。"宋·唐慎微《证类本草》载:"弹丸土无毒。主难产。末一钱匕,热酒调服之,大有功效也。"金·李杲《珍珠囊补遗药性赋》载:"(曾青)与空青功效不相上下。"明清以降,"功效"一词在历代本草文献中频繁出现。如清·陈士铎《本草新编》载:"铎所以叙功效于前,发尚论于后,欲使天下后世,尽知草木之精深,人物金石之奥妙,庶不至动手用药有错。"据统计[81],"功效"一词仅在清代本草中记载就达 16 部之多。表明功效在中药学科领域已被广泛使用。现行中药学、临床中药学教材多在药物条下专列"功效"项,以彰显功效的核心地位。著名中医学家秦伯未说[82]:"研究药物当以功效为主。"姜春华说[83]:"以(药物)作用治病,可以尽本草之所无。"深刻揭示了功效在中药研究中的重要意义。

中药功效,又称功能、作用或效用。是在中医药理论指导下,对药物治疗作用或奏效机制的高度概括。主要是通过药物作用于机体后,对其生理机能和病理变化所产生的不同调节效应而被人们所认知的(图 6)。诚如元·王履《医经溯洄集》所云:"愈疾之功,非疾不能以知之。"

---

[81] 杨敏,陈勇,沈涛,等.对中药功效术语历史沿革及概念诠释的研究[J].四川中医,2015,33(8):28-29.

[82] 秦伯未编著,纪征瀚整理.医学大家秦伯未方药论著选[M].北京:中国中医药出版社,2016:267.

[83] 姜春华.教余随笔[J].山东中医学院学报,1985(1):56.

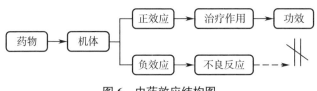

图 6　中药效应结构图

图 6 所示,药物作用于机体之后可产生不同的效应。其中,能发挥治疗作用,有利于疾病的康复者,称之为中药功效。反之,对机体有伤害者,则为不良反应,不属于中药功效的范畴。

在临床用药实践中,中药功效常因治疗效应不同而将其细化为不同的名词术语加以认定和固化。如干姜温肺化饮、丹参活血祛瘀、陈皮行气健脾、香附疏肝解郁等,分别是对寒饮咳喘、瘀血证、脾胃气滞证、肝气郁滞证等治疗作用或奏效之理的概括性表达。中药功效名目繁多,内容丰富,不同类别、不同层次的功效构成了纵横交错的网络系统,形成了较为完善的中药功效体系(图 7),是临床中药学研究的重要内容之一。

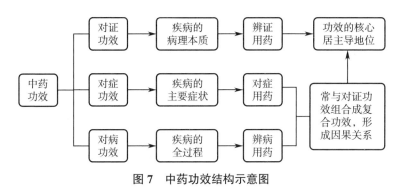

图 7　中药功效结构示意图

1. 对证功效

"证"是对病变当前阶段机体整体反应状态的病位、病性等病理本质所作出的概括,代表病变当前的主要矛盾,为中医学所特有的概念。凡能针对"证"发挥治疗作用的,即为对证功效。如清热燥湿是对"湿热证"发挥治疗作用的对证功效,活血化瘀是对"瘀血证"发挥治疗作用的对证功效等。

对证功效既是药性理论产生的基础,又是临床用药的主要依据。《本草备要》指出:"(每药)发明其功用,而以主治之证具列于后,其所以主治之理,即在前功用之中"。如麻黄发散风寒,既可推测其药性为辛温,归肺经;

又可推测其主治为风寒表证。对证功效是药性理论与临床应用联系的桥梁和纽带，不仅具有直接的实践指导意义，而且具有重大的理论价值。在药物的诸多功效中，对证功效是其最基本的功效。在各类功效中居于主导地位，是中药功效的核心。

对证功效的应用必须以"证"为基本前提条件。中医有各种不同的辨证方法，诸如八纲辨证、脏腑辨证、六经辨证、三焦辨证、卫气营血辨证、气血津液辨证等，因而就有各种不同类型的证。不同的证从不同的角度反映了疾病当前阶段的不同本质特征，为对证功效的提炼和应用奠定了基础。不同的证宜选用与之相对应的对证功效，通过对证功效也可推测其相应的适应证。如补气与气虚证，疏肝与肝郁气滞证，活血与瘀血证等，这种"功效-病证"的对应关系，为临床辨证遣药起到了执简驭繁的作用。

对证功效可依据证的不同类型细化为不同层次。如热证，根据脏腑辨证可分为心、肝、肺、胃、肾等不同部位的热证，根据卫气营血辨证可分为卫、气、营、血等不同阶段的热证。因而，清热功效则相应地细化为清心热、泻肝火、清肺热、清胃热、泻肾火，及清气、清营、凉血等不同层次的功效。体现了对证功效的多层次性，并与不同层次的证相对应。对证功效层次的不断分化或细化，有利于临床辨证用药的精准性。

2. 对症功效

"症"是疾病的单个症状或体征，是构成疾病临床表现的最基本单位，也是辨证、辨病的主要依据。症是疾病的现象，而不是病变的本质。凡能针对"症"发挥治疗作用的，即为对症功效。如止痛、止血、止咳、止呕等，分别是针对疼痛、出血、咳嗽、呕吐等发挥治疗作用的对症功效。

对症功效对患者某一自觉症状或临床体征，具有作用专一、疗效突出的特征。如延胡索止痛，《本草纲目》曰："专治一身上下诸痛，用之中的，妙不可言。"生姜止呕，《备急千金要方》曰："凡呕者多食生姜，此是呕家圣药。"三七止血，《本草新编》曰："无论上、中、下之血，凡有外越者，一味独用亦效。"大凡疼痛、呕吐、出血的病证，皆可相机选用延胡索、生姜和三七等，体现了对症功效的特色和优势。

对症功效多是由对证功效衍化、派生出来的功效，又称衍生功能，或间接功能。一般而言，对症功效多从属于对证功效，多与对证功效组合成复合功能，构成了因果关系。药物效应的产生，都有其必然的原因，有因才有果。

如吴茱萸止痛。因其主入肝经，以散厥阴肝经之寒凝为擅长，故有"肝寒要药"之称。适用于寒邪凝滞肝脉（证）之厥阴头痛，寒疝腹痛，经行腹痛等（症）。其中，散寒是因，是对证功效，指明了吴茱萸止痛的奏效机制；止痛是果，是对症功效，彰显了吴茱萸散寒的治疗专长。由此可见，吴茱萸止痛多依附其散寒而生效，所治为寒凝肝脉诸痛。反之，吴茱萸止痛就失去了应有的使用价值。

对症功效是对证功效的补充和完善，重点反映对证功效的治疗效果，使对证功效的运用范围更加明确，临床运用的针对性更强。如茯苓、木通、地耳草均能利湿（水），均可用治水湿为患的病证。但由于对症功效的限制，其治疗效果则不一样。茯苓利水，长于消肿，故多用于水肿、小便不利；木通利水，长于通淋，故多用于淋证；地耳草利湿，长于退黄，故多用治黄疸。对症功效与对证功效的关系密切，相辅相成，不可分割。对证功效侧重于治本，对症功效侧重于治标；对证功效揭示药物的应用范围，对症功效明确药物的治疗目的。二者必须有机地结合起来，才能全面、正确地指导临床用药。

3. 对病功效

"病"是对疾病全过程的特点与规律所作出的概括，代表疾病全过程的基本矛盾。凡能针对"病"发挥治疗作用的，就认定其为对病功效。如截疟、透疹、蚀疣等，分别是针对疟疾、麻疹、寻常疣发挥治疗作用的对病功效。

对病功效的运用体现了中医辨病施治的特色。任何一种疾病在其病变过程中，可以千变万化，但其基本矛盾贯穿于疾病的始终。只有抓住疾病的基本矛盾，选择有针对性的药物进行对病治疗，方能收到较好疗效。徐大椿《兰台轨范》指出："欲治病者，必先识病之名……一病必有主方，一方必有主药。"如鱼腥草善于清热消痈排脓，为治肺痈之首选；蒲公英长于清热解毒通乳，为治乳痈之常用。对病功效的认定，为辨病用药提供了依据。

多数疾病在漫长的病变过程中可形成不同的证，而同一证又可见于不同疾病之中。《药治通义》指出："然病虽一，而其证不均，倘啻云治某病，则浅学无所下手。"因此，临床用药既要辨病，又要识证。辨病与辨证相结合，对病功效与对证功效相机为用，方臻全面。如茵陈为治黄疸之要药，无论阴黄、阳黄均为首选。如湿热熏蒸之阳黄，可对证选用大黄、栀子，共奏清热利湿退黄之效；寒湿郁滞之阴黄，可对证选用附子、干姜，合为温阳利湿退黄之剂。《本草通玄》曰："总之，茵陈为君，随佐使之寒热，而理黄症之阴阳也。"

体现了中医辨病与辨证施治的特色。

由于中医对"病"的概念比较模糊，常常病、证不分，或以症代病。如"痹"本来就是一个病，现多称痹证；"咳嗽"本来就是一个症，现多作病。因此，中药对病功效的认定常常与对证功效、对症功效相混淆，对临床辨病用药的指导性有待提升。

至于药物预防功效或养生功效，都与药物治疗作用密切相关，是药物治疗作用在预防或养生等方面的具体体现，不复赘述。

此外，还有一种配伍功效，是指药物配合应用后所产生的新的功效。如桂枝与芍药配伍，能调和营卫；柴胡与黄芩配伍，能和解少阳等，就是配伍功效的典范。配伍功效的产生，只有通过一定的配伍或在复方中才能体现出来，它源于药物的基本功效，但又不同于单味药物的功效，其应用却超出了单味药物的范围。若将配伍功效误判为某一药物的功效是不对的。

二十、一药多能的中药功效组学

功效是中药固有的,也是中药中最重要、最活跃的元素。一般而言,单味中药都有 2~4 个功效,甚至更多。如大枣:补中益气,养血安神。桂枝:发汗解肌,温通经脉,助阳化气,平冲降气。黄芪:补气升阳,固表止汗,利水消肿,生津养血,行滞通痹,托毒排脓,敛疮生肌。可以说,一味中药就是一个多功效组合集群。功效越多,就表示该药的临床运用范围越宽泛。

中药功效组学,就是研究单味中药功效及各功效之间的相互关系,阐明其多能合和的奏效机制,以及效应多元的调控策略,为临床安全、有效、合理用药提供新思路。

1. 多能合和是药效发挥的基础

一药多能是中药的重要特征和普遍规律。各功效之间不是孤立的,而是彼此关联,相互影响的。在临床实践中,每根据治疗的需要优先选取其中最擅长者,无可厚非。但必须明确的是,在中药多功效集群中还有一些似乎与其所治病证无关或关系不大,甚至相互拮抗的其他功效。无论是治疗需要还是不需要,主观上是选用还是不选用,客观上都会发挥相应的作用,产生不同的效应,这是不容回避的事实,至今仍是单味中药研究的灰色地带。多能合和,效应多元,整体表征,是中药药效发挥的重要基础,是中药功效组学必须回应的关键科学问题。

(1)协同增效。如麻黄宣肺平喘,用于胸闷喘咳。长期以来,由于"宣肺平喘"四字的局限,容易导致对麻黄只宣肺,不降气;只平喘,不止咳的误判。其实,本品辛散苦降,外可开皮毛之郁闭以宣畅肺气,内可泄上逆之肺气以复其肃降,具有宣发与肃降肺气的双重功效。麻黄不仅擅长平喘,而且止咳的效果也是非常好的。如《药品化义》指出:"凡寒邪入肺,失于表散者,经年咳嗽,百药无功,自非麻黄,终难搜逐。"说明麻黄具有止咳的独特疗效和不可替代的作用。由此可见,麻黄用于喘咳,其功效非止一端,而是其宣肺与降气协同配合,殊途同归,产生了良好的平喘止咳综合效应。证诸临床,大凡喘咳,无论属寒属热,凡肺气失于宣降者,麻黄皆可相机为用。

（2）明确药征。如五味子止咳喘,用于久嗽虚喘。五味子酸能收敛,甘能补虚,入肺肾二经,既能收敛耗散之金,又能滋助不足之水。《本草思辨录》指出:"喘与咳皆肺病,其有肾气逆而为喘咳者,则不得独治肺。五味子敛肺气摄肾气,自是要药。"五味子能补能涩,补收并行,两得其宜,标本兼顾。由于五味子敛肺摄肾,故将其运用范围定格在肺虚久咳及肺肾两虚之喘咳。如此则用药指征明确,并无踌躇之嫌。若将五味子止咳喘之功泛化,不明多能合和之理,凡见咳喘悉用之,则大错而特错。证诸临床,五味子对于外邪袭肺或邪实壅肺之咳喘当忌,以防闭门留寇,敛邪益疾之害。

（3）彰显专长。如益母草活血调经,用于月经不调,痛经经闭,恶露不尽等。其中,"活血"是对证功效。"能行血通经,消瘀逐滞甚捷"(《本草汇言》),主要针对"瘀血"的病理本质发挥治疗作用,具有普适性。"调经"是对症功效,主要减轻或改善月经不调,痛经经闭,恶露不尽等比较突出的表象问题,具有专一性。二者构成复合功效,形成了因果关系。通过行经脉之瘀滞,彰显调理月经之专长,故素有妇科"经产要药"之称。值得注意的是,益母草的专长在调经,调经的作用机制在活血,病理基础是经脉瘀滞。若舍此而论益母草调经专长,不免失之过泛,缺乏针对性,临床运用就会迷失方向。

（4）产生新用。如麻黄利水消肿,用于风水水肿。其实,麻黄并无直接的利尿作用。之所以能消除水肿,主要是通过两条途径给予水湿之邪以出路。一是开鬼门。鬼门即汗孔。即通过开泄腠理,发汗祛邪,使肌肤之水湿从毛窍外散,随汗而出。二是洁净府。净府即膀胱。通过开宣肺气,调节水之上源,下输膀胱,通调水道,使体内水湿从小便而出。著名中医焦树德先生将其表述为"行水消肿",与麻黄的性能特点更为贴切。并指出[84],麻黄可以温宣肺气,开发腠理,助上焦水气宣化而到达到行水消肿的作用。显然,与茯苓、泽泻等淡渗利湿治疗水肿不可同日而语,应区别对待。

（5）精简用药。如《温病条辨》一甲煎,主治温病下后伤阴,大便溏甚,一日三四次,脉仍数者。吴鞠通在方后自注曰:方中仅"以牡蛎一味,单用则力大,即能存阴,又涩大便,且清在里之余热,一物而三用之。"充分利用药物多种功效,针对复杂的病情发挥综合效应。如此则精简处方,避免了重复用药。面对当下处方越开越大,用药愈来愈多,导致药材资源浪费,患者医疗

［84］ 焦树德.用药心得十讲［M］.2 版.北京:人民卫生出版社,1981:10-11.

负担过重的现状,无不具有重要的启迪作用。

（6）拓展运用。如人参,最基本的功效就是补气,"为气虚之圣药"（《药笼小品》）。根据其作用强度和部位不同,可细化为两个方面:一是大补元气,复脉固脱,用于体虚欲脱,肢冷脉微。二是补脾益肺,用于脾肺气虚之证。通过补气,又可衍化多种功效。一是生津养血。用于津伤口渴,内热消渴,气血亏虚,久病虚羸等。二是安神益智。用于气血亏虚,心悸、失眠、健忘等。总之,本品善能补气,其"补虚之功独魁群草"。能使元气充沛,脾肺气足,阴血津液得以化生,故凡一切气、血、阴津不足之证皆可应用,为"虚劳内伤第一要药"（《本草纲目》）。

（7）相反相成。如三七,是临床最常用的散瘀止血药。其中,散血即促进血行,消散瘀滞。止血即塞其流,止控血液外溢。看似相互矛盾的两个功效,却无相互羁绊之嫌。而是相互作用,很好地解决了"止血留瘀"的重大关切,为临床运用止血药提供了思路和遵循。证诸临床,三七"最止诸血,外血可遏,内血可禁"（《本草新编》）,凡血液不循常道,溢出脉外所致的咯血、吐血、衄血、便血、崩漏、外伤出血等,无论内服外用,无不奏效。

（8）趋利避害。如蒲公英,是一味清热解毒,消肿散结,兼能缓泻的药物。临床运用蒲公英,尤其是大剂使用时,其缓泻作用是不可回避的。笔者仿国医大师朱良春的用药经验,常用蒲公英 15~20g 治疗瘀热胃痛,效果满意。部分患者服用后,原有的便秘也得到了缓解,而少数患者则出现了大便次数增多,甚至腹泻。临床观察发现,蒲公英用 12g 以内不致泻,若超过 15g,则泻下作用明显。故凡临证用蒲公英,必须询问患者的大便情况。相机酌量,方可扬长避短。

长期以来,人们多关注药物与药物之间的功效配伍组合,并形成了相对成熟的用药理论,如七情配伍理论、君臣佐使组方原则等。而对单味药物功效组群及其相互关系研究报道匮乏,中药功效组学的框架体系亟待构建,突破性进展尚待深入。

2. 多措调控是精准用药的保证

"盖药之功用,不止一端。"《医学源流论》指出:"在此方,则取其此长;在彼方,则取其彼长",这是临证精准用药的基本遵循。然而,一药多能,效应多元。这就存在着适宜功效的选择和不适宜功效规避的问题。如何扬长避短,趋利避害,最大限度地满足个性化治疗用药的需求。又存在着对药物多功效进行干预或调控等问题。诸如此类,值得关注和重视。

（1）剂量。剂量是指临床用药的分量,是临床安全有效用药的重要参数。剂量轻重多少的把控,对药物效能的发挥具有指挥棒作用。如红花"少则养血,多则行血,过用使人血行不止"(《本经逢原》)。葛根"少用鼓胃生津止渴,多用解肌发表退热"(《得配本草》)。柴胡小剂量（3g以内）升举阳气,中剂量（9~15g）疏肝解郁,大剂量（25~30g）解表散热[85]。大黄荡涤肠胃,推陈致新,为泻下攻积之要药。若用 3g 以下,并不产生泻下作用,相反有健胃之功。若用 3g 以上,且随着剂量的增加而泻下作用增强。

（2）炮制。炮制是我国特有的、传统的制药加工技术。《本草蒙筌》指出:"凡药制造,贵在适中,不及则功效难求,太过则气味反失。"提示炮制对中药功效具有直接的影响。即便是同一药物,采用不同的炮制方法,所产生的效能是不一样的。如黄芩清热多生用,安胎多炒用,清上焦热可酒炙用,止血可炒炭用;荆芥生用解表散风、透疹、消疮,炒炭收敛止血;何首乌解毒、消痈、截疟、润肠通便宜生用,补肝肾、益精血、乌须发、强筋骨、化浊降脂宜制用。诸如此类,临证用药务必有所选择。

（3）用法。包括药物的使用方法和剂型的选择。如滑石内服利尿通淋,清热解暑,外用祛湿敛疮;硫黄外用解毒杀虫疗疮,内服补火助阳通便。又如甘遂,捣末吞服,能引起剧烈腹泻,使体内大量积水从大便排除,表现出峻下逐水药的强大功效。由于甘遂的有效成分不溶于水,故入汤煎服,则泻下作用不明显。由此可见,同一药物因用法不同而功效各异。若使用不当,则很难达到治疗预期。《本草纲目》指出:"凡服汤药,虽品物专精,修治如法,而煎药者,鲁莽造次,水火不良,火候失度,则药亦无功。如剂多水少,则药不出,剂少水多,又煎耗药力也。"说明煎服法与中药功效的发挥密切相关。

（4）配伍。配伍是中药运用的主要形式。也是根据治疗需要,有针对性、选择性的药物功效组合运用。如麻黄:若治风寒表证,则与桂枝配伍发汗解表;治之咳逆上气,则与杏仁同用平喘止咳。又如甘草:若治脾气虚证,则与人参、白术等同用益气补中;治脘腹、肢体挛急疼痛,则与芍药同用缓急止痛;治热毒壅盛的咽喉肿痛,与桔梗同用则解毒利咽。这种搭配组合,能针对既定的治疗目标,发挥各自的功用专长,产生综合效应。正所谓药有个性之专长,方有合群之妙用。

[85] 徐菁晗,谷松.探析柴胡剂量与功效的关系[J].世界中医药,2018,13（1）:202-206.

3. 小结

中药功效组学框架体系见图 8。

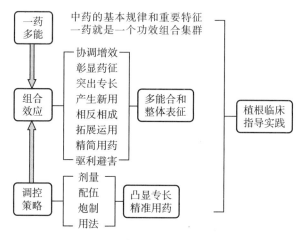

图 8　中药功效组学框架体系

　　如图 8 所示,中药功效源于人们长期实践经验的总结,进而回馈临床,服务和指导用药实践。一药多能,效应多元是中药的普遍规律。多能合和,整体表征是中药的优势和特色。多措调控,彰显专长是精准优化用药的重要手段。中药功效组学基本框架体系的构建,具有重要的理论价值和实践意义。由于中药功效组学研究起步较晚,理论体系还不够完善。此乃千虑一得,试作引玉之砖,待深入研究。

二十一、以象推理的法象药理

"法象"一词,首见于《易传·系辞上》"法象莫大乎天地,变通莫大乎四时",是对自然界一切事物现象的总称。"药理"一词,始见于梁·陶弘景《本草经集注·序录》"药理既昧,所以不效"。宋徽宗赵佶《圣济经》专列"药理篇",将"法象"融入其中,开创了"法象药理"之先河。

所谓"法",即效法、模仿之义。所谓"象",系指一切可视、可闻、可触、可嗅、可尝知、可感知的现象。"象"是事物在运动变化过程中反映在外的征象,是客观存在而真实可见的,也是可以认识和把握的。所谓"法象药理",就是以"象"推"理"。即根据药物的形、色、气味、质地等性状,以及产地、生态环境等自然特征(药象)来阐释其治病作用及奏效机制[86]。法象药理是中医认知药理的传统方法,或者说是一种思维模式,这种思维模式又称"象思维"。

法象药理奠基于北宋时期。以《圣济经》为代表。书中明确提出了"天之所赋,不离阴阳,形色自然,皆有法象。……触类长之,莫不有自然之理"的观点。同时强调"一物具一性,一性具一理""物各有性,性各有材,材各有用""物物妙理,可得而推"。认为万物皆有法象,通过法象推衍药理,"是皆理之自然,各从其类者也"。形成了比较完善的法象药理理论,对后世产生了积极而深远的影响。

法象药理兴盛于金元时期。以易水学派为代表,将法象药理学说推向高潮。如刘完素《素问病机气宜保命集》,张元素《珍珠囊》《医学启源》,李杲《药类法象》《用药心法》等先后建立了以"形色性味体"五要素为法象药物简要图式,绘制了"药象阴阳补泻之图""天地六位脏象图""气味厚薄寒热阴阳升降之图"等,构建了较为完整的"法象"用药模式,丰富和发展了法象药理的内容[87-88],使之成为金元时期十分流行而且起主导作用的药性理论。

[86] 周祯祥.本草药征[M].北京:人民卫生出版社,2018:55.

[87] 国家中医药管理局《中华本草》编委会.中华本草:第一册[M].上海:上海科学技术出版社,1999:28.

[88] 邱颂平.论法象用药[J].福建中医学院学报,2007,17(5):47-49.

法象药理发展于明清时期。如李时珍《本草纲目》十分推崇法象理论，书中不仅收载了张元素、李杲、王好古等医家有关法象的论述，而且善用法象理论推导药物的功用。如"醴泉，水之精也，味甘如醴，流之所及，草木皆茂，饮之令人多寿。"从醴泉流经处草木繁茂不凋的现象，推衍泉水可以滋养万物，故人饮之也可长寿。卢之颐《本草乘雅半偈》长于"以象释药"。如木香，卢氏从木香之名获得"名木气香"的物象。根据中医"肝属木，气香入脾"的理论，以此推测其归肝、脾经。进而说明木香"入脾则夺土郁，入肝则达木郁"，即能行肝、脾之滞气。再引用经典论述，阐明肝木与脾土的关系，即脾气健运有利于肝的疏泄，肝气条达有利于脾的运化。殿后指明木香的应用，凡各种原因"致郁土郁木者，咸可达之夺之"。对肝脾郁滞所致胁腹胀痛者尤为适宜。

清代，有关"物象"与"药理"之间的关联论述颇多。如《本经疏证》曰："凡物功能固莫不由形、色、性、味而发，然能此复能彼，又莫不有一贯之理存乎其间。"《本草问答》曰："论药者，或以地论，或以时论，或但以气味论，各就其偏重者以为主，而药之真性自明。"《神农本草经百种录》曰："凡药之用，或取其气，或取其味，或取其色，或取其形，或取其质，或取其性情，或取其所生之时，或取其所成之地，各以其所偏胜而即资之疗疾，故能补偏救弊，调和脏腑，深求其理，可自得之。"《质问本草》曰："物生而后有象，象而后有用，用而后有行。"把法象药理推向了高潮。

一切事物的外在现象与其内在本质是有必然关联的。因此，从宏观角度考量事物的外在信息，就能以获取对事物内在本质的认知。这就是象思维的本质内涵，为诠释中药的作用机制中发挥了重要的作用。

法象药理主要是通过"取象比类"的思维方式实现的。"取象比类"一词出自《周易》。是古人常用的一种"由此推彼"认知事物的方法，在本草医籍中常以"药象"为突破口，通过"比类"的方法来探求药性和药理。

如《本草备要》认为，药物的归经或作用部位与其"形、性、气、质"有密切关系。"其入诸经，有因形相类者，如连翘似心而入心，荔枝核似睾丸而入肾之类；有因性相从者，如属木者入肝，属水者入肾；润者走血分，燥者入气分；本天者亲上，本地者亲下之类；有因气相求者，如气香入脾，气焦入心之类；有因质相同者，如药之头入头，干入身，枝入肢，皮行皮，又如红花、苏木汁似血而入血之类。自然之理，可以意得也。"《圣济经》认为，药物之用与其性有关。如"蝉吸风，用以治风。虻饮血，用以治血。鼠善穿，以消腹满。獭善水，以除水胀。乘风莫如鸢，故以止风眩。川泳莫如鱼，故以治水肿。蜂房成于蜂,故以治蜂螫。鼠妇生于湿,故以利水道。所谓因其性而为之用者如此。"这种以象释用,以形求理的形象思维方式,深刻揭示了法象药理的科学内涵。

取象和比类是一个能动和互动过程。取象是有目的的思维活动,对各种信息(象)的取舍时表现出主体意识;同样,比类也有强烈的主体意识存在,在抽象推理(比类)中,绝对不是被动接受信息,也不是对所有信息不加选择地追逐[89]。因此,法象药理的推衍模式不免带有主观性,而且简单、机械、局限,或然性大。如以皮达皮、以枝走肢、虫类搜风、介类潜阳、节以治骨、核以治丸、子能明目等,虽能对部分药物进行某一层面的说明,不失为药性理论的相关补充,有一定的实用价值,但过度泛化推衍得出的结论,则难以有效地指导临床用药。

[89]　屠执中.到底是"取象比类"还是"取类比象"[J].上海中医药杂志,2006,40(10):2.

二十二、介类潜阳,虫类搜风

"介类潜阳,虫类搜风"是根据介类药物质地沉重下潜,虫类药物性善走窜等法象总结出来的一般用药规律。

1. 介类潜阳

"介"字是象形字,始见于商朝甲骨文。"介"是"人"字的四周有四个点,像连在一起的铠甲片。本义为铠甲,一种用来防身的武器。引申指"甲壳"。

在本草中,"介类"泛指动物的贝壳或甲壳。介类药物的应用历史悠久。早在《神农本草经》中就有牡蛎、龟甲、鳖甲、海蛤等介类药物的记载。而将介类独立成篇者,则首推李时珍《本草纲目》。该书针对"唐宋本草皆混入虫鱼"的现状,特将"介类"析出,另立一部,即"介部。"共载介类药物46种。分为龟鳖类(17种)和蚌蛤类(29种),开创了介类药物研究之先河。

所谓"潜阳",又称平肝潜阳。即潜降或平抑亢奋之肝阳,减轻或消除肝阳升发太过所致眩晕耳鸣、头目胀痛、面赤、烦躁等肝阳上亢证。"介类潜阳"一词,盖出自叶天士《临证指南医案》。系指贝壳类或甲壳类药物,多具有平肝潜阳的功效。如《类证治裁》曰:"凡肝阳有余,必需介属以潜之。"《本草便读》曰:"凡水族介类之属,皆能益阴潜阳(鳖甲)。""介类之属,皆可潜阳入肾(石决明)。"《张聿青医案》曰:"肾水有亏,坎中之阳不能潜藏,拟以介类潜之""阳升不潜,介类所以潜阳"。

"介类潜阳"既是对贝壳类或甲壳类药物功效特征的高度概括,也是针对肝阳上亢病证的一种重要治则。如《医学从众录》"阴虚阳浮,宜用介以潜阳之法"。《知医必辨》曰:"肝阳太旺,养阴以潜之,不应,则用牡蛎,玄武版(龟甲)介类以潜之,所谓介以潜阳,五法也。"把"潜阳"列为肝病的重要法则之一。近代名医张山雷在《中风斠诠》中专列"论肝阳宜于潜镇"篇。认为"潜阳之法,莫如介类为第一良药。"进而指出:"当夫浮阳上越,蒙蔽灵府之时,正如云雾漫空,天地为之晦塞,非得沉潜之力收摄阴霾,将何以扫荡浮埃,廓清宇宙?此真珠母、石决明、玳瑁、牡蛎、贝齿、龟板、鳖甲数者,所以为潜阳无上妙剂。"

清代医家喻嘉言《寓意草》记载:"畜鱼千头者,必置介类于池中,不则其鱼乘雷雨而冉冉腾散。盖鱼虽潜物,而性乐于动。以介类沉重下伏之物而引鱼之潜伏不动,同气相求,理通玄奥也。故治真阳之飞腾屑越,不以龟鳖之类引之下伏,不能也。"意思是说,善养鱼者,应在鱼池中搁置蚌壳介类动物。因鱼类善动,利用介类沉重下伏之物,可引鱼之潜伏而不至于升腾跳跃。同理,上亢之阳,不以龟鳖等介类药物则不能潜降。这种"畜鱼置介"的形象思维,生动阐明了"介类潜阳"的格物之理,对临床用药具有重要的指导意义。

2. 虫类搜风

"虫"是象形字。在甲骨文中,虫的字形像一条头向上昂,尾巴翘起来的蛇。本义是毒蛇。在古籍中多写作"虺"。繁体字"蟲"是会意字,字形由三个虫组成,表示各种类型的虫子,又是动物的通称。如《大戴礼·易本命》把虫分为五类,即羽虫(禽类)、毛虫(兽类)、甲虫(昆虫类)、鳞虫(鱼类)、倮虫(人类),合称"五虫"。也专指昆虫(属于无脊椎动物中的节肢动物)类小动物。如《本草纲目》曰:"虫乃生物之微者,其类甚繁,故字从三虫会意。"如全蝎、蜈蚣、蝉衣、地龙等。

"搜风",即搜剔内外之风,作用强峻之意。如《本草问答》曰:"动物之攻利,尤甚于植物,以其动之性本能行,而又具攻性。"深刻揭示了虫类药物"性行"与"善攻"的本质特性,作用优于植物药。

"风"善行而数变。风邪致病具有游走不定,变幻无常和发病迅速的特性。吕氏认为[90],凡眩晕、震颤、动摇、抽搐、强直、痉挛、拘急、口眼㖞斜、角弓反张、瘫痪、麻痹、痿废、痒与痛等,由神经损害引起的感觉异常和运动障碍,都是类似于风特性的疾病,又称为"风病"。

虫类药善能搜风,擅治风病,仅以蜈蚣为例。蜈蚣性善走窜,内通脏腑,外达经络,搜风定搐。《医学衷中参西录》曰:"其性尤善搜风,风治肝风萌动、癫痫眩晕、抽掣瘈疭、小儿脐风;外治经络中风、口眼㖞斜、手足麻木。"又

[90] 吕伟雅.虫类药物的经典临床作用[J].按摩与康复医学(中旬刊),2012,3(7):178.

"一壮年，中风半身麻木，无论服何药发汗，其半身分毫无汗。后得一方，用药方中蝎子二两，盐炒轧细，调红糖水中顿服之，其半身即出汗，麻木遂愈。"足证其搜风之力胜。国医大师朱良春善用虫类药，经验丰富。所著《虫类药的应用》一书，畅销海内外。书中明确指出，凡风动抽掣或口眼㖞斜，手足麻木，诸药无效者，增加用本品（蜈蚣），多奏殊功[91]。

笔者深受《素问·阴阳应象大论》"风胜则动"的启发，结合长期临床观察和用药实践感悟，提出了"凡动皆风"的学术观点和"祛风增效"的治疗用药观[92]。临证每见眩晕、震颤、抖动、瘙痒、挛急、抽搐等与"动"有关的病症（包括肌肉痉挛、胃肠痉挛、支气管痉挛等），多从风论治遣药，或在辨治方中加用虫类搜风药，每获良效。如治疗咳喘，常加用蝉蜕、地龙等，可收搜风解痉之效；治疗颈椎病眩晕头痛，上肢发麻，以及皮肤瘙痒等常加以全蝎、蜈蚣、白僵蚕等，可收搜风通络、祛风止痒之效。

介类、虫类都属于动物类药物，前者系指动物的贝类或甲壳，长于平降肝阳，肝阳眩晕者多用；后者系指昆虫类小动物，长于搜剔风邪，惊痫抽搐者多用。介类药物一般质地较重，故用量宜大，一般为15~30g，并宜先煎。《雷公炮炙论》曰："炒者，置药物于火上烧，令通红也（煅制），石类、介类多用此法。"明确指出"介类"药物宜煅用。虫类药物一般质地较轻，故多为常用量。部分药物有毒，故用量不宜过大。如全蝎、蜈蚣有毒，用量一般控制在3~5g为宜。

---

［91］朱良春.虫类药的应用（增订本）［M］.太原：山西科学技术出版社，1994：18.

［92］马师师.周祯祥教授临床中药学术研究［D］.武汉：湖北中医药大学，2020.

二十三、药母理论

"药母"一词,出自明·贾所学(号九如)撰,清·李延昰补订的《药品化义》。全书共 14 卷,卷首 1 卷(为李延昰增补的内容),正文 13 卷(为贾所学原著内容),分为气、血、肝、心、脾、肺、肾、痰、火、燥、风、湿、寒 13 类,论药 162 品。其中卷一"药母订例"重点论述"药母"。

贾氏认为:"书有字母,诗有等韵,药有音律。圣人之虑其终,必先严其始。至于药理渊微,司命攸系,若无根据,何以详悉其义?"这就是贾氏研究药母的初衷。考"上古论药,或云本草,或云药性,捆载八十余种,大法虽具,犹未精悉。赖有汉唐宋元,历代医宗,渐次建法,然又散载诸书,未获总集,订为规范。坐令议药者,悉皆悬断遥拟,无怪乎其多舛错也。"于是,贾氏"辑诸贤确论,考成药母,为辨药指南。"

1. "药母理论"的框架体系

所谓"药母",即归纳辨药的基本要素,用以阐明药物药理作用及奏效机制的理论。《药品化义》的精髓在其"药母",亦称辨药八法。主要包括"体、色、气、味、形、性、能、力"八款,每款又细分为七点。

【体】 燥、润、轻、重、滑、腻、干

【色】 青、黄、红、白、黑、紫、苍

【气】 膻、臊、香、腥、臭、雄、和

【味】 酸、苦、甘、辛、咸、淡、涩

【形】 阴、阳、木、火、土、金、水

【性】 寒、热、温、凉、清、浊、平

【能】 升、降、浮、沉、定、走、破

【力】 宣、通、补、泻、渗、敛、散

药母理论源于"汉唐宋元,历代医宗"的相关学说,贾氏加以系统整理和升华,另辟蹊径,不落俗套,订为规范。贾氏指出:"药之命名,俱有意义。

或以体,或以色,或以气,或以味,或以形,或以性,或以能,或以力,或以地,或以时,惟格物者先能辨此,则药理之义理,思过半矣。"以上八法,简明精当。形成了辨药的基本规范,构建了完整的药母理论体系。李延昰对此极力赞赏和推崇,他在《药品化义·序》说:"贾君九如所著《药品化义》,其为区别发明,诚一世之指南。……凡善读此书者,当处方之际,直令壁垒一新。"

2. "辨药八法"的基本路径

贾氏指出:"上八款,当验其体,观其色,嗅其气,嚼其味,是定法也。……惟辨此四者为先。而后推其形,察其性,原其能,定其力,则凡厚、薄、清、浊、缓、急、躁、静、平、和、酷、锐之性,及走经主治之义,无余蕴矣。"又说:"(体、色、气、味)乃天地产物生成之法象,必先辨明,以备参订";形、性、能、力"藉医人格物推测之义理,而后区别以印生成。"贾氏强调:"按此八法,交相详辨,庶不为古今诸书所误,以淆惑药理。"自此,辨药八法的基本路径和方法已经厘定。

贾氏指出:"每药一品,须分八款。"论药独辟蹊径,不落窠臼。将药母理论贯穿始终,每从八个方面予以辨析。如天南星:【体】干燥,【色】白,【气】雄,【味】大辛微苦,【形】阳中有微阴,【性】热而急,【能】能升能降,【力】豁风痰。性与气味俱浊,通行十二经。在此基础上,贾氏以【力】为核心,将八法交相详辨,丝丝入扣,简单明晰。如"南星味辛烈,能散复能燥;气雄猛,能通复能开,故力豁风痰湿痰,主治暴中风不省"。贾氏指出:"古来论中风者不一,曰湿曰火曰痰。总之湿郁生火,火盛生痰,痰火相搏,而成风之象。有痰涎壅盛,口眼喎斜,手足瘫痪,半身不遂诸症,以此开痰破结,则风摇火焰之势自然而息。若湿痰横行经络,壅滞而不通,致语言费力,呵欠喷嚏,头目眩晕,颈项痰核,肩背酸疼,双臂作痛,两手软痹,为患多端,以此导其痰,则诸症悉愈。"如此先辨药象,再推药理,联系临床,指导应用,一线贯通,提纲挈领,井然有序,具有很强的理论性、实用性和指导性。

3. "力"是药母的核心要素

药母理论的核心是"药力",药力的重心在功效。功效是连接药性和临床应用的桥梁和纽带,也是药母理论讨论的重点。

贾氏认为,"医家用药,如良将用兵。药品兵也,主将练兵,必先分别武

药理篇

艺,区列队伍,知其膂力伎俩,可使破敌奏功,故用药品,亦须分门派类"。《药品化义》全书收载寻常日用之药161种,分为气、血、肝、心、脾、肺、肾、痰、火、燥、风、湿、寒13门。"逐门之内,排款有序。使良工用药切当,攻邪补益,不致混淆。"如"气药",共收载藿香、香附、乌药、厚朴、大腹皮、木香、槟榔、桔梗、陈皮、苏梗、枳壳、枳实、青皮、白豆蔻、砂仁、萝卜子、沉香等17味药物。贾氏指出:"以上气药皆属辛香,辛香则通气,取其疏利导滞,为快气、破气、行气、清气、顺气、降气、提气之用。"即把具有"疏利导滞"功效的一类药物归于"气药"。在分类中凸显药物的功效,以功效统领药物的类别。

然药力所主,各有不同,又当区分使用。贾氏在每类药物之末,都有概括性的总结,提示各药功用之要点。如气药:"藿香为和气开胃之品;厚朴、腹皮主治气滞,为平胃宽胀之品;香附、乌药主治气郁,为快滞散结之品;木香、槟榔主治气壅,为调中降下之品;桔梗、陈皮主治气膈,为升提开散之品;苏梗、枳壳主治气逆,为宽胸利膈之品;枳实、青皮主治气结,为调胃泻肝之品;豆蔻、砂仁主治气滞,为温上行下之品;卜子为下气消食之品;沉香为降气定痛之品。"在总结中凸显了气药的功用特点,对临床有针对性地选择用药具有重要的指导和示范作用。诚如李延昰序曰:"其为区别发明,诚一世之指南。……凡善读此书者,当处方之际,直令壁垒一新。"

总之,药母理论学有渊源,形成了较为完整的理论框架体系,明确了辨药的基本路径和方法。该书始终围绕药物功用"力"这一核心要素进行辨析,使药母理论落实落地。然而,该书论药仅限于药力的某一方面,如侧柏叶"力敛血"、熟地黄"力补血"、白芍"力平肝"等,难以反映药物的全貌,缺乏对药物功用的整体认知,是其美中不足之处。

二十四、七情配伍理论

中药"七情",即单行、相须、相使、相畏、相杀、相恶、相反,系指中药运用的七种情况(或类型),最早记载于《神农本草经》。书中虽未阐释七情的具体内涵,但明确指出了七情运用的基本原则。"凡七情,合和视之,当用相须、相使者良,勿用相恶、相反者,若有毒宜制,可用相畏、相杀者,不尔,勿合用也。"此语主要传递了两个基本信息:一是"合和",《本草经集注》解释为"随人患苦,参而共行",强调用药讲究"配伍"。二是确立了"当用""可用"与"勿用"配伍用药的基本原则。

其后,历代本草对此多有阐发,尤以《本草纲目》最具代表性。曰:"药有七情,独行者,单方不用辅也。相须者,同类不可离也。相使者,我之佐使也。相恶者,夺我之能也。相畏者,受彼之制也。相反者,两不相合也。相杀者,制彼之毒也。"文中所见,除单行外,其余六情的配伍关系大致可分为三类:一是增强疗效,如相须、相使;二是减低毒性,如相畏、相杀;三是配伍禁忌,如相恶、相反,前者配伍可减低药效,后者配伍可增强毒性。与《神农本草经》所确立的七情运用原则高度吻合,深刻阐明了"七情"的科学内涵,使"七情"成为中药配伍理论的重要内容而沿用至今。

1. 单行

所谓单行,《本草蒙筌》诠释曰:"不与诸药共剂,而独能攻补"。《本草纲目》以"独行"称谓,解释为"单方不用辅"。一般认为,单行就是用单味药物治病,不属于配伍的内容。如尚志钧先生[93]说:"配伍只能反映七情中六个内容,不包括单行。"

随着对"七情"研究的不断深入,对"单行"又有一些新的认识和进展。

---

[93] 尚志钧.《神农本草经》七情考[J].安徽中医学院学报,1985(3):53-54.

如高晓山先生认为[94],七情中的单行是指不发生(外观、形质、药性、药效等方面)变化的配伍,是一种配伍效果,而不是(至少,不只是)不配伍。如果只是不配伍,又怎能算是合和的一个类型?雷载权等则明确指出[95]:"单行指各自独行其是,互不影响临床效应的两味药之间的配伍关系。"是说一出,立即得到了学术界的响应。有学者[96-97]认为,单行,就是在配伍后的处方中,再针对某些与主治不同的特殊的证候而选加的药物。是广泛存在于方中的一种配伍方法,与相须、相使配伍用药有同等重要地位。

目前,以上两种不同的学术观点在《中药学》和《临床中药学》相关的教材中都有体现。无疑,将有助于单行研究的深化和拓展。

2. 相须、相使

相须,即性能功效相类似的药物配合应用,可以增强其原有疗效。相使,即在性能功效方面有某种共性的药物配合应用,而以一种药物为主,另一种药物为辅,能提高主药物的疗效。相须、相使揭示了药物协同增效的配伍规律,是临证常用的配伍关系。

大凡药物都具有若干特性和作用,致使中药配合应用会出现各种复杂的变化情况。而中药"七情"中的任何一情都只能揭示某一方面的配伍特点,具有明显的相对性。如麻黄与桂枝相须,主要表现在发汗解表,治疗风寒表证方面;黄芪与茯苓相使,主要表现在利水,治疗水肿方面。至于其他方面的功用,麻黄与桂枝、黄芪与茯苓等配伍则不尽有相须、相使之妙。相须、相使只是相对药物特定的性能、功效、主治而言,并不是配伍药物的所有功效,一切主治病证都表现为相须或相使。

从具体药物的配伍关系分析,相须、相使常难以区别。如麻黄与桂枝,二者均属辛温之品,能发汗解表,配合应用,可协同增效,其配伍应属相须无疑,若仔细分析则不然。如麻黄兼有苦味,尚能宣肺平喘,利水消肿;桂枝兼有甘味,并可温通经脉,通阳化气,二者除辛温、发汗解表这一特定性能之外,别无类似之处,因此,又可理解为二者仅在性能功效方面有某些共性,其

[94] 高晓山.中药配伍理论研究问题瞻望[J].中国实验方剂学杂志,1999,5(6):1-7.

[95] 雷载权,张廷模.中华临床中药学[M].北京:人民卫生出版社,1998:121.

[96] 王绪前.试论中药配伍之"单行"[J].湖北中医杂志,2003,25(3):30-31.

[97] 张志芳.对七情配伍中"单行"的思考[J].辽宁中医药大学学报,2011,13(12):118-119.

配伍似属相使。诸如大黄与芒硝、石膏与知母等,均存在类似的问题。由于理解的角度不同,同一种配伍关系可能出现多种不同的认识。这种或然性主要表现在局部认识与整体认识的差异上。事实上,相须、相使是同一类型的配伍关系,都是指药效方面基本一致的药物配合应用,使其产生协同作用而提高原有疗效的配伍方法,无须细分,可合二为一,统归于"协同配伍"或"增效配伍"[98]。

相使、相须强调了性能功效相类似或具有某种共性的药物配合应用,对于指导临证配伍用药尚缺乏普遍的指导意义。如活血药与行气药、化痰药与健脾药、驱虫药与泻下药、收涩药与补益药等,尽管它们在性能功效方面不尽相似或不具备某种共性,但配合应用,能协调一致,增进疗效的结果仍是一致的。由于相须、相使概念的局限,致使众多配对使用的药物,迄今尚未能明确其配伍关系。有鉴于此,笔者认为,全面、正确地理解相须、相使的含义,应该以药物配合应用,增强或提高疗效为标准,不必囿于药物在性能功效方面有某些共性或相似与否。这与《本草经集注》提出"相须、相使,不必同类"的观点是不谋而合的。

3. 相畏、相杀

相畏,即一种药物的毒性反应或副作用,能被另一种药物减轻或消除。相杀,即一种药物能减轻或消除另一种药物的毒性或副作用。相畏、相杀揭示了药物之间解毒与被解毒的配伍关系,是临证运用毒剧药物时常用的配伍方法。

自从《神农本草经》提出相畏、相杀后,历代本草著作乃至现行中药学教材对此都分别进行了理论上的阐述,并作为两个独立概念,用以说明或解释药物的配伍关系,指导临证配伍用药。这样,就势必导致认识上的混乱,容易引起人们的误解。即相畏、相杀可能是两种不同的配伍关系,以致分析具体药物配伍关系时,往往产生歧义。如生姜与半夏同用,这种配伍关系究竟是属相畏? 还是属相杀? 若从解毒的角度理解,生姜能减低或消除半夏的毒性,应属相杀;若从被解毒的角度理解,半夏的毒性能被生姜减低或消除,当属相畏。事实上,相畏、相杀是同一种配伍关系的两种不同提法,只是在表述上采用了主动与被动的方式不同而已。从逻辑学分析,相畏、相杀这

[98] 周祯祥. 相须,相使浅识[J]. 中医药学报,1989(2):54.

药理篇

两个概念是全同关系。既然是全同关系，就不能作为两个概念并存，否则就会导致概念上的混乱和认识上的模糊。

相杀是运用毒剧药物时的配伍关系，古今认识比较一致。但对相畏的认识则出入较大。主要表现在相畏与相恶的名词混淆方面。如《珍珠囊补遗药性赋》谓："彼所畏者，我必恶之；我所恶者，彼亦畏我。"因"畏"与"恶"字义相同，故相畏与相恶常混淆不清。为了统一认识，避免混淆，笔者认为，相畏、相杀，应删去相畏，保留相杀，若代之以"减毒配伍"，则更具有说理性和实际指导意义，且易被人们所接受[99]。

大凡药物皆为补偏救弊而设，有一利必有一弊。不唯有毒之品，即使平和之药皆然。对此，我们应该有足够的认识。采取积极有效的防范措施，正确运用相畏、相杀的配伍关系，方可扬长避短，提高疗效。如补气药，多滞而不灵，用之不当则易于滞气，产生腹胀、厌食等副作用。若配伍少量行气药（如陈皮、木香、砂仁等），可使之补而不滞。又如止血药与活血药同用，发散药与收涩药同用，……这些临证常用的配伍方法，从配伍关系分析，也应该属于相畏、相杀的内容。因此，只注重相畏、相杀减低或消除毒性的一面，而忽视其减低或消除副作用的一面；只注重毒剧药物的配伍运用，而忽视一般药物的配伍运用，都是不够全面的。相畏、相杀是广泛存在的一种配伍关系，是临证用药必须考虑的配伍问题，具有普遍的指导意义。全面、正确地理解和掌握相畏、相杀的真正内涵，应该以药物配伍运用，减低或消除药物的毒性或副作用为前提，不必拘泥药物之有毒或无毒。

4. 相恶、相反

相恶，即两种药物合用，一种药物与另一种药物作用而致原有功效降低，甚至丧失药效。相反，即两种药物合用，能产生毒性反应或副作用。相恶、相反揭示了药物合用能降低药效或增强毒副作用的配伍关系，属于配伍禁忌，原则上不宜使用。

至于相恶、相反的药物能否合用，是否属于绝对的配伍禁忌？迄今仍是一个悬而未决的重大理论问题。如《神农本草经》告诫："勿用相恶相反者。"《本草纲目》则谓："古方多有用相恶相反者。"并列举了很多实例加以论证和说明，进而指出："有经有权，在用者识悟尔。"一语道破了相恶、相反

［99］ 周祯祥.相畏、相杀刍议［J］.湖北中医杂志，1991（2）：40-41.

配伍运用的真谛。又如人参与莱菔子合用,一般作为"相恶"配伍的典型例证。在陈士铎《本草新编》中则有"人参得萝卜子(莱菔子),其功更补"的记载。又如甘草与甘遂属"十八反"配伍禁忌。在尤怡《金匮要略心典》中则有"甘草与甘遂相反,而同用之者,盖欲其一战而留饮尽去"的效果。陶弘景在《本草经集注》通过"今检旧方",发现"用药亦有相恶、相反者,服之不乃为忤"。李慧平等[100]对汉以前317首复方的七情配伍情况进行统计分析,结果显示:相使的使用频率最高,达96.0%,相须为35.4%,相畏(杀)为8.9%,相恶为5.2%,相反为1.0%。说明相恶、相反并非绝对的配伍禁忌,或者说是有条件的配伍。决不能一概而论,或以偏概全。

中药临床配伍应用千变万化,错综复杂,但万变不离其宗,总不外乎"增效""减毒""减效"和"增毒"四个方面,见图9。

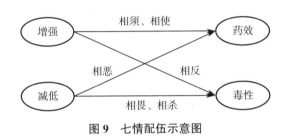

图9 七情配伍示意图

图9所示,中药配伍应用总体上未能超越七情配伍理论所涵盖的范围。这就是七情配伍理论之所以长盛不衰、千年一贯的魅力所在。"七情"揭示了中药配伍的部分规律,是中药配伍理论的重要组成部分,千百年来,一直卓有成效地指导着中医药的临床实践。但由于历史条件的限制,古人对中药配伍的认识尚缺乏全面性和系统性,客观上不能圆满地解释中药的配伍关系和更好地指导临床配伍用药,有待进一步充实和完善。

[100] 李慧平,年莉."七情"配伍理论在汉以前的应用研究[J].天津中医药大学学报,2014,33(1):6-8.

二十五、《中国药典》延伸"十八反"链

　　相反,是中药"七情"配伍理论的重要内容之一,始见于《神农本草经》。书中提出了"相反"的概念及"勿用"相反的警戒,历代多推崇其说。如《本草经集注》曰:"相反者,则彼我交仇,必不宜合。"《本草纲目》曰:"相反者,两不相合也。"明·虞抟《医学正传》曰:"其为性相反者,各怀酷毒,如两军相敌,决不与之同队也。"清·唐容川《本草问答》曰:"性之反者,如水火冰炭之不容,故不可同用。"但对"反用勿用"的内涵未能做出合理的说明。现代通用的解释是:相反,是指两种药物合用,能产生或增强毒副作用的配伍关系,属于配伍禁忌的范畴。

　　五代后蜀韩保昇《蜀本草》对《神农本草经》药物配伍关系作了统计,明确提出"相反者十八种",此为中药"十八反"之肇端,但具体内容不详。宋代官修方书《太平圣惠方》记载:"乌头反半夏、栝蒌、贝母、白蔹,甘草反大戟、芫花、甘遂、海藻,藜芦反五参、细辛、芍药。"把"反药"具体为三类十八种,颇为后世所推崇。

　　"反药"以歌诀形式流传始于宋代,称"十九反"。如宋·陈衍《宝庆本草折衷》[101]引《经验方》云:"贝母半夏并瓜蒌,白蔹白及反乌头。细辛芍药(有白有赤,一作狼毒)五参辈(人参、丹参、沙参、玄参、苦参),偏与藜芦结冤仇。大戟芫花兼海藻,甘遂以上反甘草。记取歌中十九反,莫使同行真个好。"由于该书流传有限,故此歌诀鲜为人知。目前通行的是"十八反歌诀",出自金·张从正《儒门事亲》。曰:"本草名言十八反,半蒌贝蔹及攻乌,藻戟遂芫俱战草,诸参辛芍叛藜芦。"该歌诀精练简明,朗朗上口,迄今广为传诵,影响深远。在当下许多中药店或医院药房常把"十八反歌诀"做成警示牌,悬挂在非常显著的位置,受到广大医患的关注和重视。

　　自1953年以来,《中华人民共和国药典》(简称《中国药典》)共颁布了

---

　　[101]　郑金生.南宋珍稀本草三种:宝庆本草折衷[M].北京:人民卫生出版社,2007:460-461.

十一版。历版《中国药典》高度重视"十八反"，在具体药物"注意"条下，将"十八反"的内容全部收录，列为用药禁忌，并不断扩展，见表2。

表2 《中国药典》中的"十八反"

版次	乌附类			甘草	藜芦
	川乌（制）	草乌（制）	附子		
1953				—	—
1963	半夏、瓜蒌、瓜蒌子、天花粉、川贝母、浙贝母、白蔹、白及	—		海藻、大戟、甘遂、芫花	南沙参、北沙参、党参、人参、丹参、玄参、苦参、白芍、赤芍、细辛
1977	半夏、瓜蒌、天花粉、川贝母、浙贝母、白蔹、白及、犀角	半夏、瓜蒌、天花粉、贝母、白蔹、白及、犀角	—	大戟、甘遂、芫花	南沙参、北沙参、党参、人参、丹参、玄参、苦参、白芍、赤芍、细辛
1985	半夏、瓜蒌、天花粉、贝母、白蔹、白及	贝母、半夏、白及、瓜蒌		大戟、甘遂、芫花	南沙参、北沙参、党参、人参、丹参、玄参、苦参、白芍、赤芍、细辛
1990	半夏、瓜蒌、天花粉、贝母、白蔹、白及	贝母、半夏、白及、瓜蒌		大戟、甘遂、芫花	南沙参、北沙参、党参、人参、丹参、玄参、苦参、白芍、赤芍、细辛
1995	半夏、瓜蒌、天花粉、贝母、白蔹、白及	贝母、半夏、白及、瓜蒌		大戟、甘遂、芫花	南沙参、北沙参、党参、人参、丹参、玄参、苦参、白芍、赤芍、细辛、人参叶
2000	半夏、天花粉、白蔹、白及、贝母类、瓜蒌类	贝母、半夏、白及、白蔹、瓜蒌、天花粉		京大戟、甘遂、芫花	南沙参、北沙参、党参、人参、丹参、玄参、苦参、白芍、赤芍、细辛、人参叶
2005	半夏、天花粉、白蔹、白及、贝母类、瓜蒌类	贝母、半夏、白及、白蔹、瓜蒌、天花粉		京大戟、甘遂、芫花	南沙参、北沙参、党参、人参、丹参、玄参、苦参、白芍、赤芍、细辛、人参叶
2010	半夏、瓜蒌、瓜蒌子、瓜蒌皮、天花粉、川贝母、浙贝母、平贝母、伊贝母、湖北贝母、白蔹、白及			海藻、京大戟、红大戟、甘遂、芫花	南沙参、北沙参、党参、人参、丹参、玄参、苦参、白芍、赤芍、细辛、西洋参、红参、人参叶

版次	乌附类			甘草	藜芦
	川乌(制)	草乌(制)	附子		
2015	半夏、瓜蒌、瓜蒌子、瓜蒌皮、天花粉、川贝母、浙贝母、平贝母、伊贝母、湖北贝母、白蔹、白及			海藻、京大戟、红大戟、甘遂、芫花	南沙参、北沙参、党参、人参、丹参、玄参、苦参、白芍、赤芍、细辛、西洋参、红参、人参叶
2020	半夏、瓜蒌、瓜蒌子、瓜蒌皮、天花粉、川贝母、浙贝母、平贝母、伊贝母、湖北贝母、白蔹、白及			海藻、京大戟、红大戟、甘遂、芫花	南沙参、北沙参、党参、人参、丹参、玄参、苦参、白芍、赤芍、细辛、西洋参、红参、人参叶

1."反药"链不断延伸

"十八反"是以乌头、甘草、藜芦为主线形成的三条反药链,构成了中药"十八反"的整体框架。随着中药的不断分化和新品种的增加,反药链不断延伸已成为一种趋势。主要体现在以下方面:①乌头类,包括川乌、草乌、制川乌、制草乌、附子。②瓜蒌类,包括瓜蒌、瓜蒌子、瓜蒌皮、天花粉。③贝母类,包括川贝母、浙贝母、平贝母、伊贝母、湖北贝母。④参类,包括南沙参、北沙参、党参、人参、丹参、玄参、苦参、西洋参、红参、人参叶。⑤大戟类,分化为京大戟、红大戟。⑥芍药类,分化为白芍、赤芍。反药数由早先的18味扩充为30味。由于反药链条的不断延伸,"十八反"已经失去了原有的数字概念,逐步成为中药配伍禁忌(反药)的一个代名词。

2."反药"成为刚性约束

《中国药典》是我国记载药品标准、规格的法典,是药品研制、生产、经营、使用和监督管理等均应遵循的法定依据。将"反药"内容写进《中国药典》,以法典的形式加以固化,无疑对临床用药具有安全预警的权威性。这种刚性约束,犹如一道红线,致使"反药"成为临床选药组方的禁区。国家中医药管理局《中药处方格式及书写规范》对药物的配伍应用也有严格要求,明确要求用法用量应当符合《中华人民共和国药典》规定,无配伍禁忌,有配伍禁忌和超剂量使用时,应当在药品上方再次签名。

3. "反药"研究有待深入

诚然,有关"反药"的配伍宜忌一直是学界聚焦的热点,迄今尚无确论。

(1)反药忌用。一是反药合用可能产生或增强毒副作用,这是目前主流观点,自不待言。二是反药同用,可抵消原药的功效,或妨害某些药物正常疗效的发挥[102]。如《本草衍义补遗》曰:"(人参)与藜芦相反,若服一两参,入藜芦一钱,其一两参虚费矣!戒之!"无论是增毒或减效,都属忌用的范畴。

(2)反药宜用。如《本草经集注》曰:"今检旧方用药,亦也有相恶、相反者,服之不乃为忤。"《侣山堂类辩》曰:"相反者,彼此相忌能各立其功。"据统计[103],在《金匮要略》《备急千金要方》《圣济总录》《普济方》《中医大辞典·方剂分册》等古今名著中,反药同用的处方竟达557首。事实胜于雄辩,反药合用不是绝对的配伍禁忌。即便是《中国药典》《中华人民共和国卫生部药品标准·中药成方制剂》等也都收录了反药合用的成方制剂。如周氏回生丸(红大戟与甘草)、铁箍散(生川乌、生草乌与半夏)等。国医大师朱良春[104]善用"反药",屡起沉疴。呼吁为"十八反"平反,明确指出"十八反"之说不能成立。

(3)反药拓展。如党参、西洋参等,是晚出的品种,最早出现在清代。而"十八反"歌诀最晚在金元时期就有了。很明显,党参、西洋参等不应涵盖在"十八反"之内。这种盲目扩大配伍禁忌范围,过度延伸反药链的做法有失妥当,显然不符合历史事实。作为法典收载,应持审慎态度。

总之,加强"十八反"理论探讨、临床观察、实验研究和安全性评价,深刻揭示其科学内涵,突破性进展尚待深入。因此,建议取消《中国药典》中有关"十八反"的内容,保留在与之配套的《中华人民共和国药典临床用药须知》中,变"刚性"为"柔性",这样可能更加符合临床用药的实际,也有利于"十八反"的深入研究。

[102]　高晓山,陈馥馨,刘林祥,等.中药十八反的新涵义:妨害治疗[J].中国中药杂志,1992,17(12):754-756.

[103]　欧丽娜,钟赣生,柳海艳,等.中药"十八反"的历史沿革、宜忌争论与思考建议[J].科技导报,2015,33(16):88-94.

[104]　朱良春,何绍奇.为"十八反"平反[J].中国中医基础医学杂志,1998,4(4):16-17.

二十六、《神农本草经》中的君臣佐使

在中医典籍中,"君臣佐使"始载于《神农本草经》,书中凡见二处。《药治通义》曰:"按《本草经》所言,君臣佐使者,本自有二义。"既是中药分类的依据,又是组方的基本原则。

1. 三品分类说

《神农本草经·序录》曰:"上药一百二十种为君,主养命以应天,无毒,多服久服不伤人,欲轻身益气,不老延年者,本上经。中药一百二十种为臣,主养性以应人,无毒、有毒,斟酌其宜。欲遏病补虚羸者,本中经。下药一百二十五种为佐使,主治病以应地,多毒,不可久服。欲除寒热邪气,破积聚,愈疾者,本下经。"

基于药物有毒无毒及补虚祛邪,《神农本草经》将药物三品次第及君臣佐使进行了区分和界定,形成了以"三品"论君臣佐使的中药分类说。如张介宾《类经》解读曰:"上药为君,主养命以应天;中药为臣,主养性以应人;下药为佐使,主治病以应地。故在本草经有上中下三品之分,此所谓善恶之殊贯也。"[日]森立之《本草经考注》诠释曰:"凡上品药物,性味平稳,纯一不杂,似君心之平淡和顺,故云为君""中药功用颇多,能透达幽邃之小疴,有臣下之任""下药性峻,走驰不止,故以为佐使,三品次第方为此"。进而指出:"若在一方之上,则下药亦为君,不在此例。"非常明确,此处之"君臣佐使"仅用于药物分类而已,有别于方剂学中的相关表述。诚如《灵素节注类编》曰:"《本经》药分上、中、下三品,以别气味良毒优劣,而与制方之君臣佐使,各有义理不同也。"

《神农本草经》药分三品,开创了中药分类的先河,其后一直被沿用并不断发展。明以降逐渐淡化或边缘化,《神农本草经》三品内容仅以"神农本草经目录"的形式保留下来。如《本草纲目·序例》曰:"存此目,以备考古云耳"。

2. 制方构架论

《神农本草经》在上药为君，中药为臣，下药为佐使的分类基础上，又提出了君臣佐使"合和"组方的初步构想，即"药有君、臣、佐、使，以相宣摄合和，宜用一君、二臣、三佐、五使，又可一君、三臣、九佐也。"

所谓宣摄合和，系指方中诸药之间的配伍关系。《神农本草经》在药分三品的基础上，构建了以"君臣佐使"四大要素为支撑的二大制方模式，凸显了"上药为君"的唯一性以及在制方中的核心地位，明确了诸要素在组方中的占比（即 1∶2∶3∶5，或 1∶3∶9，使药可阙如）以及遣药制方的大小（即 11～13 味药物）。为君臣佐使理论的形成和发展做出了积极贡献，直到明代仍有一定的影响。如卢之颐《本草乘雅半偈》曰："君臣佐使之说，圣有明谟，较若画一，无可移易。"

《神农本草经》按药物品位来划定制方的君臣次第。强调君药 - 上药、臣药 - 中药、佐使 - 下药的对应关系，这种固定的、机械的、僵化的遣药制方模式或结构布局，对临床指导意义极为有限，故历来认同度并不高。

梁·陶弘景是注释《神农本草经》的第一人，自始就对此提出了疑问。如《本草经集注》曰："检仙经、世俗之方，亦不必皆尔。大抵养命之药则多君，养性之药则多臣，治病之药则多佐，犹依本性所主，而兼复斟酌，详用此者益当为善。"同时又感到困惑，"自非农歧之徒，孰敢诠正。"强调"凡合和之体，不必偏用之，自随人患，参而共行"，实乃见地之言。明·皇甫嵩《本草发明》曰："苟善用之，虽乌、附下品可收回天之功；用之弗当，则上品如参、芪亦能伤人。丹砂、玉屑，品极贵也，服之者多遇毒，又何必拘此三品为君、为臣、佐使之别哉！"一语中的，抓住了问题的要害和关键。说明制方要素在方中的地位及主从关系并非固定不变，关键在于如何根据药性与病情把控使用。

"君臣佐使"在《黄帝内经》中凡见三处，均出自《素问·至真要大论》。一是论制方奇偶："君一臣二，奇之制也，君二臣四，偶之制也。君二臣三，奇之制也，君二臣六，偶之制也。"二是论制方大小："君一臣二，制之小也。君一臣三佐五，制之中也。君一臣三佐九，制之大也。"三是论君臣佐使含义："主病之谓君，佐君之谓臣，应臣之谓使，非上中下三品之谓也。"总体来看，论述药物"四要素"的配方比重，以及在制方中主次从属的地位，与《神农本草经》记载基本相似。

《内经》论君臣佐使"非上中下三品之谓"一语,明确传递了以下两点信息:一是《内经》"主病为君"与《本经》"上药为君"的观点是绝然不同的。如《灵素节注类编》诠释曰:"《神农本草经》药分上、中、下三品,以别气味良毒优劣,而与(《内经》)制方之君臣佐使,各有义理不同也。"二是《黄帝内经》"君臣佐使"说应晚出于《神农本草经》。据考[105],《黄帝内经·素问》运气七篇(天元纪大论、五运行大论、六微旨大论、气交变大论、五常政大论、六元正纪大论、至真要大论)的文本内容,在唐代以前未见于典籍记载,唐代医家王冰始将其增补入《素问》,并称其为《素问》亡失已久的第七卷,足资为证。

"君臣佐使"说始于《神农本草经》,而配方理论的形成则肇源于《黄帝内经》。后世医家以此为基础,加以阐述与发挥,使之日臻完善。如何瑭《医学管见》曰:"大抵药之治病,各有所主。主治者,君也;辅治者,臣也;与君相反而相助者,佐也;引经及引治病之药至于病所者,使也。"丰富了"君臣佐使"的内涵。张介宾《类经》曰:"主病者,对证之要药也,故谓之君。君者,味数少而分两重,赖之以为主也。佐君者谓之臣,味数稍多而分两稍轻,所以匡君之不逮也。应臣者谓之使,数可出入而分两更轻,所以备通行向导之使也,此则君臣佐使之义。"陈嘉谟《本草蒙筌》曰:"诸药合成方剂,分两各有重轻。重者主病以为君,轻者为臣而佐助。立方之法,仿此才灵。"强调了君臣佐使诸要素的合理布局及搭配在遣药制方中的重要性。

《伤寒明理论》所谓君臣佐使者,非特谓"三品之君臣也。制方之妙,的与病相对"。君为一方之主,是方剂旗帜和标杆。君药的确定,对全方的构架和诸要素的组合具有举足轻重的作用。《神农本草经》以三品分类为基础,强调"上药为君",以此构建了君臣佐使制方的框架雏形,因实用价值有限,而被王冰补入《素问·至真要大论》的相关内容所取代。《黄帝内经》以所治疗的病证为基础,强调"主病谓君",广为学界所认同,成为方剂学制方遣药的重要原则。

[105] 樊经洋.《黄帝内经素问》"运气七篇"思想研究[D].北京:北京大学,2020.

二十七、《本草害利》中的
药队与药害理论

作者凌奂(1822—1893年),清代医家。原名维正,字晓五,晚号折肱老人,今浙江吴兴人。凌奂自幼体弱多病,弃举子业习医。师从同郡吴古年先生,尽得其传。先生古稀之年,以《本草分队》一帙相赠。并谆谆训曰:"医关性命,不可苟且。"凌氏谨记师训,以《本草分队》为蓝本,"集古今名医之说,删繁就简",并"补入药之害于病者,逐一加注,更曰《本草害利》。"

1. 药队理论

《本草害利》以药队为纲,按主攻方向(作用部位)不同,将药物划分为心、肝、脾、肺、肾、胃、膀胱、胆、大肠、小肠、三焦十一部药队(一级分类)。各队又以药性补泻凉温为目,以猛将、次将区分力量强弱,再细化为若干药队(二级分类)。如"肝部药队",以下再分"补肝猛将、补肝次将、泻肝猛将、泻肝次将、凉肝猛将、凉肝次将、温肝猛将、温肝次将"八类。凌氏论药队,"取其用药如用兵之意。盖脏腑,即地理也,处方如布阵也,用药如用兵将也。"书中把"脏腑"比作"地理",把"处方"比作"布阵",把药物比作"兵将",定位准确,职责分明,有利临阵调兵遣将。若"识得地理,布成阵势,一鼓而战,即能歼灭贼氛,即所谓病退也。"这种按队类药的方法,明确了药物作用方位、性质和强度,对临床用药有一定的指导意义。

2. 药害的原因分析

该书在药物条下,分列"害"(副作用)、"利"(功用、配伍)和"修治"(炮制及用药品种鉴别)三项进行论述,内容丰富,切合实用。凌氏指出:"凡药有利必有害。"如水能浮舟,也能覆舟。药能治病,也能致病。告诫临证医者,"但知其利,不知其害,如冲锋于前,不顾其后也。"书中将"药害"冠于药物之首,先陈其害,后述其利。从而颠覆了历代本草的编写模式,可谓独树一帜,成为本书最鲜明的特色。书中详于害,略于利,突出安全用药意识,形成了较为全面而系统的药害学术思想,故有学者[106]称之"药害理论"。

凡药皆毒,有利必有害。毒是绝对的,效是相对的,贵在用之得宜。如香附,为调经止痛之要药。"凡月事先期,因于血热,法当凉血,勿用此药。误犯则愈先期矣。"又如燕窝,"甘淡平润,大养肺阴,化痰止嗽。"但"寒哮冷嗽不宜用,食之恐增病。"诸如此类,凡"用药不审,草菅人命也。"药物致害的因素较多,主要有以下几个方面。

(1)误用致害。如凌氏在附子条下列举了"男女内外小儿约数十症,属阴虚及诸火热,无关阳弱,亦非阴寒,法所均忌。"进而指出:"倘误犯之,轻变为重,重者必死。"告诫医者,"临症施治,宜谨审之。"在肉桂条下列举了"三十余症,法并忌之。"并提出了"误投则祸不旋踵"的警戒。诸如半夏"其误最易而难明",误服黄柏"则有寒中之变",误服淫羊藿"则病强中淋浊之患"等。

(2)多用致害。如麻黄"过汗则心血为之动,或亡阳,或血溢,而成大患。"桃仁"过用之及用之不得其当,能使血下不止,损伤真阴。"乌梅"多食损齿伤筋,蚀脾胃,令人发膈上痰热。"连翘"多饵即减食。"鸡子"多食令人滞闷。"桃子"多食令人有热痈疖。"石决明"多服令人寒中。"猪苓"多用能亡津液"等。

(3)久用致害。如"阴虚之人,久服补阳之药,则虚阳易炽,真阴愈耗,精血日枯,而气无所附丽,遂成不救者多。"泽泻"久服则降令太过,清气不升,真阴潜耗,安得不病目耶?"川芎"单服久服,令人暴亡,亦泄其真气使然也。"赤小豆"久服令人枯燥,肌瘦身重。"天竺黄"久用亦能寒中。"猪苓"久服必损肾气,昏人眼目。"夏枯草"久服亦伤胃家"等。

(4)滥用致害。如僵蚕"今世治小儿惊风,不问虚实,一概混施,误甚。"桃仁"若无故而因除百病、美颜色诸谬说而服之,为害不少。"厚朴"不究其源一概滥用,虽一时未见其害,而清纯冲和之气,默为之耗。"

---

[106] 华碧春.《本草害利》的"药害"理论探讨[J].福建中医学院学报,2002,12(4):49-51.

3. 药害的防范策略

凌氏有感于当时有些医者,"一到病家,不先看脉审证,遂听病家自述病情,随即写药数味。"若"辨证不明,信手下笔,枉折人命",故"仁人必深虑而痛恨之。"凌氏指出:"医关性命,不可苟且,一病有一经所发,若察脉辨证,尤宜加谨,恐失之毫厘、谬于千里也。"他强调:"业医临证,有望闻问切四诊之说",还要"辨明虚实表里寒热"。只有辨明病情,识证达药,"方能起死回生,岂有害哉。"

(1)辨药真伪。如桑寄生,以采于桑树上者为真。若"杂树上者,气性不同,恐反有害。"赤小豆,"深秋八月采,以紧小而赤黯色者入药,其稍大而鲜红淡红色者,并不治病。今肆中半粒黑者,是相思子,一名红豆,有毒。"石斛又有一种,"长、虚,味大苦者,名木斛,服之损胃",故"不得混用"。凌氏指出:"审识药品出产形状,亲尝气味,使药肆中不敢伪充而误人耳。"防止以劣充优,以伪乱真,确保药材质量。

(2)讲究炮制。如辰砂"镇养心神,但宜生使,若经伏火,及一切烹炼,则毒等砒硇,服之必毙,戒之。"干姜"生则逐寒邪而发表,炮则除胃冷而守中。"黄连"心火生用,肝火胆汁炒;上焦火酒炒,中焦火姜炒,下焦火盐水炒,或童便炒;食积火土炒;湿热在气分,吴萸汤炒;在血分醋炒。点目,人乳浸亦可。"远志"阴干去心,否则令人烦闷。"干地黄"姜汁浸,则不泥膈;酒制,则不妨脾"等。炮制很重要,事关用药安全和疗效。

(3)配合得宜。如黄连"与官桂同行,能使心肾交于顷刻。"附子"引补气药,以追散失之元阳;引补血药,以养不足之真阴;引发散药,以驱在表之风寒;引温运药,以逐在里之冷湿。"甘草"入和剂则补益,入汗剂则解肌,入凉剂则泻邪热,入峻剂则缓正气。"黄芩"得酒炒则上行,得猪肝汁炒除肝胆火,得柴胡退寒热,得芍药治下痢,得桑白皮泻肺火。"又如枸杞子"须同山药、莲肉、车前、茯苓相兼,则无润肠之患。"胡椒"必与归地同用,则无偏胜之弊也。"通过配伍,能增强疗效,缓和偏性,拓展运用。关键要"配合得宜"。

(4)用法用量。药虽中病,用不得法,非特无功,而反有害也。如龙胆草"勿空腹服,令人溺不禁,以其泄太甚故也。"枳实长于破气,"如元气壮实,有积滞者,不得已用一二剂,病已即去之。若不识病之虚实,一概施用,损人真气,为厉不浅。"钩藤"久煎则无力。俟他药煎就,方入钩藤,三沸即起,颇得力也。"巴豆霜"即不得已急症,欲借其开通道路之力,亦须炒熟,压令油极净,入少许,中病即止。"

《本草害利·自序》云:"余业是道,二十余年,遇证则慎思明辨,然后下笔,补偏救弊,贻误者少。"说明凌氏是一位医者,而且临床经验丰富。他非常重视临床用药,特别注重"药害"知识的积淀和研究,积极倡导合理趋利避害,对临床安全有效用药,具有重要的实践指导意义。

二十八、固定配伍组合的药对

　　"药对"之名,始见于《雷公药对》,北齐徐之才将其重修整理为《药对》。李时珍《本草纲目》在"历代诸家本草"注曰:"(《雷公药对》)盖黄帝时雷公所著,之才增饰之尔。"然二书皆佚,其内容散见于其他医药书中。尚志钧先生将《本草经集注》《备急千金要方》《千金翼方》《证类本草》《本草纲目》等书中,凡标注《药对》或"之才曰"的资料辑录为篇,汇集成册,名曰《雷公药对》(辑复本),1994年由安徽科学技术出版社出版。

　　所谓药对,又称对药。段氏等[107]认为,药对是中医临床常用的相对固定的二药味的配伍组合。臧氏等[108]认为,药对是在中医药理论指导下,经实践证明有效的二味药物的配对使用。《中医药学名词》指出[109],两味药成对相配,多有协同增效或减毒作用。祝氏认为,两药之配伍应用,其间有起到协同作用者,有互消其副作用专取所长者,有相互作用产生特殊效果者,皆称之为对药(《施今墨对药临床经验集·序》)。谢氏认为,药对是针对一定病症,提高临床疗效,从历代医药学用药经验积累中提炼出来,并经过临床应用已被证明行之有效,有一定理论依据和一定组合法度的两个药味的配伍(《我与序跋书评》)。以上从不同角度阐述了"药对"的基本内涵,内容大同小异,都把"药对"定格在两味药物的配伍,而把多个药物固定组合排斥在药对之外,这是最大的误区,也不符合临床用药实际。

　　"药对"作为一个专业术语,应该具有单义性、简明性和稳定性。表达应规范,不引起歧义。因此,药对可定义为在中药配伍理论指导下,相对固定使用的两味或两味以上药物组合。

　　药对属于中药配伍的重要内容,是在长期的医疗实践中不断形成和发

---

　　[107] 段金廒,宿树兰,唐于平,等.中药药对配伍组合的现代认识[J].南京中医药大学学报,2009,25(5):330-333.

　　[108] 臧文华,卞华,白红霞,等.术语"药对"源流考[J].中国中医基础医学杂志,2020,26(5):571-574.

　　[109] 中医药学名词审定委员会.中医药学名词[M].北京:科学出版社,2005:135.

展的。早在《黄帝内经》中即有半夏与秫米配合治失眠，乌贼骨与蘆茹配合治血枯的记载，可谓药对运用的肇端。汉代张仲景擅长临床，经验丰富，疗效独到。在《伤寒杂病论》中创建了许多经典药对，如麻黄与桂枝、麻黄与石膏、桂枝与芍药、芍药与甘草、大黄与芒硝、柴胡与黄芩、附子与干姜、半夏与生姜等，迄今仍为临床所悉用。

《神农本草经》率先提出了"七情"配伍理论，强调"七情合和"，确立了当用相须、相使，可用相畏、相杀，勿用相恶、相反的配伍用药观，奠定了药对配伍的理论基础。梁代陶弘景作《本草经集注》时，"兼以《药对》参之"，并提出"相得共疗某病""自随人患，参而共行"。强调药对"共疗""共行"，共同发挥作用的重要性。明李时珍《本草纲目》专列"药对岁物药品"条，"出上古《雷公药对》中"，体现了传承性。清代严洁等《得配本草》是论述药物配伍的专著，是自唐宋以来论述药对最多、最详的本草著作。

现代药对研究蔚然成风，涌现出了一批有关"药对"的专著。如吕景山《施今墨对药临床经验集》、陈维礼等《药对论》、苏庆英《中医临床常用对药配伍》、胥庆华《中药药对大全》等。从中不难发现，药对多为两味药物，也有三四味药物固定组合者。如《施今墨对药临床经验集》"诃子、桔梗、甘草"药对治音嘶、音哑诸症；"桔梗、枳壳、薤白、杏仁"药对治气机不调，胸膈胀闷，脘胀不适，甚则疼痛等。

药对源于临床实践，进而在临床实践中证实是行之有效的。药对不是随机的，而是有原则的组合。药对组合的基本原则是"七情合和"，主要目的是"增效减毒"。如麻黄 - 桂枝药对。二者性能功效相类似，配合应用能互相增强疗效，属七情配伍中的"相须"关系。又如生姜 - 半夏药对。半夏有毒，生姜能减轻或消除半夏的毒性，二者同用，属七情配伍中的"相杀"关系。

著名中医秦伯未指出：这些药物的配伍，主要是前人经验的积累，有根据，有理论，不是随便凑合的。通过适当的配伍，能加强药物的疗效，扩大治疗范围，值得我们重视[110]。笔者在临床上常用枳实 - 厚朴 - 莱菔子药对治疗脘腹痞满，虎杖 - 莱菔子 - 紫菀药对治疗多种便秘，地龙 - 穿山龙药对治疗风湿痹痛，全蝎 - 川芎药对治疗顽固性头痛，葛根 - 天花粉药对治疗消渴证，紫草 - 虎杖药对外治口腔溃疡等均取得了较好疗效。

药对组合具有结构简单，相对固定的特性。通常作为一个独立整体，一

---

[110] 秦伯未.谦虚斋医学讲稿[M].上海：上海科学技术出版社，1964：3.

般不分开使用。如《本草求真》曰：干姜"合以附子同投，则能回阳立效，故书则有附子无姜不热之句，与仲景四逆、白通、姜附汤皆用之。"《本草纲目》指出：知母与黄柏"必相须而行。"若"黄柏无知母，……犹水母之无虾也。"《本经疏证》曰："《千金》《外台》凡治咳逆久嗽，并用紫菀、款冬者，十方而九。"《本草便读》曰："（昆布）性味主治与海藻相同，故每相兼而用。"《本草求真》指出："用以防风之，必兼用荆芥者。"《本草新编》曰："（芍药与香附）合而治郁，何郁不解乎。"《本草纲目》指出："（乳香与没药）二药每每相兼而用。"诸如此类，无不强调药对运用的整合效应。

药对是连接中药和方剂的重要桥梁。它既不同于单味中药，也有别于方剂。单味药物运用不是药对，但可以是方剂。如独参汤、清金散等，就是分别单用人参和黄芩的方剂。方剂是由单味药物或若干药物组成的复合体，可包含一个或多个药对，药味多达数十种。如《金匮要略》鳖甲煎丸，用药达二十三种之多。药对是中药配伍组合的最小单位。药物组合一般是两两配对，多则三四味，有时可独立成方。如黄柏 - 苍术组合的二妙散，滑石 - 甘草组合的六一散，白芥子 - 紫苏子 - 莱菔子组合的三子养亲汤，生地黄 - 玄参 - 麦冬组合的增液汤等，既是临床常用的药对，又是经典名方。因此，从方剂中挖掘药对，可为药对研究提供了新的思路。

以下有两个观点值得商榷。

一是药对与药队。有学者[111]认为，药队，又称药对、对药，是指将二味或二味以上药物配合使用，是中药配伍中最小的固定单位。图10所示，"药队"是以脏腑为纲分类药物的一种方法，而"药对"则是相对固定使用的药物组合。二者是完全不同的概念，不能混为一谈。二是药对与角药。有学者[112-114]提出，三味药物组合使用，有如三足鼎立、互成掎角之势。把这种组合的药物称为"角药"，独立于"药对"之外。如臧氏等[115]提出，两药配伍为药对，三药配伍为角药。图10所示，药对不仅限于二味药物组合，也有三

[111] 徐玉禄，尹莲芳. 尹莲芳老中医常用药队运用介绍[J]. 时珍国医国药，2017，28（2）：472-473.

[112] 宋春生，陈志威，赵家有."三足鼎立"角药临床研究概述[J]. 北京中医药，2017，36（3）：282-284.

[113] 金丽. 中医方剂角药与阴阳学说[J]. 中医杂志，2013，54（8）：715-717.

[114] 杨发贵."角药"启微[J]. 河南中医，1999，19（2）：55.

[115] 臧文华，卞华，白红霞，等. 术语"药对"源流考[J]. 中国中医基础医学杂志，2020，26（5）：571-574.

味、四味药物组合者，不仅包括了所谓的"角药"，而且内涵更加宽泛。因此，不能因"药对"而望文生义，另立"角药"以别之，实际意义不大，有待后学讨论。

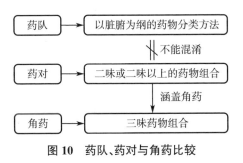

图 10　药队、药对与角药比较

二十九、质优效佳的道地药材

"道地"一词,始出于《汉书·酷吏传》。书中记载:"丞相议奏延年'主守盗三千万,不道。'霍将军召问延年,欲为道地。"意思是说,丞相上奏田延年,在趁主持公事之机贪污三千万钱,罪属大逆不道。霍光将军召问田延年,想为他疏通。此处之"道地"系指代人事先疏通,以留余地。宋代僧人释道璨《偈颂二十五首》中有"京师出大黄,价直极相当。未曾识道地,枉自费商量"的诗句。意思是说,不识道地产区,就难得正宗大黄。此处之"道地",系指药材的出产地,与现今所说甚为契合。

中药"道地"一词,源于古代行政区划单位。据考[116],"道"最早出现在秦汉,是设在少数民族聚居地的一种制度。太宗贞观元年(627年),唐王朝依山川形势,交通便利,将全国分为10个监察区,称"十道"。开元二十一年(733年),为了完善地方监察,又分"十道"为"十五道"。唐代的"道",最初以地方监察区出现,后演变成地方行政区。据贞观年间统计[117],唐有州府358个,县1 573个。由于道、州等行政区域的划分,为药材道地产地的标注提供了方便。如唐·孙思邈在《千金翼方》中专列"药出州土"篇,以当时行政区划"道"为纲,以所辖"州"为目来记载各州的良药。"凡一百三十三州,合五百一十九种",相当于今之道地药材。并强调"用药必依土地"。

自古以来,中医十分重视药材的生长环境条件,高度关注药材的道地产区。如《神农本草经》提出,药有"土地所出"。并在药名前冠以地名以突出产地,如阿胶、蜀椒等。《名医别录》对40多种常用中药标注"第一""最佳""最胜""为佳""为良""为胜"等字样[118]。提示为优质药材。

梁·陶弘景《本草经集注》针对"市人不解药性,惟尚形饰。上党人参,世不复售;华阴细辛,弃之如芥,且各随俗相竞"的现状,提出了"诸药所生,

---

[116] 李孔怀.中国古代行政制度史[M].上海:复旦大学出版社,2006:212.

[117] 李孔怀.中国古代行政制度史[M].上海:复旦大学出版社,2006:210.

[118] 杨传彪,樊福敏.对中药道地性认识的源流与研究近况[J].基层中药杂志,1998,12(1):55-56.

皆的有境界"的观点,强调了药物的地域性。"江东已来,小小杂药,多出近道,气力性理,不及本邦。假令荆、益不通,则全用历阳当归,钱唐三建,岂得相似。所以疗病不及往人者,亦当缘此故也。"提示产地不同,药物的气力性理、治疗效果是不一样的。

唐宋以来,对药产属地重要性的认识不断提升。如唐代官修本草《新修本草》曰:"动植形生,因方舛性,春秋节变,感气殊功,离其本土,则质同而效异。"宋·苏颂《本草图经》指出:"五方物产,风气异宜,名类既多,赝伪难别。"若"随时采获,无复究其所从来。以此为疗,欲其中病,不亦远乎?"寇宗奭《本草衍义》曰:"凡用药必须择土地之所宜者,则药力具,用之有据。"金·李杲《用药法象》曰:"凡诸草木昆虫,产之有地……失其地,则性味少异。"明·陈嘉谟《本草蒙筌》曰:"地产南北相殊,药力大小悬隔。"说明特定的生态环境对药物品质和效用有着重要的影响。

大家熟悉的成语"南橘北枳",出自战国末期《晏子春秋》。书中记载:"橘生淮南则为橘,生于淮北则为枳,叶徒相似,其实味不同。所以然者何?"为什么会出现这种情况呢?其实道理很简单,"水土异也"。意思是淮河以南的橘移植淮河之北就会变成了枳。尽管它们的树叶很相似,但果实的味道却大不相同。提示同一物种因环境条件的变化而发生变异,物种自然会存在差异。进而说明物产属地与其品质息息相关。

"道地"一词正式在本草中出现始于明代官修本草《本草品汇精要》。书中在药物条下专列"地"或"道地"一项,主要用于记载药物的产地出处。很明显,在"道地"项下记载产于某地的药材,就是"道地药材"。《增订伪药条辨》指出:"诸药有天生地产之正所,则为道地正品。"而"道地药材"一词则始见于明代剧作家汤显祖创作的《牡丹亭》。在该剧本"第三十四出 诃药"中有"好'道地药材'"句。由于"道地"和"道地药材"的出现,使具有地方特色的优质药材从此有了规范表述和专用名词。

在清·汪昂《本草备要》中又出现了"地道"一词。如"药品稍近遐僻者,必详其地道形色""药之为用,或地道不真,则美恶迥别。"查《现代汉语词典》可知,"道地"与"地道"作为形容词,二者的用法和意思是一样的。因此,"道地药材"亦称"地道药材"。

有学者[119]考证认为,地道药材原本为"狄道药材",古时候指来自狄道(今甘肃南部)的药材。"狄道"为甘肃南部的方言(也写作地道),被用来形

[119] 韩静,杨锡仓.地道药材本义考据[J].中华中医药杂志,2017,32(11):4852-4854.

容其物品或事情的真实或不真实。今人借用来指代正宗的原产地药材。谢氏[120]认为,道地药材是具有中国特色的对特定产区的名优正品药材的一种特称。高氏[121]认为,道地药材是指历史悠久,产地适宜,品质优良,炮制考究,疗效突出的药材。国家药品监督管理局颁布的《中药材生产质量管理规范》指出:道地产区所产的中药材经过中医临床长期应用优选,与其它地区所产同种中药材相比,品质和疗效更好,且质量稳定,具有较高知名度。《中华人民共和国中医药法》称"道地中药材",是指经过中医临床长期应用优选出来的,产在特定地域,与其他地区所产同种中药材相比,品质和疗效更好,且质量稳定,具有较高知名度的中药材。综上所述,道地药材的标志是产地,特征是优质,关键是疗效。概而言之,具有地方特色,质优效佳的药材,就是道地药材,或称地道药材[122]。

自古用药,讲究道地。如《珍珠囊补遗药性赋》记载:"古人用药如羿之射的,不第谙其理,尤贵择其道地者制之尽善。不然,欲以滥恶之剂,冀其功验,虽扁鹊再起,其可得乎。"《医学源流论》对此有精辟的论述:"古方所用之药,当时效验显著,而本草载其功用凿凿者,今依方施用,竟有应有不应,其故何哉?"认为用药效与不效,原因是多方面的。主要是"地气之殊也。当时初用之始,必有所产之地,此乃其本生之土,故气厚而力全,以后传种他方,则地气移而力薄矣。"由于药不地道,以假乱真猖獗。"当时药不市卖,皆医者自取而备之。迨其后,有不常用之品,后人欲得而用之,寻求采访,或误以他物充之,或以别种代之。又肆中未备,以近似者欺人取利,此药遂失其真矣。"告诫临证医者,若"真假莫辨,虽有神医,不能以假药治真病也。"

大凡道地药材,一般在其药名前冠以产地名表示。诚如《本草蒙筌》所曰:"一方土地出一方药""以地冠名,地胜药灵"。如甘肃的当归,宁夏的枸杞,青海的大黄,内蒙古的黄芪,东北的人参,山西的党参,河南的地黄,云南的三七,四川的川芎,山东的阿胶,浙江的贝母,江苏的薄荷,广东的陈皮,湖北的蕲艾,云南的茯苓等,自古以来都被称为道地药材。

然而,各种道地药材的产出终究是有限的,远远不能满足日益增长的临床用药需求。在道地药材形成的漫长历史过程中,由于受到诸多因素的影响,其地域性或分布有时也会发生很大的变化。民国时期陈仁山《药物出产

[120] 谢宗万.论道地药材[J].中医杂志,1990(10):43-46.

[121] 高学敏.中医药学高级丛书:中药学[M].北京:人民卫生出版社,2000:28.

[122] 周祯祥,唐德才.临床中药学[M].北京:中国中医药出版社,2016:12.

辨》曰:"药无古今,地道有变。昔时此地出产最良,今则不良,或无出产者有之;此地向无出产,今则有出产,且最良者有之。"因此,正确认识"道地药材"的含义,应以确保药材质量和临床疗效为标准,不必过于拘泥于药材的地域限制。要深入研究道地药材的生态环境,创造特定的生产条件,发展优质药材生产,开拓新的药材资源,是当前乃至今后的一项十分艰巨的任务。

三十、凸显专长的要药

"要药"一词,在本草中始见于清·沈金鳌《要药分剂》。该书在"凡例"中云:"要药者,寻常日用必需之药也。"系指临床常用,且在某一方面具有专长,能针对某些病证发挥特殊治疗作用或疗效满意的一类药物。"要药"的认定,源于古今医家长期临床实践经验的积累和升华,不仅作用强,而且疗效好,在同类药物中具有明显的特色和优势,在复方中具有不可替代的作用。

在中药中,被称为"要药"的药物较多。主要是围绕药物的核心要素——即功效和主治,彰显药物个性之专长,对指导临床用药,提高治疗效果具有重要的指导意义。

1. 彰显功效的要药

如甘遂苦寒性降。《本草衍义》曰:"专于行水,攻决为用。"《本草发明》曰:"故能通水,透达所结处,除水结胸腹。"因其攻逐水饮,直捣巢穴,作用迅猛,故适宜于水饮停聚,水肿、臌胀、胸胁停饮等形证俱实者。《本草求真》曰:"使之尽从谷道而出,为下水湿第一要药。"黄连苦寒,《神农本草经百种录》曰:"能除水火相乱之病。水火相乱者,湿热是也。凡药能去湿者必增热,能除热者必不能去湿。惟黄连能以苦燥湿,以寒除热,一举两得,莫神于此。"为清热燥湿之要药。《本草正义》曰:"能泄降一切有余之湿火",故可广泛用于湿热诸证。

又如附子为回阳救逆要药,干姜为温中散寒要药,人参、黄芪为补气要药,当归、熟地黄为补血要药,麝香为开窍醒神要药,广藿香、佩兰为芳香化湿要药,石决明、决明子为清肝明目要药,升麻、葛根为透疹要药,柴胡、薄荷为疏肝解郁要药,全蝎、蜈蚣为息风止痉要药,香附为调经要药,茯苓为利水渗湿要药,续断为续筋接骨要药,半夏为祛痰要药,使君子为驱蛔要药,大黄为泻下攻积要药,山楂为消油腻肉积要药,硫黄为温阳通便要药,生地黄为清热凉血要药,木瓜为舒筋活络要药,厚朴为消胀除满要药,柿蒂为止呃要药等,山茱萸为平补肝肾阴阳要药,淫羊藿为温肾强阳起痿要药,白术为脾脏补气第一要药,人参为拯危救脱要药,赭石为重镇降逆要药,朱砂为安神定志要药,诸如此类,均从不同角度展示了药物所擅长的功效。

2. 彰显主治的要药

如薄荷入肺经,辛凉而轻浮,善散在上在表之风热。《本草思辨录》曰:"于头目肌表之风热郁而不散者,最能效力。"《医学衷中参西录》曰:"温病发汗用薄荷,犹伤寒发汗用麻黄也。"发汗力强,"服之能透发凉汗,为温病宜汗解者之要药。"适用于感风热表证或温病初起,症见头痛,发热,微恶寒等。蒲公英苦寒,《本草新编》曰:"善能消疮毒,而又善于消火,故可两用之也。"《本草正义》曰:"治一切疔疮痈疡,红肿热毒诸证,可服可敷,颇有效验。"因其主入肝、胃经,兼能通乳,"治乳痈乳疖,红肿坚块,尤有捷效。鲜者捣汁温服,干者煎服,一味亦可治之,而煎药方中,亦必不可缺此。"故历来视为治乳痈之要药。

又如辛夷、苍耳子为治鼻渊头痛要药,金钱草、滑石为治石淋要药,金荞麦、鱼腥草为治肺痈要药,红藤、败酱草为治肠痈要药,射干、山豆根为治喉痹咽痛要药,瓜蒌、薤白为治胸痹要药,白鲜皮、苦参、蛇床子为治皮肤瘙痒要药,白花蛇舌草、重楼为治虫蛇咬伤要药,萆薢为治膏淋要药,海金沙为治诸淋涩痛要药,茵陈蒿为治黄疸要药,薤白为治胸痹要药,川芎为治头痛要药,杜仲为治腰痛要药,延胡索为治血瘀气滞诸痛要药,地榆为治水火烫伤要药,益母草为妇科经产要药,葛根为治项背强痛要药,土茯苓为治梅毒要药,天花粉为治渴要药,肉桂为治命门火衰要药,吴茱萸为治寒凝肝脉诸痛要药,丁香为治胃寒呕逆要药,乌药为治寒凝气滞胸腹诸痛要药,鳖甲为治阴虚发热要药等,为临床辨病用药提供了方便。

3. 要药的临床意义

"要药"对于临床辨证、辨病用药具有很强的针对性和指导性,能起到执简驭繁的作用,在复方配伍中也显得尤为重要。如《医学源流论》曰:"古人制方之义,微妙精详,不可思议。盖其审察病情,辨别经络,参考药性,斟酌轻重,其于所治之病,不爽毫发。"若"去其要药,杂以他药",如此"而用古方,支离零乱,岂有效乎?"医者"不知自咎,或则归咎于病,或则归咎于药,以为古方不可治今病。"如"用柴胡,则即曰小柴胡汤,不知小柴胡之力,全在人参也;用猪苓、泽泻,即曰五苓散,不知五苓之妙,专在桂枝也。"又如治疗气血两虚证之十全大补汤,方中肉桂既不补气,又不补血。却能温通阳气,鼓舞气血生长。有如"催化剂"的作用,可增强或提高诸药补气补血之效。诚如《成方便读》所云:"各药得温养之力,则补性愈足,见效愈多。"

以上人参、桂枝、肉桂在方中虽不为君药,但不是可有可无,而是不可替代的。要药犹如烹饪中的佐料,一道菜肴的味道如何?是否鲜美爽口?消费者的反响如何?都与佐料的选用密切相关。没有佐料的加入,再好的食材也烹饪不出美味佳肴。中医名家何廉臣在《存存斋医话稿·序》中指出:"选药制方,心思周到。往往一味佐药,亦费几许时刻思想而得。一得即全方灵透,历验如神。"一首方是否灵透效验,要药之选用甚为关键。要药虽不在多,而不可少。重在顺势借力,可收四两拨千斤之效。若方中弃之不用,或杂以他药,则有失经典名方配伍用药之初衷,难收"方有合群之妙用"。

三十一、古老的㕮咀碎药法

"㕮咀"一词,始见于《黄帝内经》。如《灵枢·寿夭刚柔篇》记载:"黄帝曰:药熨奈何?伯高答曰:用醇酒二十斤,蜀椒一斤,干姜一斤,桂心一斤,凡四种皆㕮咀浸酒中。用棉絮一斤,细白布四丈,并内酒中。"此处"㕮咀"是对醇酒、蜀椒、干姜、桂心等药物的加工处理方法。医圣张仲景《金匮玉函经》指出:"凡㕮咀药,欲如大豆,粗则药力不尽。"明确碎药"如大豆"是对"㕮咀"的基本要求,过"粗"则不利于药效的发挥。在古医籍中,"㕮咀"一词较为常用。但对其内涵的理解,则见仁见智,莫衷一是。

1. 咬碎

李杲《珍珠囊补遗药性赋》曰:"夫㕮咀,古之制也。古无铁刃,以口咬细,令如麻豆,为粗药煎之,使药水清,饮于腹中则易升易散也,此所谓㕮咀也。"张元素《医学启源》诠释曰:"古之用药治病,择净口嚼,水煮服之,谓之㕮咀。"陈嘉谟《本草蒙筌》指出:"古人口咬碎,故称㕮咀。"此处"㕮咀",就是将药物咬碎"令如麻豆"大小。

据考[123],我国先民们早在商代,就已经开始使用铁器。从"古无铁刃,以口咬细"可知,"口咬细"是在"无铁刃"情况下的一种无奈之举,是一种历史悠久而最古老的制药方法。

2. 捣碎

陶弘景《本草经集注》曰:"凡汤酒膏药,旧方皆云㕮咀者,谓秤毕捣之如大豆,又使吹去细末,此于事殊不允当;药有易碎难碎,多末少末,秤两则

[123] 吴杏全.从商代铁刃铜钺谈我国用铁的历史[J].河北经贸大学学报(综合版),2009,9(3):55-58.

不复均平。"所谓"捣",就是用工具的一端撞击东西（包括粮食、蔬菜、水果、中药材等）[124]，使其粉碎。此处"㕮咀"，系将药物"捣之如大豆"状粗颗粒。

陶氏既介绍了捣碎法的加工工艺：先称后捣，再吹去细末。同时又指出了这种方法存在的不足，即吹去捣碎过程所产生的细末，易导致药材浪费，影响药物的实际服用剂量，有失允当。

3. 切碎

李杲《珍珠囊补遗药性赋》曰："今人以刀器锉如麻豆大，此㕮咀之易成也。"认为用刀切比"口咬细"更加容易。张介宾《类经》指出："㕮咀，古人以口嚼药，碎如豆粒而用之。后世虽用刀切，而犹称㕮咀者，其义本此。"以刀切替代古老的"㕮咀"，这是制药法进步的标志。

陶弘景《本草经集注》对刀切法给予了充分肯定。"今皆细切之，较略令如㕮咀者，差得无末，而粒片调和，于药力同出，无生熟也。"认为用刀将药物切细与上述"捣之如大豆"类似，但不产生粉末，优势更明显。

除上述之外，"㕮咀"一词尚有其他的解读。如唐·苏敬《新修本草》曰："㕮咀，正谓商量斟酌之，馀解皆理外生情尔。"此说令人费解。宋·寇宗奭《本草衍义》曰："㕮咀两字，《唐本》注谓为商量斟酌，非也。《嘉祐》复符陶隐居说为细切，亦非也。"寇氏既对《唐本》之说予以否认，又不认同陶氏"细切"之说，另立"含味"说，"如人以口齿咀啮，虽破而不尘，但使含味耳。张仲景方多言㕮咀，其义如此。"但何谓"含味"？如何"破而不尘"？尚待研究。

在阅读古医籍时，时常会遇到一些令人感到困惑的情况。如《黄帝内经》记载，醇酒、蜀椒、干姜、桂心"四种皆㕮咀"，其中，"醇酒"属于液体，既不能咬，也不能捣，更不能切。"㕮咀"究为何意？又如《伤寒论》桂枝汤，由桂枝、芍药、甘草、生姜、大枣五味药组成。方后注曰："上五味，㕮咀三味"，还特别注明生姜"切"，大枣"擘"。显然，桂枝、芍药、甘草三味药物不是用刀切。那么"㕮咀"又如何解释？诸如此类，不一而足。

有学者[125]考证认为，"父且"是"㕮咀"的古字，"㕮咀"是"父且"的

［124］　谢智香．"舂""捣"的兴替过程及原因［J］．理论界，2013（7）：153-155.
［125］　何茂活．《武威汉代医简》"父且"考辨［J］．中医文献杂志，2004（4）：21-22.

后起别字，"哎咀"是从"父且"演变而来。郭沫若先生《甲骨文研究》[126]释"父"为"斧"古字，"且"为"俎"古字，认为"父且"即"斧俎"，系指"用斧去砍斫敲打药材令细小，底下垫以砧俎，应该就是'父且'（后世加上口旁成了'哎咀'）的本义。"该研究对深刻理解"哎咀"的内涵有一定的帮助和借鉴作用。

综上所述，"哎咀"是一种传统而古老的碎药方法或加工技术。尽管碎药方法各异，内涵各有不同，仍以"哎咀"冠名。鉴于有些坚硬的药材嚼不动，辛辣、刺激甚至有毒的药物嚼不得，嚼后再煎煮服用不卫生等，故以口咬碎药法不可取。捣碎法要求先称后捣再去末，易导致药材的浪费，也不足取，陶氏已有明示。因此，以上两法逐渐被"切碎"法取而代之，这是历史的必然。诚如陈嘉谟《本草蒙筌》曰："今以刀代之，唯凭锉用，犹曰咀片，不忘本源。"如此加工药材，则"无碎末，片片薄匀"，有利于煎煮和药效的发挥。

用刀具加工处理药材，可将其制成片、段、块、粗大颗粒等形状各异的饮片，简单易行，有利于配方和制剂。可以说，用刀器碎药，丰富了"哎咀"的内涵，提高了古代碎药的水平，基本解决了长期以来对"哎咀"的模糊认识。

---

[126] 郑金生.药林外史[M].桂林：广西师范大学出版社，2007：162-163.

三十一、古老的哎咀碎药法

三十二、陈久为良的中药六陈

中药陈用，历史悠久，如成语"七年之病，求三年之艾"即是明证。此语出自《孟子·离娄》。此处之"七"与"三"均为虚数。"七年之病"系指病程较长的慢性病，"三年之艾"系指贮存时间较长的艾叶。意思是说，病程较长的疾病要用贮存时间较长的艾叶进行治疗。可谓"陈药"的肇端。

《神农本草经》记载：药有"陈新"。陈者久也，新者鲜也。书中明确提出药分陈、新的理念，但无具体的药物示范。梁·陶弘景《本草经集注》曰："凡狼毒、枳实、橘皮、半夏、麻黄、吴茱萸皆欲得陈久者，其余唯须新精。"这是对《神农本草经》"陈新"说的解读，把"陈药"具体为六味药物，后世称之为"六陈"。如唐开元中人江钺云："狼毒半夏不堪新，枳实麻黄要数春，最好橘皮年深者，茱萸久远是六陈"（引自《宝庆折衷本草》）。宋·唐慎微《证类本草》在"狼毒"条下注云："（狼毒）与麻黄、橘皮、吴茱萸、半夏、枳实为六陈也。"

金元以降，"六陈"歌诀较为甚行。如金·李杲《珍珠囊补遗药性赋》"六陈歌"曰："枳壳陈皮半夏齐，麻黄狼毒及吴萸，六般之药宜陈久，入药方知奏效奇。"张从正《儒门事亲》曰："药有六陈，陈久为良，狼茱半橘，枳实麻黄。"明·杜文燮《药鉴》"六陈药性"曰："枳壳陈皮并半夏，茱萸狼毒及麻黄，六般之药宜陈久，人用方知功效良。"以上歌诀内容基本相似，唯枳壳、枳实小异。《本草衍义》曰："枳实、枳壳，一物也。"因此，仍以"六陈"相称。其中，以李氏"六陈歌"最为流行，广为传诵。

正确理解中药六陈，要把握以下基本要素。

1. "六陈"不囿于六种药物

"六陈"的本义是指六味药物宜放置一段时间后再使用。但随着临床实践的不断深入，陈药的范围不断扩大。如明·李时珍《本草纲目》在"六陈"的基础上又增加了 5 种，扩大为 11 种。曰："大黄、木贼、荆芥、芫花、槐花之

药理篇

类，亦宜陈久，不独六陈也。"清·吴仪洛《本草从新》指出："用药有宜陈久者，有宜精新者。如南星、半夏、麻黄、大黄、木贼、棕榈、芫花、槐花、荆芥、枳实、枳壳、橘皮、香栾、佛手柑、山茱萸、吴茱萸、燕窝、蛤蚧、沙糖、壁土、秋石、金汁、石灰、米麦、酒、酱、醋、茶、姜、芥、艾、墨、蒸饼、诸曲、诸胶之类，皆以陈久者为佳。"将陈药的种类扩大到 30 余种。据统计[127]，《中华本草》中收载陈药约有 80 味。由此可见，陈药远非六种。"六陈"可视为陈药的代名词，但不得为"六陈"所惑。

2."陈久"是相对时间概念

自古以来，中药有"陈久者良"的说法。然而，何谓陈久？时间如何界定？迄今说法不一，尚无定论。如《药鉴》谓："陈皮须用隔年陈，麻黄三载始堪行。"《神农本草经读》谓："（半夏）隔一年用之甚效"。《得配本草》谓："（芫花）数年陈久者良"。《雷公炮制药性解》谓："（枳壳）陈久年深者为上"。诸如此类，不一而足。即便是同一陈药，各家表述也不同。如陈皮，《食鉴本草》曰："（橘皮）多年者尤好。"《药鉴》曰："陈皮须用隔年陈。"《怡堂散记》曰："（橘皮）产二三年者为上，新者气烈。"《本草乘雅半偈》曰："（橘）专胜在皮，虽年深日久，不但芳辛不改，转更清烈，他果万不能及。……故可存可久。"从"多年""隔年""二三年""年深日久"可见，"陈"是与"新"相对的一个时间概念。如何把握"陈"的时间度，尚待深入研究。国医大师王绵之[128]曰："中药原有'六陈'之说，就是当用陈过一年的药。"值得参考借鉴。

药物陈用要求保存时间长，这里就涉及药物的贮藏及方法问题。《本草蒙筌》曰："凡药藏贮，宜常提防。倘阴干、曝干、烘干未尽去湿，则蛀蚀、霉垢、朽烂不免为殃。当春夏多雨水浸淫，临夜晚或鼠虫吃耗。心力弗惮，岁月堪延。见雨久着火频烘，遇晴明向日旋曝。粗糙悬架上，细腻贮坛中。"《本草从新》对陈药的贮藏提出了明确的要求，即"收藏高燥处，又必时常开看，不令霉蛀"。保持药材干爽、防止霉烂和虫蛀，是陈药收藏的基本原则。

"六陈"之说源于前人用药经验的总结，蕴含着深刻的用药道理。上述六陈歌诀中"入药方知奏效奇""人用方知功效良"等表述，说明药物陈用可增强疗效。《本草从新》关于陈药之用，"或取其烈性减，或取其火气脱也。"

---

［127］ 杭爱武. 中药陈用的传统认识［J］. 中医文献杂志，2007，25（1）：10-12.
［128］ 王绵之. 王绵之方剂学讲稿［M］. 北京：人民卫生出版社，2005：472.

说明陈药可缓和药性。有鉴于斯，现代学者对陈药的用途进行了总结。如丁氏等[129]概括为增强疗效，缓和药性两个方面。杭氏[130]概括为去药物燥烈之性、热性、滋腻之性、腥臭之气和毒副作用五个方面。宋氏等[131]认为，将中药经过适当时期的贮存，由新药变为陈药，从而达到消减辛燥毒烈之药性、增强药物功能、增强炮制作用、去腥臭味、增香的目的，促进中药的性味、功效发生变化，使其更符合临床治疗的需要。

总之，"六陈"之说延绵至今，是有它的道理的。然而，有的说得清，但尚有不少道理一时还道不明。谢宗万先生[132]的忧虑值得我们深思，究竟哪些药物宜陈？为什么宜陈？宜陈的期限是多少？这些都是研究中药陈用亟须解决的关键科学问题，突破性进展令人期待。

[129] 丁国明,邹积隆,曲京峰,等.中药六陈初探[J].山东中医学院学报,1991,15(1):20-22.

[130] 杭爱武.中药陈用的传统认识[J].中医文献杂志,2007,25(1):10-12.

[131] 宋捷民,罗靖,陈玮.略论中药存陈法[J].中华中医药杂志,2007,22(5):305-307.

[132] 谢宗万.用药新陈,品种疗效攸关论[J].中医药研究,1993(2):43-45.

三十三、功力强大的药中四维

"四维"一词,出自春秋时代齐国的政治家管仲《管子·牧民》篇。书中提出了以"礼、义、廉、耻"为核心的"四维"论。明确指出:"国有四维,一维绝则倾,二维绝则危,三维绝则覆,四维绝则灭。"四维是封建社会的道德标准和行为规范,是古人对当时核心价值观的概括和升华,是维系国家命运的四条纲纪。国之四维,缺一不可。否则,国家就危险,就会出现颠覆,甚至灭亡。

在中药中也有"四维",出自明·张介宾《本草正》。书中记载:"人参、熟地、附子、大黄,实乃药中之四维。病而至于可畏,势非庸庸所济者,非此四物不可。设若逡巡,必误乃事。"说明此四味药功力强大,能挽救患者于生死之间,非一般药物所能比拟。若当用或徘徊或不敢用,必延误病情。又说:"人参、熟地者,治世之良相。附子、大黄者,乱世之良将也。兵不可久用,故良将用于暂。乱不可忘治,故良相不可缺。"张氏以治国安邦之"良相"和"良将"来形容"药中四维"的重要地位和不可替代的作用。

1. 人参

张氏指出:"(人参)惟其气壮而不辛,所以能固气;惟其味甘而纯正,所以能补血。"故凡"气虚、血虚俱能补。"如"阳气虚竭者,此能回之于无何有之乡;阴血崩溃者,此能障之于已决裂之后。"并从16个方面概括了人参的主要适应范围。"凡虚而发热,虚而自汗,虚而眩晕,虚而困倦,虚而惊惧,虚而短气,虚而遗泄,虚而泻利,虚而头疼,虚而腹痛,虚而饮食不运,虚而痰涎壅滞,虚而嗽血吐血,虚而淋沥便闭,虚而呕逆躁烦,虚而下血失气等证,是皆必不可缺者。"

人参虽气血双补,更以补气擅长。张氏指出:"第欲以气血相较,则人参气味颇轻而属阳者多,所以得气分者六,得血分者四,总之不失为气分之药,而血分之所不可缺者,为未有气不至而血能自至者也。"故"人参之性,多主

135

于气,而凡脏腑之有气虚者,皆能补之。"临证之用,"补气以人参为主"。

从历代本草记载来看,人参大补元气,复脉固脱。如《神农本草经疏》曰:"(人参)回阳气于垂绝,却虚邪于俄顷。"《本草新编》曰:凡"人气脱于一时,血失于顷刻,精走于须臾,阳绝于旦夕,他药缓不济事,必须用人参一二两或四五两,作一剂,煎服以救之。否则,阳气遽散而死矣。"故为拯危救脱之要药,适用于元气虚极欲脱,气短神疲,脉微欲绝之急危重证。人参善能补气,功魁群草。能使元气充沛,脾肺气足,阴血津液得以化生,故凡一切气、血、阴津不足之证皆可应用。故《本草纲目》称之为"虚劳内伤第一要药"。

2. 熟地黄

张氏指出:"(熟地黄)性平……气味纯静,故能补五脏之真阴,而又于多血之脏为最要。"凡"诸经之阴血虚者,非熟地不可。"并从7个方面论述了熟地黄的运用及其重要性。凡"阴虚而神散者,非熟地之守不足以聚之;阴虚而火升者,非熟地之重不足以降之;阴虚而躁动者,非熟地之静不足以镇之;阴虚而刚急者,非熟地之甘不足以缓之。阴虚而水邪泛滥者,舍熟地何以自制?阴虚而真气散失者,舍熟地何以归源?阴虚而精血俱损,脂膏残薄者,舍熟地何以浓肠胃?"其中,"守-聚、重-降、静-镇、甘-缓"以及"三舍",实为张氏善用熟地黄的深切感悟。

张氏善用熟地黄,颇多见地。如炮制:"有用姜汁拌炒者,则必有中寒兼呕而后可;有用砂仁制者,则必有胀满不行而后可;有用酒拌炒者,则必有经络壅滞而后可。使无此数者,而必欲强用制法,是不知用熟地者正欲用其静重之妙,而反为散动以乱其性,何异画蛇而添足。"强调熟地黄炮制应根据病情而定。又如用法:"有用之补血,而复疑其滞腻,则焉知血虚如燥土,旱极望云霓,而枯竭之阳极喜滋。设不明此,则少用之尚欲兼之以利,又孰敢单用之而任之以多?单用而多且不敢,又孰敢再助以甘而尽其所长?是又何异因噎而废食也。"明确指出:"熟地非多难以奏效。"

从历代本草记载来看,如《药品化义》记载:熟地"专入肝脏补血",又"滋补真阴,封填骨髓,为圣药也。"《本草备要》称之"为补血之上剂",《本草从新》称之"为壮水之主药。"证诸临床,凡阴血亏虚之证,熟地黄每用为主药。

3. 附子

张氏指出"附子气味辛甘……性大热，阳中之阳也。有毒。……其性浮中有沉，走而不守。因其善走诸经，故曰与酒同功。能除表里沉寒，厥逆寒噤，温中强阴，暖五脏，回阳气"，可广泛用于"呕哕霍乱，反胃噎膈，心腹疼痛，胀满泻痢，肢体拘挛，寒邪湿气，胃寒蛔虫，寒痰寒疝，风湿麻痹，阴疽痈毒，久漏冷疮，格阳喉痹，阳虚二便不通，及妇人经寒不调，小儿慢惊等证"，强调"无论表证里证，但脉细无神，气虚无热者，所当急用"。

张氏引用虞抟语曰："附子禀雄壮之质，有斩关夺将之气，能引补气药行十二经，以追复散失之元阳；引补血药入血分，以滋养不足之真阴；引发散药开腠理，以驱逐在表之风寒。引温暖药达下焦，以祛除在里之冷湿。"又引吴绶语曰："附子乃阴证要药，凡伤寒传变三阴，及中寒夹阴，虽身大热而脉沉者必用之；或厥冷脉沉细者，尤急须用之，有退阴回阳之力，起死回生之功。"这是有关附子药性、应用及配伍的论述。说明附子"有斩关夺将之气"，作用强峻；有"起死回生之功"，疗效卓著。

从历代本草记载来看，附子辛甘大热，为纯阳燥烈之品。《长沙药解》曰："补垂绝之火种，续将断之阳根。"《神农本草经读》称之"为回阳救逆第一品药。"适用于四肢厥冷，脉微欲绝等阳气衰微，阴寒内盛之亡阳证。《本草正义》总结说："（附子）其性善走，故为通行十二经纯阳之要药。外则达皮毛而除表寒，里则达下元而温痼冷，彻内彻外，凡三焦经络，诸脏诸腑，果有真寒，无不可治。"

4. 大黄

张氏指出："大黄味苦，气大寒。气味俱浓，阴中之阴，降也。有毒。其性推陈致新，直走不守。夺土郁壅滞，破积聚坚癥，疗瘟疫阳狂，除斑黄谵语，涤实痰，导瘀血，通水道，退湿热，开燥结，消痈肿。因有峻烈威风，积垢荡之顷刻。"揭示了大黄推陈致新，具有"通、峻、快"的性能特点。

张氏提出，"（大黄）欲速者生用，汤泡便吞；欲缓者熟用，和药煎服。"若"气虚同以人参，名黄龙汤；血虚同以当归，名玉烛散。佐以甘草、桔梗，可缓其行；佐以芒硝、浓朴，益助其锐。"强调"用之多寡，酌人实虚，假实误用，与鸩相类。"说明大黄的用法与临床疗效息息相关。

《本草新编》对大黄给予了高度评价，即"有勇往直前之迅利，有推坚荡积之神功，真定安奠乱之品，祛邪救死之剂也"。在历代本草中常以"将军"来凸显大黄"以通为用"的性能特点。详见"号为将军的大黄"篇，此处从略。

以上四药，各具特色。人参补气、熟地黄补血、附子温里、大黄泻下，都是药中之功臣，同类药物中的佼佼者。且历史悠久，作用强、起效快、运用广、疗效好，号称"药中四维"实属当之无愧。

三十四、外黑内黄的炭药

所谓炭药，是炭类中药的总称。系指在中医药理论指导下，对中药进行加工炮制，使其部分炭化而具有特定临床疗效的一类药物[133]。传统的制炭方法主要有炒炭和煅炭两种。炒炭是在有氧条件下加热炒至成炭的方法，煅炭是在高温缺氧条件下煅制成炭的方法。前者炒至药物表面焦黑色或焦褐色，内部呈棕褐色或棕黄色（部分炭化）。后者以药物全部炭化为度。无论炒炭和煅炭，都不能灰化。炭药制备方法以炒炭居多。

据统计[134]，2020 年版《中国药典》共收载炭药 27 味，其中大蓟炭、血余炭、荆芥炭、荆芥穗炭、绵马贯众炭 5 味单独列出，姜炭、大黄炭、小蓟炭等 22 味列在原药材饮片的炮制项下。此外，"成方制剂和单味制剂"项下有 40 种个制剂可见炭药的应用，多数处方中明确炒炭用。

1. 炭药止血

炭药止血用于临床历史悠久。早在《五十二病方》就有"止血出者，燔发，以安（按）其痏"的记载。即用头发燔烧成炭，按压在伤口上，就可以止血。此为最早的炭药——血余炭，也是炭药用于出血性疾病的最早记载。

元代医家葛可久《十药神书》曰："大抵血热则行，血冷则凝，见黑则止，此定理也。"葛氏不仅提出了"血见黑止"的炭药止血理论，并创立了炭药止血的经典名方。如"治痨症，呕血、吐血、咯血、嗽血"的十灰散，全方由大蓟、小蓟、荷叶、扁柏叶、白茅根、茜草根、山栀、大黄、牡丹皮、棕榈皮 10 味药物组成。要求"上药各等分，烧灰存性"。又如治"五脏崩损，喷血成升斗"的花蕊石散，由单味花蕊石成方。要求"花蕊石火煅成性"。陈修园《十药

［133］高明亮，蓝锦珊，单鸣秋，等.中药炭药研究进展与研究策略思考［J］.南京中医药大学学报，2020，36（5）：696-703.

［134］贺玉婷，樊启猛，石继连，等.中药炭药的临床应用及止血作用机制研究进展［J］.中国实验方剂学杂志，2021，27（7）：201-208.

神书注解》对此予以高度评价："治吐血者,竟推葛可久。而先生首以二方止血,明明劫剂,毫无顾忌。细玩始知先生意之所到,理之精也。"

古代医家多从五行"相克"阐述"红见黑止"的作用机制。如林佩琴《类证治裁》曰："红为火象,黑为水色。血症多兼黑药,水能遏火之义。"唐容川《血证论》曰："以止血者,取见黑则止之义。黑为水之色,红为火之色,水治火故止也。此第取水火之色,犹能相克而奏功。"又曰："红见黑即止,水胜火之义也。"

炭药止血理论在实践中不断丰富和拓展。如朱震亨《脉因证治》曰："凡药须炒黑,血见黑则止。"王秉衡《重庆堂随笔》曰："诸药烧黑,皆能止血。"血见黑止,又称"黑胜红"。如虞抟《苍生司命》曰："药味必炒黑者,以黑胜红故也。"《本草备要》曰："凡血药用山栀、干姜、地榆、棕榈、五灵脂等,皆应炒黑者,以黑胜红也。"凡药制炭后,都有止血作用。原本就具有止血功能的药材经制炭后,可增强止血的效应。

炭药广泛用于多种出血。如百草霜,罗国纲《罗氏会约医镜》记载"能治一切血病:吐血、衄血、血晕、血痢、便血、崩漏、金伤出血。"血余炭,顾靖远《顾松园医镜》记载:"发者血之余也,发灰走血分而带散,故所主一切出血症,亦是血见黑则止。"干姜,《本草征要》曰"炮黑则止血颇验"。栀子,《本草从新》曰"烧灰,吹鼻止衄"等。

2. 炒炭存性

所谓"炒炭存性"就是将生药炒黑,使之部分炭化而不成灰。此说源于张仲景《金匮要略》。如治"金疮"之王不留行散。仲景注曰:王不留行、蒴翟细叶、桑白皮"三味烧灰存性,勿令灰过。"又如治妇人产后腹痛之枳实芍药散,仲景注曰:"(枳实)烧令黑,勿太过。"所谓"烧灰存性,勿令灰过",这是对中药制炭的基本要求,也反映了当时制作炭药已有相当的技术水平。

炭药的关键在"存性"。如《景岳全书》曰:"夫物之经火煅者,其味皆咸涩,而所以用煅者,非欲去其生刚之性,则欲用其咸涩之味。而留性与不留性,则其中各有宜否,故凡当煅炼而用者,皆可因此以类推矣。"在强调"存性"的前提下,又提出"留性与不留性",应根据具体药物而定。

清代医家陈修园在《十药神书注解》指出:"'存性'二字,大有深义。"并简要介绍了制炭的基本方法:"各药有各药之性,若烧之太过,则成死灰无用之物矣。唯烧之初燃,即速放于地上,以碗复之,令灭其火。俾各药一经火炼,色虽变易,而本来之真性俱存,所以用之有效。"强调了炭药"色虽变易,而本来之真性俱存"的质量观。"余治证四十余年,习见时医喜用此药,效者固多,而未效者亦复不少。推原其故,盖因制不如法,亦因轻药不能当此重任。"其中"制不如法",一语中的。时至今日,仍是值得深入研究的关键科学问题。

《中国药典》作为国家级技术性行业指导标准,在"中药炮制通则"中对制炭(炭药制备)的方法进行了规范。如炒炭:取待炮炙品,置热锅内,用武火炒至表面焦黑色、内部焦褐色或至规定程度时,喷淋清水少许,熄灭火星,取出,晾干。煅炭:取待炮炙品,置煅锅内,密封,加热至所需程度,放凉,取出。明确提出了制炭存性,防止灰化,避免复燃的刚性要求。

3. 炭药解读

药物炒炭则止血,止血用炭药,为人所共知。但也有一些例外,值得注意:

一是炭药并非专于止血。炭药功效多元,内服外用可治疗多种疾病。如《本草衍义》以荔枝核烧存性,为末,新酒调服,治心痛及小肠气。《宣明论方》用巴豆皮、楮实同烧存性,共为末,煎甘草汤下,治一切寒热溏泻,赤白等痢疾。《慈幼便览》以丝瓜连皮带子,火烧存性,研末,米汤调下,治小儿急黄,连服数次愈。《小儿卫生总微论方》以大麦烧存性为末,生油腻粉调涂,治面上生疮如火烧,神妙;以大栀子不限多少,烧存性为末,好油调敷之,治癣疮。《外科大成》用蒺藜根烧存性揩之。治齿伤动者,久用自牢。《疡医大全》以生鳖头烧存性研细,香油调敷托上,治脱肛。近代名医施今墨老先生[135]善用炭药,除遵古治疗血证之外,更多用于肠胃病证(如胃痛、泄泻、痢疾、脱肛等)。施老认为,炭药既可吸收水分、解毒消炎,又有分子颗粒吸附于病所,以保护黏膜,促进组织修复的作用。

二是止血药并非都要炒炭。其实,炭药与止血没有必然的内在关联。炭药多能止血,但止血未必皆用炭药。《血证论》曰:"血之为物,热则行,冷则凝。见黑则止,遇寒亦止。"说明炭药止血仅是诸止血法中的一种,非止血所通用。如《妇人大全良方》四生丸,方中药仅荷叶、艾叶、柏叶、地黄四味,而且全部用生品。功能凉血止血,治血热妄行所致的吐血、衄血。这是止血不用炭药的最好例证。因此,临证用药不必拘泥于"血见黑止"之说。

[135] 吕景山,王平,倪淑琴,等.试论炭药的临床应用[J].中医药研究,1994(3):58.

三十五、血肉有情之品

"天若有情天亦老",这是大家熟悉的诗词名句,出自于唐朝中期浪漫主义诗人李贺的《金铜仙人辞汉歌》。意思是说,凡是有情之物都会衰老枯谢。如果上天有情,也照样会随着岁月流逝而老去。形容强烈的伤感情绪,也指自然法则是无情的。古今很多文人雅士就以此为上联,对接下联,以表达思想情怀。如宋·万俟咏《忆秦娥(别情)》:"天若有情天亦老,此情说便说不了。"毛泽东主席《七律·人民解放军占领南京》:"天若有情天亦老,人间正道是沧桑。"

所谓"有情",佛教语。即梵语 sattva 的意译,也译为"众生"。指人和一切有情识的动物。相对而言,大地山川、花草树木等则属"无情"。在中医著作中,唐·孙思邈《备急千金要方》首先提出了"有情、无情"的概念。该书在"虎骨酒"条下记载:"易云:虎啸风生,龙吟云起。此亦有情与无情相感,治风之效,故亦无疑。"虎啸龙腾,则风起云涌。这里的"有情"系指虎与龙(古人假想中有生命的动物),"无情"系指风与云。唐容川《本草问答》曰:"动物皆血肉之品",为有情。叶天士《临证指南医案》曰:"草木药饵,总属无情。"根据来源不同,将药物划分为"有情"与"无情"两大类。

"血肉有情"是针对动物类药物的一种表述,却有着特定的内涵。如《临证指南医案》曰:"血肉有情,栽培身内之精血""血肉有情,皆充养身中形质。"《本草问答》曰:"禽兽血肉之品,尤与人之血肉相近,故多滋补。比草木昆虫金石之品,更为见效。"据此可知,血肉有情之品是指具有滋补强壮、填精益血功能,可以补充人体物质亏损,增强机体活动功能,改善人体虚弱状态,治疗多种虚证的动物类药物。临床常用的血肉有情之品如阿胶、龟板胶、鹿角胶、人乳、牛乳、羊乳、海狗肾、黄狗肾、紫河车、鹿茸、乌骨鸡、鸡蛋黄、雀卵、蛤蚧等,在中医防治疾病中备受关注和重视。

明确"血肉有情之品"的内涵,应注意把握以下基本要素,见图 11。

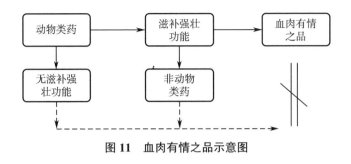

图 11 血肉有情之品示意图

1. 凡具补虚功用的动物药是血肉有情之品

如紫河车,系指健康产妇娩出的胎盘。《本草纲目》曰:"儿孕胎中,脐系于母,胞系母脊,受母之荫,父精母血,相合而成。……虽禀后天之形,实得先天之气,超然非他金石草木之类可比。……其补阴之功极重,……久服耳聪目明,须发乌黑,延年益寿。"《神农本草经疏》曰:"乃补阴阳两虚之药。……如阴阳两虚者服之,有返本还原之功,诚为要药。"又如阿胶,为"血肉有情之品,滋补最甚"(《临证指南医案》)。鹿茸,"大补肾脏精血,助元阳,通督脉。血肉有情之品,用补虚羸,似较他药为胜"(《本草便读》)。

2. 不是所有的动物药都是血肉有情之品

如土鳖虫,为鳖蠊科昆虫地鳖或冀地鳖的雌虫干燥体。功能破瘀逐瘀,续筋接骨。用于跌打损伤,筋伤骨折,血瘀经闭,产后瘀阻腹痛,癥瘕痞块。又如地龙,为钜蚓科动物参环毛蚓、通俗环毛蚓、威廉环毛蚓或栉盲环毛蚓的干燥体。功能清热定惊,通络,平喘,利尿。用于高热神昏,惊痫抽搐,关节痹痛,肢体麻木,半身不遂,肺热喘咳,尿少水肿。以上动物类药物,因无补虚之用,故一般不称为血肉有情之品。

3. 不是所有的补虚药都是血肉有情之品

在现行中药学、临床中药学相关教材中都专列"补虚药"一章,记载补虚扶正的药物较多。如人参、黄芪等补气,当归、熟地黄等补血,淫羊藿、巴戟天等补阳,沙参、麦冬等补阴。尽管具有较好的补益作用,但不是动物类药,故不属于血肉有情之品。

4. 血肉有情之品非仅限于补虚扶正之用

血肉有情之品并非专用补虚,也可用于其他非虚病证。如阿胶,为血肉有情之品。因其质黏,能凝络而止血,为诸失血要药。可用于劳嗽咯血,吐血尿血,便血崩漏,妊娠胎漏等。又如海马,除了温肾壮阳外,尚能散结消肿,用于气滞血瘀所致癥瘕积聚、跌扑损伤,以及痈肿疔疮等。动物类补虚药除用于各种虚损病证外,一般不用"血肉有情"之类表述。

三十六、药食同源异流

"药食同源"从字面理解,是指药物与食物的本源相同。早期的药物与食物并无明确的界定和严格的区分。

"药食同源"一词出现较晚,是现代人们对于药食关系及其应用的总结。谢氏等[136]从各大数据库中收载的文献查询发现,"药食同源"一词首现于20世纪80年代。

俞慎初先生[137]认为:医药学的最初萌芽就是孕生于原始人类的饮食生活之中的,这应当说是人类医药学发生和发展的一般规律。药食同源,萌芽于原始人类寻找食物的过程之中,肇源于"神农尝百草"的经典传说。西汉·淮南王刘安主持撰写的《淮南子·修务训》记载:"(神农)尝百草之滋味,水泉之甘苦,令民知所避就。当此之时,一日而遇七十毒。"民以食为天。生存是第一要务,觅食是第一需求。人们在寻觅食物的过程中,不可避免地要接触到一些有益或有毒物质。通过长期的生活实践,人们逐渐对食物的可食性有了初步的评判,"知所避就"。无毒的就食用,有毒的就避食。日本医家丹波元简《医剩》说:"此其尝百草为别民之可食者,而非定医药也。"说明神农尝本草的初衷是寻找食物而不是药物,药物只是人类觅食活动的次生物品。食先于药,药源于食。早期食物与药物是互通互用,密不可分的。"神农尝百草"的故事流传千古,是人类先祖们寻找食物,发现药物,并为此付出艰辛乃至生命代价的真实写照;也是原始社会生产力低下,人类饥不择食的一种无奈之举。

隋唐以降,人们对食物与药物的认识逐渐清晰。如隋·杨上善《黄帝内经太素》说:"五谷、五畜、五果、五菜,用之充饥则谓之食,以其疗病则谓之药。是以脾病宜食粳米,即其药也;用充饥虚,即为食也。故但是入口资身

---

[136] 谢果珍,唐雪阳,梁雪娟,等.药食同源的源流、内涵及定义[J].中国现代中药,2020,22(9):1423-1428.

[137] 俞慎初.中国医学简史[M].福州:福建科技出版社,1983:20.

之物,例皆若是。"又说:"空腹食之为食物,患者食之为药物"。唐·孙思邈《备急千金要方》曰:"安身之本,必资于食;救疾之速,必凭于药。不知食宜者,不足以存生也;不明药忌者,不能以除病也。"说明药物与食物本为一体,药食同源,药食两用,只是使用目的和使用方式不同而别之。若充饥或空腹用之则为食物,疗病或患者用之则为药物。

随着社会的进步,人们对"药食同源"的内涵有了新的认知。如王氏等[138]对"药食同源"提出了"三同"的观点,颇有见地。①药食同源。即药物与食物的本源相同,是指既可作为食用,又可作为药用的一类物品。②药食同理。宋·陈直《寿亲养老新书》说:"水陆之物为饮食者不管千百品,其五气五味冷热补泻之性,亦皆禀于阴阳五行,与药无殊。"食物与药物一样具有偏性,都是在中医药理论指导下使用的物品。③药食同功。近代医家张锡纯《医学衷中参西录》在"珠玉二宝粥"中说:"病人服之,不但疗病,并可充饥;不但充饥,更可适口,用之对症,病自渐愈,即不对症,亦无他患。"深刻揭示了食物具有"亦食亦药"的特性和"果腹疗疾"的双重功能。

诚然,食物与药物既有关联,也有区别,同源异流。如清·吴钢《类经证治本草》说:"药优于伐病而不优于养生,食优于养生而不优于伐病。"唐·孙思邈《备急千金要方》强调,"夫为医者,当须先洞晓病源,知其所犯,以食治之,食疗不愈,然后命药",可谓精要之至!

长期以来,食物与药物的概念一直是模糊的。为此,国家从法律法规的层面分别对食品和药品作出了明确的界定。如《中华人民共和国食品安全法》指出:食品,指各种供人食用或者饮用的成品和原料以及按照传统既是食品又是中药材的物品,但是不包括以治疗为目的的物品。规定了食品主要包括可供食用的普通食品和"药食两用物品"两个方面。《中华人民共和国药品管理法》指出:药品,是指用于预防、治疗、诊断人的疾病,有目的地调节人的生理机能并规定有适应证或者功能主治、用法和用量的物质,包括中药、化学药和生物制品等。规定了药品主要功能——预防和诊治疾病,包括中药的范畴有中药材、中药饮片、中成药。显然,食品是用来供人们日常食用或饮用的,药品是用来预防和诊治疾病的。

尽管药品与食品的界定和区分已十分清楚,但在二者之间仍有一些既可食用,也可药用,具有药食两用属性的物品。对此,《卫生部关于进一步规

[138] 王世民,梁晓崴,穆志明,等. 小议"药食同源"与"神农尝百草"[J].山西中医,2011,27(12):44-45.

药理篇

范保健食品原料管理的通知》（卫法监发〔2002〕51号）对相关药食两用物品做出了明确规定，并不断修订和完善。

1. 既是食品又是药品的物品名单

丁香、八角茴香、刀豆、小茴香、小蓟、山奈、山茱萸、山药、山银花、山楂、马齿苋、天麻、木瓜、乌梅、火麻仁、玉竹、甘草、龙眼肉、代代花、白芷、白果、白扁豆、白扁豆花、西红花、西洋参、百合、当归、肉苁蓉、肉豆蔻、肉桂、决明子、麦芽、赤小豆、花椒、芡实、杜仲叶、杏仁、牡蛎、佛手、余甘子、沙棘、灵芝、阿胶、鸡内金、青果、枣、郁李仁、昆布、罗汉果、金银花、鱼腥草、荜茇、草果、茯苓、枳椇子、栀子、枸杞子、砂仁、香橼、香薷、胖大海、姜、姜黄、莱菔子、莲子、荷叶、桔梗、桃仁、党参、铁皮石斛、高良姜、益智仁、桑叶、桑椹、黄芥子、黄芪、黄精、菊苣、菊花、淡竹叶、淡豆豉、葛根、紫苏、紫苏子、黑芝麻、黑胡椒、蒲公英、槐花（槐米）、蜂蜜、榧子、酸枣、鲜白茅根、鲜芦根、蕲蛇、薤白、薏苡仁、薄荷、橘皮、橘红、覆盆子、藿香。

黄璐琦院士等[139]认为，"既是食品又是药品的物品名单"就是"药食同源"的现代体现。2021年，国家卫生健康委员会印发了《按照传统既是食品又是中药材的物质目录管理规定》（国卫食品发〔2021〕36号）。对食药物质作出了明确规定：①有传统上作为食品食用的习惯；②已经列入《中国药典》；③安全性评估未发现食品安全问题；④符合中药材资源保护、野生动植物保护、生态保护等相关法律法规规定。国家必要时对食药物质目录进行调整，实施动态管理。

2. 可用于保健食品的物品名单

人参叶、人参果、三七、土茯苓、大蓟、川牛膝、川贝母、川芎、女贞子、马鹿胎、马鹿茸、马鹿骨、天冬、木香、木贼、五加皮、五味子、太子参、车前子、车前草、牛蒡子、升麻、丹参、巴戟天、石决明、石斛、北沙参、平贝母、生地黄、生何首乌、白及、白术、白芍、白豆蔻、玄参、地骨皮、竹茹、红花、红景天、麦冬、赤芍、远志、芦荟、杜仲、吴茱萸、牡丹皮、龟甲、沙苑子、怀牛膝、诃子、补骨

---

[139] 单峰,黄璐琦,郭娟,等.药食同源的历史和发展概况[J].生命科学,2015,27(8)：1061-1069.

脂、青皮、苦丁茶、刺五加、刺玫果、罗布麻、制大黄、制何首乌、知母、侧柏叶、佩兰、金荞麦、金樱子、泽兰、泽泻、珍珠、茜草、胡芦巴、枳壳、枳实、柏子仁、厚朴、厚朴花、韭菜子、骨碎补、香附、首乌藤、绞股蓝、积雪草、益母草、浙贝母、桑白皮、桑枝、菟丝子、野菊花、银杏叶、淫羊藿、越橘、蛤蚧、番泻叶、湖北贝母、蒲黄、蒺藜、槐实、墨旱莲、熟大黄、熟地黄、鳖甲。

《保健食品管理办法》(1996 年 3 月 15 日卫生部令第 46 号)指出：保健食品系指表明具有特定保健功能的食品。即适宜于特定人群食用，具有调节机体功能，不以治疗疾病为目的的食品。

3. 保健食品禁用物品名单

八角莲、八里麻、千金子、土青木香、山莨菪、川乌、广防己、马桑叶、马钱子、六角莲、天仙子、巴豆、水银、长春花、甘遂、生天南星、生半夏、生白附子、生狼毒、白降丹、石蒜、关木通、农吉利、夹竹桃、朱砂、罂粟壳(米壳)、红升丹、红豆杉、红茴香、红粉、羊角拗、羊踯躅、丽江山慈菇、京大戟、昆明山海棠、河豚、闹羊花、青娘虫、鱼藤、洋地黄、洋金花、牵牛子、砒石(白砒、红砒、砒霜)、草乌、香加皮(杠柳皮)、骆驼蓬、鬼臼、莽草、铁棒槌、铃兰、雪上一枝蒿、黄花夹竹桃、斑蝥、硫黄、雄黄、雷公藤、颠茄、藜芦、蟾酥。

4. 新食品原料

原称"新资源食品"。2013 年，《新食品原料安全性审查管理办法》将"新资源食品"更改为"新食品原料"。主要包括：①在我国无传统食用习惯的以下物品：动物、植物和微生物；②从动物、植物和微生物中分离的成分；③原有结构发生改变的食品成分；④其他新研制的食品原料。四项中有其一者，即可定为新食品原料。

新食品原料应当具有食品原料的特性，符合应当有的营养要求，且无毒、无害，对人体健康不造成任何急性、亚急性、慢性或者其他潜在性危害。

新食品原料应当具有食品原料的特性，符合应当有的营养要求，且无毒、无害，对人体健康不造成任何急性、亚急性、慢性或者其他潜在性危害。

新食品原料主要有：人参、大麦苗、小麦苗、小黑药、广大虫草子实体、五指毛桃、水飞蓟籽油、牛蒡根、白首乌、芝麻花粉、向日葵花粉、玛咖粉、极大螺旋藻、库拉索芦荟凝胶、鸡蛋花、青钱柳叶、玫瑰花、玫瑰茄、钝顶螺旋藻、枇杷叶、刺梨、雨生红球藻、油菜花粉、线叶金雀花、柳叶蜡梅、狭基线纹香茶菜、蚕蛹、盐地碱蓬籽油、夏枯草、凉粉草、黄明胶、鹿肉、蛋白核小球藻、紫云英花粉、短梗五加、湖北海棠、蛹虫草、裸藻、酸角、魔芋、藤茶。

《国家卫生计生委政务公开办关于新食品原料、普通食品和保健食品有关问题的说明》中指出:"既是食品又是药品的物品名单"中的物品可用于生产普通食品,"可用于保健食品的物品名单"中的物品不得作为普通食品原料生产经营。其中,"可用于保健食品的物品名单"中的物品或"新食品原料",必须按照《新食品原料安全性审查管理办法》的规定申报批准后,才能开发用于普通食品的生产经营,确保食品安全,见图12。

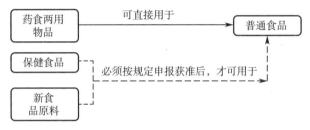

图 12　用于普通食品生产经营图

三十七、中医不传之秘在剂量

　　此说早在中医业内广为传颂，但出自何处，无考。的确，在古代本草著作中，一般不传药量。如《神农本草经》《新修本草》《本草纲目》等，在具体药物条下都无药量的记载，原因何在？清代名医唐笠山《吴医汇讲》曰："先哲之不以分两明示后人者，盖欲令人活泼泼地临证权衡，毋胶柱而鼓瑟也。"［日］今村亮《脚气钩要》诠释曰："（药物）分两之重轻，则在视人之强弱，从病之剧易，临时斟酌用之，是所以不载剂量也。"由于药物剂量的复杂性和不确定性，以及在实际运用中的特殊性和灵活性，缺乏统一的标准，基本无规律可循，关键在据证变通，增损出入。这也许是古人不注明药量，以示人灵活运用的高明之处。

　　伤寒大家刘渡舟先生曾带学生实习，学生给患者开了经方旋覆代赭汤，患者服药后不见效，仍心下痞闷，呕逆不止。复诊时，刘老将前方生姜3g增至15g，代赭石30g减至6g，余无加减，患者服后顿效[140]。其中，增生姜是欲散水气之痞，减赭石是令其镇逆于中焦，而不至于偏走下焦。剂量的奥秘，如此可见一斑。

　　笔者曾就枳实的剂量问题请教国医大师梅国强老师。问："枳实药力峻猛，作用迅速。'破积有雷厉风行之势，泻痰有推墙倒避之功。'而梅老您常用枳实15~20g，超出《中国药典》规定范围，没有副作用吗？"梅老说："凡胃肠之气结，非大量不能取效。只要辨证准确，用之无妨，而且疗效可靠。'方法或在书本之外，原理仍在书本之中。'中医不传之秘在药量，药量必须服务于临床，疗效才是硬道理。"梅老的教诲，至今铭记在心，终身受益。

　　药量是彰显药力或药效不可或缺的重要元素，只有在临床运用或在方中才得以充分显现。方由药合，妙在用量，无量则不成方。如大家熟悉的小承气汤与厚朴三物汤，均由大黄、厚朴、枳实三味药物组成，差别就在药量上。小承气汤重用大黄四两为君，功能泻下热结，主治热结秘结。厚朴三物

---

［140］　刘渡舟.伤寒论通俗讲话［M］.上海：上海科学技术出版社，1980：56.

汤重用厚朴八两为君,功能行气消满,主治气滞便秘。量变则方变,方变则用变,不知此则不能穷尽量效变化之奥妙也。

1. 古今剂量,换算混乱

由于历代度量衡的演变,古今剂量折算的方法和比例不明确、不统一,所以,中药用量问题一直是个谜,始终成为人们关注的热点和焦点。

梁·陶弘景《本草经集注》记载:"古秤唯有铢两,而无分名。今则以十黍为一铢,六铢为一分,四分成一两,十六两为一斤。"唐·苏敬《新修本草》转载了上文并注曰:"古秤皆复,今南秤是也。晋秤始后汉末已来,分一斤为二斤耳,一两为二两耳。金银丝绵,并与药同,无轻重矣。古方唯有仲景,而已涉今秤,若用古秤作汤,则水为殊少,故知非复秤,悉用今者尔。"

以上文献提到了古代量取药物的几种秤。其中"古秤"系指南朝以前的秤。鉴于古秤计量单位只有铢两而无分,梁代将其细化为"十黍为一铢,六铢为一分,四分成一两,十六两为一斤"。因由南朝传下来,至唐仍在部分地区使用,故苏敬称之为"南秤"。事实上,自汉末至晋,一直使用的是以"一斤为二斤,一两为二两"的"晋秤"。为了与古秤区别,苏敬又称之"今秤"。其量值相对较小,仅为古秤的1/2。由此可见,古秤与今秤的量值是有明显差异的。张仲景经方药量就是按"今秤"量取的。如果按古秤量取药物,就会导致药量大而水量少,难以煎煮出汁,达不到治疗效果。

宋以降,古今药量换算分歧较大。如宋·庞安时《伤寒总病论》记载:"古之三两,准今之一两。"金·刘完素《素问玄机原病式》曰:"仲景之世,四升乃唐、宋之一升,四两为之一两。"明·李时珍《本草纲目》曰:"今古异制,古之一两,今用一钱可也。"清·钱潢《伤寒溯源集》曰:"汉之一两,为宋之二钱七分,至元则约二钱半矣,越有明以来,恐又不及二钱半矣。"程鹏程《急救广生集》引用徐大椿语曰:"古时权量甚轻,古一两今二钱零。"进而解释曰:"古之医者,皆自采鲜药,如生地、半夏之类,其重比干者数倍。故古方虽重,其实无过今之一两左右者。"陈修园《长沙方歌括》曰:"大抵古之一两,今折为三钱。"诸如此类,不一而足。有三两、四两为一两之分,有一两为一钱、二钱、三钱之别。不同的朝代,折算的方法和比例也不尽相同。

近现代,经方剂量换算尚无定论。张仲景《伤寒杂病论》被后世尊为"方书之祖",大凡研究中药剂量无不以此切入。近代经方派大家曹颖甫《经方实验录》曰:"仲圣方之药量,以斤两计,骤观之,似甚重。实则古今权衡不同,未许齐观。历来学者考证达数十家,比例各异,莫知适从。"柯雪帆等[141]考证认为,《伤寒论》和《金匮要略》的药物剂量问题应按 1 斤 =250g,1 两 =15.625g(缩写为 15.6g),1 升 =200ml 计算。伤寒泰斗李培生主编的《伤寒论讲义》关于"古今剂量折算表"记载:一两(汉代剂量)= 一钱(折合中药秤十六两制剂量)=3g(折合米制克剂量)[142]。二者相差 5 倍之多。

基于方药剂量研究的现状,全小林院士[143]用"迷、乱、惑"三个字加以概括。"迷"是指经方剂量传承认识不足,正误难辨;"乱"是指临床剂量应用混乱;"惑"是指有关剂量论述散落于古今文献之中,临床上缺乏剂量的理论指导。

2. 逐事斟量,胜病为要

影响中药剂量的相关因素多,变数大。如《本草衍义》曰:"凡服药多少,……缘人气有虚实,年有老少,病有新久,药有多毒少毒,更在逐事斟量。"《圣济总录》曰:"凡服药多少,要与病人气血相宜,盖人之禀受本有强弱,又贵贱苦乐,所养不同,岂可一概论,况病有久新之异,尤在临时以意裁之,故古方云,诸富贵人骤病,或少壮肤腠致密,与受病日浅者,病势虽轻,用药宜多,诸久病之人,气形羸弱,或腠理开疏者,用药宜少。"概括言之,影响药量的因素较多,并与医者的临床用药经验和对药物的认知程度有关。

(1)三因施量,不拘成见。如麻黄,古有"麻黄用数分,即可发汗"之说。近代医家张锡纯在讨论麻黄的用量时曾有精辟的论述。认为"此以治南方之人则可,非所论于北方也"。在《医学衷中参西录》中指出:"此宜分其地点之寒热,视其身体之强弱,尤宜论其人或在风尘劳苦,或在屋内营生,随地随人斟酌定其所用之多寡,临证自无差谬也。"进而分析说:"盖南方气暖,其人肌肤薄弱,汗最易出,故南方有麻黄不过钱之语;北方若至塞外,气候寒冷,其人之肌肤强厚,若更为出外劳碌,不避风霜之人,又当严寒之候,恒用七八钱始能汗者。"告诫人们"不可拘于成见也。"由此提出了"用药之道,贵因时、因地、因人,活泼斟酌以胜病为主"的治疗用药衡量观。

(2)药贵中病,进止有度。如吴鞠通《医医病书》曰:"用药分量,有宜

[141] 柯雪帆,赵章忠,张玉萍,等.《伤寒论》和《金匮要略》中的药物剂量问题[J].上海中医药杂志,1983(12):36-38.

[142] 李培生.高等医药院校教材:伤寒论讲义[M].上海:上海科学技术出版社,1985:228.

[143] 全小林.重剂起沉疴[M].北京:人民卫生出版社,2010:16.

多者,少则不效。……有宜少者,万不可多用。"明确指出:"药之多寡,视病之轻重也",总以中病为要,衡量有度。若"病轻药重为不中,病重药轻亦为不中;病浅药深为不中,病深药浅亦为不中;味厚气盛之药,多用为不中;味淡气薄之药,少用亦为不中。"不中则无度,无度则不效。陆锦燧《景景医话》指出:"用药分量之轻重,鄙意当视其病以为准,初不能执定某药必重用,某药必轻用,即古方流传,其分量固已酌定,仍必赖用之者增损其间,乃合病机,不独药品之宜加减也。"强调因病施量,谨守病机,加减增损,灵活变通。魏之琇《续名医类案》记载:"(黄履素曰)临场虑不耐风寒,合玉屏风散服之,反自汗津津不止,盖防风与黄芪各等分之谬也。"于是调整药量,"用黄芪七分,配防风三分,斯得之矣。"提示在方证吻合的前提下,药量的多少就显得尤为重要了。故张介宾《类经》指出:"当知约制,而进止有度也。"

（3）因药致疾,务必提防。《神农本草经》指出:"若用毒药疗病,先起如黍粟,病去即止,不去倍之,不去十之,取去为度。"提示剧毒药物应严格控制剂量,宜采取"小量渐增"的使用方法,确保用药安全。大凡用药,无不皆然,药量的把控尤为重要。若剂量超大,药过病所,则反为药伤,病外诸病从此变生,即为药病。这是中药临床应用中一个比较突出和值得关注的问题。《医宗必读》曰:"病伤犹可疗,药伤最难医。"《妇人大全良方》指出:"因药致疾,不可不戒。"这些观点,对临床安全用药具有重要的警示作用。

3. 法定剂量,约束有限

所谓剂量,是指单味药发挥治疗作用的有效剂量。通常是指干燥饮片,在汤剂中成人一日内服的剂量。药量是临床用药面临的一个严肃而严谨的科学问题,又是一把"双刃剑",利害攸关。《本草经集注》指出:"分剂秤两,轻重多少,皆须甄别。若用得其宜,与病相会,入口必愈,身安寿延。若冷热乖衷,真假非类,分两违舛,汤丸失度,当瘥反剧,以至殒命。医者意也,古之时所谓良医,盖善以意量得其节也。"

《中国药典》是国家保证药品质量的法典,是药品研制、生产、经营、使用和监督管理等均应遵循的法定依据,具有权威性和约束力。《中国药典》在所载药物条下对其剂量范围作出了明确的界定,这是一种刚性的约束,临证用药务必恪守遵循。而《中国药典》在"凡例"中指出:"必要时可根据需要酌情增减。"显然是一种柔性的变通,以示人灵活增损出入。这种刚性的限量与柔性的酌量如何把控？"度"在哪些？不得而知。临床医者若严格按《中国药典》规定剂量使用，安全系数较高，但有可能因为药量较小而达不到预期的效果；如果大量或超越"红线"使用，医者势必要承担可能发生的医疗风险。这种"两难"的尴尬局面，严重束缚了临床医者用药和疗效的发挥。著名中药学家叶橘泉先生指出："中药的定量问题希望有专人研究讨论之。"[144]

周超凡先生等[145]认为，《中国药典》对诸多饮片用量的规定偏小，不能反映量效关系，不能体现多种因素对用量的影响，掣肘了临床用药的灵活性。刘丹[146]认为，《中国药典》规定剂量与临床用药实际差距较大，并不完全为临床医者所接受和遵循。中医专家大量或超《中国药典》规定剂量用药，且有效剂量范围离散度大，已经成为一种客观现实和普遍趋势。

中国中医科学院中药研究所承担的国家科技基础条件平台项目——中药饮片用法与用量标准研究（2004DEA71170），在全国不同区域，选取18个省、自治区、直辖市的21家医院，就中医临床常用中药饮片用量进行了问卷调查[147]。共收集调查问卷1 704份，结果显示：56.7%的专家认为目前《中国药典》规定的中药饮片用量普遍偏小，78.4%的专家认为有必要修订《中国药典》对饮片用量的规定，20.4%的专家认为临床饮片用量超出《中国药典》范围与《中国药典》规定欠合理密切相关。又对中医内科临床处方269 882张进行分析[148]，涉及药物300味，其中与《中国药典》规定用量不相符的药物有155味，超过50%。提示《中国药典》部分中药的规定用量与中医内科临床实际用量严重不符。

黄氏等[149]指出，《中国药典》的规定（剂量）与临床实际应用严重脱节，

[144] 周凤悟,张奇文,丛林.名老中医之路:第二辑[M].济南:山东科学技术出版社,2015:22.

[145] 周超凡,林育华.激活中药饮片用量,提高中医临床疗效[J].中国处方药,2008,（9）:36-37.

[146] 刘丹.基于我校国医堂中医专家临床用药的剂量研究[D].武汉:湖北中医药大学,2018.

[147] 唐仕欢,黄璐明,黄璐琦,等.常用中药饮片用量问卷调查报告[J].中国中药杂志,2010,35（4）:539-543.

[148] 唐仕欢,杨洪军,黄璐琦,等.中医临床处方饮片用量调研报告（内科）[J].中国中药杂志,2008,33（19）:2257-2263.

[149] 黄璐明,杨洪军,唐仕欢,等.中药用量标准研究的思路与方法[J].中医杂志,2009,50（7）:651-654.

动摇了具有法律效力的《中国药典》的权威性。肖氏等[150]认为,中药疗效平平或者不够确切,剂量偏低是其重要原因。在保证安全性的前提下,突破传统中药用量规定束缚,适当地增加中药用量,这可能将是从根本上改善中医药临床疗效的重大举措。仝小林院士[151]指出:《中国药典》规定的剂量是常用量、安全量,但常用量不是最大有效量,安全量不等于最佳有效量。临证可根据病情需要,适当的大剂量使用,不必拘泥于常用剂量或权威剂量。

剂量是决定药物临床应用安全、有效的重要参数。王清任《医林改错》曰:"药味要紧,分量更要紧。"徐廷祚《医粹精言》曰:"药必有毒,非毒无以驭病,非节制无以驭毒,故药之分量不可不慎也。"加强中药临床剂量的研究,势在必行,任重而道远,有待中医药同仁的不懈努力。

[150] 肖小河,鄢丹,金城,等.突破中药传统用量局限,提高中医药临床疗效[J].中国中药杂志,2008,33(3):229-232.

[151] 仝小林.重剂起沉疴[M].北京:人民卫生出版社,2012:56.

三十八、古代中药试验

试验是科学研究的重要手段。纵观中药发展史,就是一部不断试验,不断前进和进步的历史。

这里有三个敏感而尖锐的问题需要做出回应。

一是中药有没有试验?清·唐容川在《本草问答》中记载了他与弟子张伯龙有关中药试验的一段精彩对话。张伯龙问:"(西医)用药全凭试验,中国但分气味以配脏腑,未能试验。"这种说法对吗?唐容川认为不对,"中国经神农尝药,定出形色、气味、主治脏腑百病,丝毫不差。所谓尝药即试验也。"说明中药不仅有试验,而且历史悠久,源远流长。

二是中药为什么要试验?清·徐大椿《神农本草经百种录》的解读是:"凡药性有专长,此在可解不可解之间,虽圣人亦必试验而后知之。"只有通过试验,才能对药性专长有深入的了解和把握,进而解除人们对中药知识"在可解不可解之间"的困惑,坚定中药的自豪感和自信心。

三是怎样开展中药试验?在漫长的中药历史进程中,古人创造了很多中药试验的手段和方法,而且历代相沿,薪火相传,不断创新,促进了中药的发展。

1. 口尝试验

我国是"文明古国,礼仪之邦",重视礼仪是我国的传统美德。如儒家经典著作《礼记》,该书记载了先秦时期的各种礼制。其中,对如何侍奉尊长服药,做出了严格的制度安排。即"君有疾饮药,臣先尝之;亲有疾饮药,子先尝之。"[152]君亲有疾服药,让臣子"先尝后进",这是确保君亲用药安全,在当时最直接、最可靠的试验方法。

西汉淮南王刘安主持撰写的一部哲学著作《淮南子》,书中记载了神

---

[152] 陈澔.礼记[M].金晓东,校点.上海:上海古籍出版社,2016:49.

农"尝百草之滋味,……一日而遇七十毒"的千古传奇。虽不免有些夸张,却是我国古代先民们为了生活和生存所从事的一项极具风险性的工作,并为此付出艰辛甚至生命代价的真实写照。正是由于古人采集食物,口尝试药,亲身体验,"始有医药"(《史记》)。因此,神农被认为是中药口尝试验的先驱。

中医历来重视尝药试验。如《景岳全书》记载:"余少年时,每将用药,必逐件细尝,既得其理,所益无限。"《药品化义》曰:"有不能嗅其气。嚼其味者,须煎汁尝之。"《医原》强调说,凡药味"但须平昔亲尝,方能无误"。强调用药必先尝,只有通过"细尝""亲尝",直接感受,才能获得对药物的感性认识。这是古人发现药物,识别百草常用的试验方法。

鲁迅先生[153]曾在《经验》一文中真实记载了古人尝药试验过程:"大约古人一有病,最初只好这样尝一点,那样尝一点,吃了毒的就死,吃了不相干的就无效,有的竟吃到了对证的就好起来,于是知道这是对于某一种病痛的药。这样地累积下去,乃有草创的纪录,后来渐成为庞大的书,如《本草纲目》就是。"尝药是中药试验的肇端,中药试验是从口尝开始的。

2. 人体及动物试验

医学研究离不开人体及动物试验,在历代本草中记载了大量相关的内容。从试验手段和方法看,已具备了现代药理试验的一些基本要素,为探索中药的药理作用和奏效机制发挥了重要的作用。

唐·陈藏器《本草拾遗》记载:将赤铜屑(即煅铜时落下的铜屑)研细泡酒,喂养骨折的家畜。待"六畜死后,取骨视之,犹有焊痕。"该试验以"骨折家畜"为病理动物模型,赤铜屑为试验观察药物。待家畜死后"取骨视之",相当于现代的病理学检查。结果证实:赤铜屑能"直入骨损处"。骨折处有"焊痕"就是赤铜屑"主折伤",促进骨折愈合的有力证据。

无独有偶,在宋·寇宗奭《本草衍义》也有类似的记载,有人用自然铜"饲折翅雁,后遂飞去。今人(以之治)打扑损。"该试验以"折翅雁"为试验动物模型,经过投喂自然铜后,大雁折断的翅膀获得痊愈。"后遂飞"为骨折愈合的重要指标。该试验为自然铜活血疗伤、续筋接骨提供了药理学依据。

由于人与动物有很大的差别,动物试验并不能完全替代人体试验。因

[153] 鲁迅.鲁迅散文[M].北京:人民文学出版社,2013:175.

此,古人更注重人体试验。以此来检验和论证药物的疗效和疗法的运用,更具有客观真实性,更贴近临床用药实际。在明·李时珍《本草纲目》中不乏类似的记载,略举数例,以飨读者。

有一囚犯,"七次犯死罪,遭讯拷,肺皆损伤,至于呕血。……只用白及为末,米饮(米汤)日服,其效如神。"待囚犯凌迟处死后,剖胸观察发现,囚犯"肺间窍穴数十处,皆白及填补。"该试验从临床观察有效,从尸体解剖进一步确证了白及收敛止血,生肌敛疮之功。

相传曼陀罗花(洋金花),"笑采酿酒饮,令人笑;舞采酿酒饮,令人舞。"李时珍亲自尝试,"饮须半酣,更令一人或笑或舞引之,乃验也。"若用热酒调服,"少顷昏昏如醉。割疮灸火,宜先服此,则不觉苦也。"说明曼陀罗花确有麻醉镇痛作用。

安徽广德有个叫顾安中的人患脚气病,行履不得。有一次乘船时,将脚置于船中的一个布袋上,渐渐就觉得腿不疼了。安中问船工:"袋中何物?"船工回答曰:"宣州木瓜也。"安中从此次偶遇中受到启发,回到家中后,仿此做了一个装有木瓜的布袋进行试验观察,结果"用之顿愈"。该试验证实了木瓜祛风湿,舒筋活络的功用。

近代名医陆渊雷认为[154],中药是人体上试验下来的,功效当然比动物试验得来的要准确得多。当代著名中医学家岳美中说[155],中药都是从活生生的人体上体验出来的药性,非常合乎人体的生理病理情况,所以数千年不衰,不是隔着人体的经验,是科学的。

3. 临床试验

中药植根于临床,服务于临床,临床是中药试验的主阵地。古人在长期的医疗活动中,以人为中心,开展了大量的、卓有成效的临床药物试验,积累了丰富的经验,取得了可喜的研究成果。

为了考察和证实上党人参的补气作用,《本草图经》把受试对象分为两组进行对照试验观察。"当使二人同走,一与人参含之,一不与,度走三、五里许。"结果显示"其不含人参者必大喘,含者气息自如者"。通过对照比较分析,为人参的补气作用提供了科学的试验结论。分组对照试验观察至今

[154] 蔡定芳.陆渊雷全集[M].上海:上海科学技术出版社,2018:882-883.
[155] 陈可冀.岳美中医学文集[M].北京:中国中医药出版社,2000:550.

仍是科学研究常用的一种试验方法。

《本草纲目》记载,在李时珍 20 岁时,因长期感冒咳嗽,"遂病骨蒸发热,肤如火燎,每日吐痰碗许。"经服用柴胡、麦冬等多种药物月余,病情不见好转,反而加剧,"皆以为必死矣。"李时珍的父亲偶尔想到李杲治肺热如火燎的一味黄芩汤。于是按方试服,次日身热尽退,而痰嗽皆愈。李时珍以自己亲身经历和感受,对黄芩清肺止咳的功用赞叹不已。他深有感触地说:"药中肯綮,如鼓应桴,医中之妙,有如此哉。"

《本草述》记载:某女子"食荞面而怒,痛于胃脘当心,医用吐下行气化滞药,药反吐,且便秘三日,盖不知气之所留即病乎血也,故以此味(延胡索)为末,温酒调下而愈。又一人五旬外病痢,腹痛且危,此湿热伤气,即病乎血凝也,亦用此末米饮服之愈。"充分证实了延胡索止痛的良好效果。

《本草纲目拾遗》记载:"(某男)患怯汗大泄,虽盛暑处密室帐中,犹畏风甚,病三年,医药不效,症在不起,适有戚自川归,遗以夏草冬虫三斤,逐日和荤蔬作肴炖食,渐至愈。"赵学敏从此案例得出了冬虫夏草"保肺气,实腠理,确有征验,用之皆效"的结论,至今仍为临床所遵循。

此外,如《本草图经》用蓣核治眼疾,"前后试验数十人皆应,今医家亦多用得效。"《本草思辨录》用薏苡仁"止泄热驱湿而筋即舒,试之屡验"。《本草正义》用土茯苓"一味自可治最重最危之症,已得实验数人"。《医学衷中参西录》用牛膝治脑充血证,"屡经试验而知,故敢贡诸医界。"大量反复的临床试验观察,极大提升了中药治疗的有效性和可信度。

4. 其他试验

(1)药物种植试验。如《本草纲目拾遗》认为:"草药为类最广,诸家所传,亦不一其说,予终未敢深信。"于是,"以曾种园圃中试验,故载之。否则宁从其略,不敢欺世也。"这种科学严谨的治学精神颇堪后学效法。又如吴其濬《植物名实图考》记载:党参,山西多产,而《山西通志》又说山西不产党参。于是,吴氏专门派人到深山掘得党参苗,移植栽培。观察发现,人工培育的党参不仅存活率高,而且生长繁茂。嘉庆二十四年(1819 年),吴其濬在广东乡试正考官期间,适逢广柑上市。品尝之余,他深入果园考察,探讨栽培技术,并购买了千株幼苗带回固始,进行栽培尝试并取得成功[156]。

---

[156] 河南省科学技术协会.吴其濬研究[M].郑州:中州古籍出版社,1991:10-12,261-263.

（2）真伪鉴别试验。如赤石脂，《本草衍义》记载"以舌试之，粘着者为佳"。蜂蜜，《本草纲目》记载，将烧红的火箸（用铁制成，形状像两根筷子，俗称火筷子）插入蜜中，如果提出起雾气者是真，冒烟者是假。腽肭脐（海狗鞭），市售假者为多，"只凭试验才知"。《本草蒙筌》记载：将其"置寒冻水内，水因温暖不冰"，若"得此验者真也"。

（3）化学试验。《神农本草经》记载：丹砂"能化为汞"。丹砂即硫化汞（HgS），加热则发生化学反应，产生二氧化硫（SO_2）和汞（Hg）。石胆（即胆矾）"能化铁为铜"。石胆含五水硫酸铜（$CuSO_4 \cdot 5H_2O$），如将铁片放到硫酸铜溶液中，铁离子就把铜离子从硫酸铜中置换出来，铁片就镀上了一层黄色的铜。此外，水银"杀金、银、铜、锡毒"，空青"能化铜、铁、铅、锡作金"，曾青"能化金铜"，石硫黄"能化金、银、铜、铁奇物"等。这些化学现象都是古人开展化学试验结果的真实记录。早在两千多年前能有如此的成就，实属不易。

总之，中药源于我国古代劳动人民长期的生活、生产和医疗实践。两千多年来，长盛不衰，举世瞩目。中药与试验一直相伴而行，携手共进。中药在试验中探索，在探索中试验，不断积累升华，推动了中药的发展。由于历史条件的限制，古人关于中药试验的手段和方法还比较简略，水平不高，有待提升。但我们没有理由，也不应该求全责备。创新和发展才是永恒的主题。

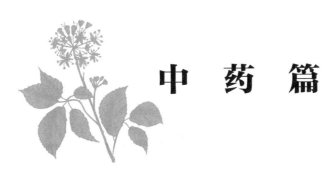

中 药 篇

"凡为医师,先当识药。"

(《神农本草经疏》)

三十九、中药及其相关概念

"中药"一词,始见于《神农本草经》。书中记载:"中药一百二十种为臣,主养性以应人,无毒、有毒,斟酌其宜。欲遏病补虚羸者,本中经。"《神农本草经》把有毒或无毒,既能补虚又能祛邪的药物称为"中药"。系指介于"上药"与"下药"之间的中品药物,仅用于药物的功效分类而已。明代以降,《神农本草经》三品分类法已逐渐被边缘化而成为历史。如李时珍仅以"神农本草经目录"的形式保留在《本草纲目·序例》中。旨在"存此目,以备考古云耳"。因此,作为药物功效分类的中药已不再被使用。随着西学东渐,传统药物以"中药"之名取而代之。然而,此"中药"非彼"中药"也,不可同日而语。

何谓中药?历来讨论较多,可谓见仁见智,众说纷纭。如中药是我国传统药物的总称[157]。中药就是在中医药理论指导下认识和使用的药物[158]。中药是中医所用的药物,其中以植物为最多,但也包括动物和矿物[159]。在中医药理论指导下,用以防治疾病的药物,便称为"中药"[160]。中药的应用是以中医学理论为基础的,有着独特的理论体系和应用形式,充分反映了我国自然资源及历史、文化等方面的若干特点,所以人们把它称为"中药"[161]。中药是指在中医药理论指导下认识和使用的药用物质及其制剂,主要包括中药材、中药饮片和中成药等[162]。中药是指以中医、中药基础理论作为指导思想,并以此来决定其应用的一部分天然药,及其加工品[163]。中药就是

[157] 雷载权.中药学[M].上海:上海科学技术出版社,1995:1.

[158] 张廷模.中药学[M].上海:上海科学技术出版社,2006:3.

[159] 中国社会科学院语言研究所词典编辑室.现代汉语词典[M].北京:商务印书馆,1982:1498.

[160] 颜正华.颜正华中药学讲稿[M].北京:人民卫生出版社,2009:3.

[161] 凌一揆.中药学[M].上海:上海科学技术出版社,1984:1.

[162] 王建,张冰.临床中药学[M].北京:人民卫生出版社,2012:1.

[163] 翁维健,谢海洲,张炳鑫,等.试论中药的概念和特征[J].新中医,1981(4):53.

指在中医理论指导下，用于预防、诊断和治疗疾病及其康复保健等方面的物质[164]。以中医药理论体系的术语表示药物的性能和功效，从而能按中医药理论体系来使用的药物，称作中药[165]。

以上诸家所论，从不同的角度，不同层面反映了中药的本质特性。归纳起来，中药应具备以下基本元素。

1. 理论基础

中药是在中医药理论指导下认识和使用的药物，具有独特的理论体系、表达方式和运用形式。因此，中药必须赋有四气、五味、归经、升降浮沉、毒性、功效等中医药理论体系的特有内涵，并用以阐述药物对机体的影响，揭示中药的应用规律，指导中药的临床实践。这是中药有别于西药及天然药物的显著标志。失去中医药理论的指导，中药就不能称为中药[166]。

2. 实践基础

中药的发明和应用，经历了漫长的实践和不断积累的过程。相传神农"尝百草之滋味，……一日而遇七十毒"（《淮南子·修务训》），就是我国古代劳动人民在与自然和疾病作斗争的过程中发现药物，认识药物实践活动的真实写照。数千年来，中医药为维护人民健康和民族繁衍做出了重要贡献。事实证明，中药源于实践，进而服务于临床。具有广泛的医疗作用，既可用于疾病的预防和治疗，也可用于亚健康人群的养生保健。

3. 物质基础

中药主要来源于自然界的动物、植物和矿物。如紫苏叶为植物紫苏的叶，全蝎为动物东亚钳蝎的全体，石膏为矿物石膏族石膏，冰片为植物龙脑香树脂加工品。中药不仅具有天然产物的自然属性，更具中医所独有的特质。据调查，目前所知的中药资源仅 12 800 余种。不计其数的天然产物尚

　[164]　高学敏. 中医药学高级丛书：中药学[M]. 北京：人民卫生出版社，2000：3.
　[165]　岳凤先. 试论西药中药化[J]. 医学与哲学，1982（1）：33.
　[166]　高晓山. 中药药性论[M]. 北京：人民卫生出版社，1992：3.

待挖掘和整理,并逐步提升为中药。因此,中药仅仅是天然产物的一部分,而并非全部。

基于上述,中药是指在中医药理论指导下,用以防治疾病及养生保健的部分天然物质及其加工品。中药内涵的基本要素见图13。

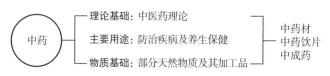

图13 中药内涵的基本要素

图13所示,中药主要包括中药材、中药饮片和中成药。①中药材。系指药用植物、动物和矿物的药用部分采收后经产地初加工形成的原料药材(GB/T 31774—2015《中药编码规则及编码》),不能直接用于配方或制剂。②中药饮片。系指药材经过炮制后可直接用于中医临床或制剂生产使用的处方药品(《中国药典》)。2015年,《国家基本药物目录管理办法》首次明确将中药饮片纳入国家基本药物目录中。③中成药。是以中药饮片为原料,在中医药理论指导下,在中药方剂的基础上,按处方标准制成的一定剂型的现成中药[167],包括丸、散、膏、丹等各种剂型。简而言之,中药材是中药的原料药,中药饮片是可供直接使用的中药,中成药是现成制剂的中药。

另有两个与中药有关的名词。①草药:“草药”之名使用较早,可见于梁·陶弘景《本草经集注》:“若筛散草药,用轻疏绢,于酒服则不泥。”清·吴敏树《杂说》诠释曰:“有号草药者,俗相传取诸草,名不在《本草经》者,以治疾,尤有奇效。”草药系指主流本草尚未记载,多为民间医生所习用,一般以植物药物为主。②中草药:“中草药”之名出现相对较晚,在历版《中国药典》中仅见于1977年版。该书将所收载药品(包括药材和饮片)统称为“中草药”。此后如1985年版~2000年版《中国药典》将其改为“药材”或“中药材”,2005年版《中国药典》以后,统一规范为“药材和饮片”。随着中药名称术语的不断规范,草药和中草药之名逐渐被淡化或边缘化。

长期以来,对中药存在着一些模糊的认识,有待进一步澄清。

一是中药就是中国所产的药物。中药的“中”不是一个“地域”概念。

---

[167] 万德光.中药分类学[M].北京:人民卫生出版社,1997:46.

我国是世界上药用资源最丰富的国家之一。中药主产于中国,但并非中国所独有。如乳香、没药、西洋参等就是外国原产的,也是常用的中药。即便是中国产的药物,若不赋予药性理论的内涵,不在中医药理论指导下使用,也不能称为中药。因此,中药是没有国界或地域之分的。中药是人类的共同财富,无论是过去、现在和将来都必将造福于人类。

二是中药就是中医使用的药物。中药的"中"不是一个"使用者"概念。在当代,由于中医和西医所掌握的医药知识结构发生了很大变化,中医使用西药或西医使用中药的现象极为普遍。中药的使用者是姓"中"或是姓"西"并不重要,关键在于使用者是否以中医药理论指导用药。因此,不能简单以使用者的身份来判断其使用的药物是中药或是西药。

三是中药就是天然药物。天然药物是指动物、植物和矿物等自然界中存在的有药理活性的天然产物。中药主要源于天然产物,但天然产物并不一定都是中药。中药具有天然药物的自然属性,更具有特定的内涵,即独特的理论体系(如四气五味、归经、升降浮沉、毒性等)、独特的表达方式(如发散风寒、清热解毒、疏肝解郁等)和独特的运用形式(如汤、膏、丹、丸、散等)。中药与天然药物有着本质的区别,不能将二者混为一谈。

有学者指出[168],不论是人工合成药,还是与之相对应的天然药;也不论是天然药,还是它们的提纯品;中国产的还是外国产的,甚至是经典的西药,只要是在中医药理论指导下加以应用的都应称为中药。否则,即便是我国的传统中药,如不是按照中医药理论进行应用,而是按照西医药理论进行应用时也不能称为上述概念的中药,其说可从。

附:国药之名的由来

每年的 3 月 17 日,是中医药人应该铭记的重大节日——"国医节"。1929 年 2 月 23 日,在当时行政院院长汪精卫的授意下,新组建的中央卫生委员会在南京召开第一次会议。会上讨论了由余云岫等人提出的臭名昭著的"废止中医案"。此案一出,举国上下无不义愤填膺。

1929 年 3 月 17 日,全国医药团体代表大会在上海召开,反对余云岫等人提出的"废止中医案"。定 3 月 17 日为"国医节",成立"全国医药团体

[168] 朱素珍,张世杰.试论中药的概念[J].中成药研究,1988(3):43.

总联合会",组织联合赴南京请愿团。在全国中医药界的强烈抗议下,国民政府"废止中医案"被迫撤销。12月1日,中医药界在上海再次召开全国医药团体总联合会第一次临时代表大会,明确提出:中医药一律称"国医国药"[169]。至此,中医又称为"国医",中药又称为"国药"。

[169] 中华中医药学会.中国中医药学科史[M].北京:中国科学技术出版社,2014:191-194.

四十、中药名称由来

"中药"一词由来已久,始见于我国现存最早的本草学专著《神农本草经》。该书共载药365种,并按其功用将这些药物分为上、中、下三品。其中,"上药一百二十种为君,主养命以应天,无毒,多服、久服不伤人。欲轻身益气,不老延年者,本上经。中药一百二十种为臣,主养性以应人,无毒、有毒,斟酌其宜。欲遏病补虚羸者,本中经。下药一百二十五种为佐使,主治病以应地,多毒,不可久服,欲除寒热邪气,破积聚,愈疾者,本下经"。《神农本草经》所谓"中药",专指有毒或无毒,既能补虚又能祛邪的中品药物,是一种中药功效分类术语,与现代所谓的中药内涵相去甚远[170]。

作为中医防治疾病物质的中药,在古代典籍中常以"药""毒"或"毒药"等称谓。"药"字是繁体字"藥"的简化。据考[171],目前所知最早的"药"字,盖出自数千年前的铭文(即金文)。《说文解字》释为"治病艹,从艸,乐声"。药的本义就是一种治病的草,以草为本,故又名"本草"。在先秦的非医学典籍中,"药"字多有记载。如《尚书·说命上》云:"若药不瞑眩,厥疾弗瘳。"《周礼·天官冢宰》云:"医师掌医之政令,聚毒药以共(供)医事。"《礼记》云:"医不三世,不服其药。"在这些典籍中,不仅出现了药和毒药的表述,而且记载了我国早期与药有关的医疗活动,还提出了谨慎用药的理念。

春秋战国时期,我国现存医书中最早的典籍之一《黄帝内经》问世。该书分为《素问》和《灵枢》两部分流传至今。书中对"毒药"多有论述。如《素问·汤液醪醴论》云:"当今之世,必齐毒药攻其中,镵石针艾治其外也。"《素问·异法方宜论》云:"其病生于内,其治宜毒药"。《素问·藏气法时论》云:"毒药攻邪,五谷为养,五果为助,五畜为益,五菜为充,气味合而服之,以补精益气。"这里的"毒药"是指用来"攻邪"或"治病"的物质。

---

[170] 周祯祥."中药"名称源流考析[J].中药与临床,2014,5(1):32-33.

[171] 国家中医药管理局《中华本草》编委会.中华本草:第一册[M].上海:上海科学技术出版社,1999:6.

东汉末年（约公元 2 世纪），《神农本草经》问世。书中不仅明确记载了"药有酸、咸、甘、苦、辛五味，又有寒、热、温、凉四气，及有毒、无毒""药有阴阳配合"等药性理论的内容，并提出了"疗寒以热药，疗热以寒药"的基本用药原则。初步构建了传统药学理论体系，为中药学的发展奠定了坚实基础。

宋·太医院编《圣济总录》云："若药无毒，则疾不瘳。"金·张从正《儒门事亲》云："凡药有毒也。非止大毒、小毒谓之毒，虽甘草、人参，不可不谓之毒，久服必有偏胜"。明·张介宾《类经》云："毒药者，总括药饵而言，凡能除病者，皆可称为毒药。""凡可辟邪安正者，均可称为毒药。"《本草正》云："本草所云某有毒，某无毒，余则甚不然之，而不知无药无毒也。"汪机《医学原理》云："药谓草、木、虫、鱼、禽、兽之类，以能治病，皆谓之毒。"陈嘉谟《本草蒙筌》云："治病在药，用药由人。""药必求真，服才获效。"清·景东旸《嵩崖尊生全书》云："药者，毒之谓。"徐大椿《医学源流论》云："药之设也以攻疾。"［日］丹波元坚《药治通义》云："毒药二字，古多连称。见《素问》及《周官》，即总括药饵之词。"近代谢观《中国医学大辞典》云："凡药可以治病者，皆谓之药。古以草、木、虫、石、谷为五药。"以上诸家所论，说明凡药皆毒，无药无毒。药、毒和毒药都是用来治病的物质，其义相通，只是称谓不同而已。

现代"中药"名称的启用，与外来药物（尤其是西方药学）的输入直接相关。外来药物传入我国的历史久远。早期传入的外来药物对我国传统药学的影响并不大，而且很快被历代本草所吸纳，并赋予了中医药理论体系的特有内涵，不断丰富和发展了我国传统药学。体现了祖国医学"海纳百川，有容乃大"的宽阔胸襟。如：

《新修本草》是唐代的官修本草，是我国现存最早的类药典性著作。颁行于唐显庆四年（公元 659 年）。该书是在《本草经集注》的基础上增补、编校而成的。内容从原来的 7 卷增加到 54 卷，药物数由原来的 730 种增加到 844 种。在新增的 114 种药物中至少有 27 种不是中国出产的，外来药物超过 20%[172]。

《海药本草》是我国第一部记载外来药物的专著，系唐末五代时波斯裔四川人李珣所著。该书荟萃了五代以前外来药物之精华，是中外医药文化交流的产物。从收录药物所注的产地看，大都是外国地名。在 131 种药品中注明外国产地药名有 96 种[173]，占 73%。

《本草纲目拾遗》是清代最有代表性的本草著作。该书首次引用了西方

---

［172］ 高晓山. 本草文献学纲要［M］. 北京：人民军医出版社，2009：99.

［173］ 李珣，海药本草［M］. 辑校本. 尚志钧，辑校. 北京：人民卫生出版社，1997：3.

药学文献——《本草补》。《本草补》为墨西哥传教士石铎琭据"见闻所及"撰写而成。医史学家范行准先生认为："自邓玉函、罗雅谷诸人所译《说概》《图说》为西洋初次传入之两部解剖生理学书，而《本草补》则为西洋传入药物学之嚆矢，与邓、罗之书可称鼎足而三"[174]。《本草纲目拾遗》收载的日精油、吸毒石、辟惊石、奇功石、保心石、香草、臭草、锻树皮、蒌油、吕宋果等都是西洋传入药物，来自《本草补》。赵氏在书中不仅注明药物的出处，还详细介绍其药性、功效、主治及用法等内容，使之有机地融入传统药物体系之中。

康熙三十二年（公元 1693 年），康熙皇帝患了疟疾，服用各种药物均无效，病情日益严重，此时法人洪若翰等向康熙帝进献了金鸡纳（即金鸡纳霜）药，很快被治愈[175]。金鸡纳霜是用金鸡纳树的树皮研磨而成的。直到 18 世纪中叶以后，金鸡纳霜在我国广泛应用。药学家赵学敏将其收入《本草纲目拾遗》。该书卷六载："西洋有一种树皮，名金鸡勒（即金鸡纳），以治疟，一服即愈。"并分析其药性为："味微辛，云能走达营卫，大约性热，专捷行气血也。"

自古以来，历代本草就非常注意不断吸纳邻国及边境少数民族药物。为了以示区别，常在药名前冠以"胡""海""番""洋"等字样（详见"中药命名方法"篇）。

西方医学较系统地传入中国，应自合信氏的中文译著出现开始[176]。合信（1816—1873 年），英国人，医学硕士，皇家外科学会会员，毕业于伦敦大学医学院。1839 年受伦敦教会派遣来华，一直以医疗为职业。在华期间先后译著了《全体新论》《博物新编》《西医略论》《内科新说》《妇婴新说》等书，该五种被称为《西医五种》，内容涉及解剖生理、妇产、儿科、内科、天文等方面，影响较大，流传较广。其中，《西医略论》及《内科新说》中均有药物方面的专论。

随着西学东渐的速度加快，西方医药输入日益增多，并逐步在我国形成独立体系。由于中西药之间有明显的差异，人们便不得不逐渐把中国传统药物称为"中药"[177]。至于"中药"名称始于何时尚难确定。据考[178]，晚清著名思想家王韬在其"日记"中就出现了"中药"这一名词。曰："饭罢，偶阅

［174］ 范行准.明季西洋传入之医学［M］.上海：上海人民出版社，2012：122.
［175］ 张碧君.康熙与"金鸡纳霜"［J］.北京档案.1999（3）：40.
［176］ 赵洪钧.近代中西医论争史［M］.北京：学苑出版社，2012：55.
［177］ 国家中医药管理局《中华本草》编委会.中华本草：第一册［M］.上海：上海科学技术出版社，1999：5.
［178］ 王韬.王韬日记［M］.北京：中华书局，1987：111.

小异（清末秀才管小异）所译《内科新说》，下卷为西药草本，而间杂中药在其中。西药性味，予所未晓，而其所用中药治诸病处，恐不甚效（1859年3月30日）。"由此可见，"中药""西药"之名的出现及其分化应在19世纪中叶。

直至20世纪初叶，"中药"一词才逐步开始使用。据考证[179]，清末（1909年）在上海举行的"南洋大臣特考"试卷中出现了"中药"的名称。"问，中药辨气味，西药辨质，质与气味分别何如？"近代名医张锡纯（1860—1933年）"年过三旬始见西人医书"。并在医疗实践中深深感悟到"西医新异之理，原多在中医包括之中"，从此开创了"衷中参西"的光辉历程，写下了不朽著作《医学衷中参西录》。书中明确提出了"中药"与"西药"的概念及其差异，"盖西医用药在局部，是重在病之标也；中医用药求原因，是重在病之本也。究之标本原宜兼顾，若遇难治之证，以西药治其标，以中药治其本，则奏效必捷，而临证亦确有把握矣"。可见，此时"中药"一词已经成为我国传统药物的代名词。

"中药"名称的广泛使用是在20世纪中叶以后，经过不断的发展，中药逐步形成了一门相对独立的知识体系，并直接冠名于高等中医药院校教材。如1960年，由国家组织编写，成都中医学院主编，北京、上海、广州、南京、成都五所中医学院审定的《中药学讲义》由人民卫生出版社出版发行，并作为全国中医院校和西医学习中医班的试用教材（即全国高等中医药院校第1版《中药学》教材）。书中赋予"中药"名称的内涵，即由于中医用药治病，是在中医药的理论指导下进行的，因此便把这些药物称为"中药"。1977年，《中药学讲义》正式更名为《中药学》（即第3版）。自此，"中药"作为中医理论体系的一个专有名词被固化下来，得到了学界的普遍认同，一直沿用至今，见图14。

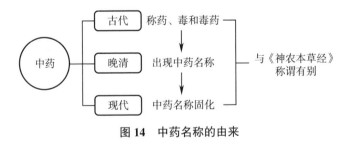

图14 中药名称的由来

［179］ 赵洪钧.近代中西医论争史［M］.北京:学苑出版社,2012:55.

四十一、中药命名方法

战国末年著名唯物主义思想家荀况《荀子》曰："名无固实,约之以命实,约定俗成,谓之实名。"意思是说,名称并不是生来就表示某种事物,而是在长期的实践中确定而形成的。人们习惯用这个名称称呼这种事物,就成为这种事物的名称。元代著名医家朱震亨《本草衍义补遗》曰："尝观药命名,固有不可知晓者,中间亦有多意义,学者不可不察。"近代国学大师章太炎《国故论衡》说:"(凡)物名必有由起。"中药名是中药的符号表征,是人们认知中药的起点。中药品种繁多,数以万计,命名各存思义。熟悉中药名称的由来,对于理解药物性能特点及其文化内涵有着重要意义。

1. 以颜色命名

中药五颜六色,绚丽夺目,成为某些药物的显著标志,也是中药命名的主要依据。一般而言,凡红色者,多在药名前冠以"红""赤""朱""丹"等字样,如红花、赤芍、朱砂、丹参等,皆因色红而得名。凡黄色者,多在药名前冠以"黄""金"等字样,如黄连、黄芩、黄柏、金铃子等,皆因色黄而得名。凡白色者,多在药名前冠以"白""银"等字样,如白芷、白前、白及、银杏、银花等,皆因色白而得名。凡黑色者,多在药名前冠以"黑""玄""乌""墨"等字样,如黑丑、玄参、乌梅、墨旱莲等,皆因色黑而得名。此外,以青色命名的药物有青皮、青蒿、青黛等,以紫色命名的药物有紫草、紫参、紫花地丁等,以绿色命名的药物有绿豆、绿萼梅等。

2. 以气味命名

中药都具有一定的滋味,有些药物还具有某些特殊的气味,通过人们的味觉或嗅觉可以直接感受,也常作为中药命名的依据。大凡甘味的药物,多在药名中带有"甘""甜"等字样,如甘草、甜杏仁等。辛味的药物多在药名中带有"辛""辣""麻"等字样,如细辛、胡椒、麻黄等。苦味的药物多在药名中带有"苦""胆"等字样,如苦参、苦楝子、龙胆草等。又如酸味的酸枣仁,酸、苦、甘、辛、咸五味具备的五味子等,皆以药物的滋味命名。鱼腥草因有浓烈的鱼腥气而得名,败酱草因有陈败的豆酱气而得名,藿香因其"香"而得名,臭梧桐因其"臭"而得名。以上皆因其特殊的气味命名。

3. 以形状命名

不少中药奇形异状,颇具特色,有别于其他药物,因其形而命其名,具有形象直观的特点。如马兜铃,状如马项之铃;木笔花,因花苞有毛,光长如笔,故取象曰木笔;白头翁,因其近根处有白茸状,形似白头老翁;牛膝,其茎节膨大,似牛之腿膝;狗脊,貌似狗之脊骨;枇杷叶,其形如琵琶;马齿苋,其叶比并如马齿;半边莲,秋开小花,只有半边,如莲花状;射干,茎梗疏长,正如射人长竿之状;紫花地丁,地下根如钉;木瓜,木实如瓜;佛手,其实状如人手,有指。又如钩藤、龙眼、鸡冠花等,皆因其形状而名之。

4. 以功用命名

有些药物对某些疾病具有独特的治疗作用和治疗效果,根据其功用命名,对临床用药具有直接的指导意义。如益母草,活血祛瘀,善治妇科经产诸疾,使邪去则母受益,故有益母之名。防风,其功疗风最要,故名。蚤休(重楼),本品善疗虫蛇之毒,得此治之即休,即有早日康复之意。伸筋草,祛风湿、舒筋活络,有利于筋脉的屈伸。骨碎补,主折伤,补骨碎,故命此名。远志,此草服之能益智强志,故有远志之名。黄芪,为补药之长,故名。百合,长治百合病故名。合欢花,长于蠲忿,令人欢乐无忧。又如甘草,能治七十二种乳石毒,解一千二百般草木毒,调和众药有功,故有国老之号。大黄,因其涤荡肠胃,推陈致新,有斩关夺门之力,锐不可当之势,故号将军。

5. 以产地命名

我国地大物博,药源丰富,草木谷菜,鸟兽虫鱼,金玉矿石,应有尽有。因产地不同而功用有别,故古人十分重视"地道药材"。为此,常在药名中冠以产地名。如著名的四大蕲药——蕲蛇、蕲竹、蕲艾、蕲龟,均产于李时珍的故乡湖北蕲州（蕲春）；著名的四大怀药——怀地黄、怀山药、怀牛膝、怀菊花，均产于河南怀庆府（新乡）。又如产于四川的川贝母、蜀椒，云南的云茯苓、云木香，浙江的浙贝母、杭白药，广东的广陈皮，山东的东阿胶，吉林的人参，福建的建泽、建曲等，都是著名的道地药材。

此外，如藏红花，并非产于西藏，主要产于欧洲及中亚地区，以往多由印度、伊朗经西藏进口行销内地，故又名"藏红花""西红花"。又如广木香，原名"蜜香"，主产于印度、缅甸、巴基斯坦等地，以往从我国广州输入，行销内地而得名。这里"藏"和"广"并非指产地，而是指药材的集散地，宜当明辨。

6. 以炮制命名

炮制是指对中药原材料进行加工处理的过程。炮制的方法不同，处方用名各异。如"炒制"的有炒牛蒡子、炒牵牛子、土炒白术、麸炒枳壳、米炒斑蝥等，"炙制"的有蜜炙甘草、酒炙川芎、醋炙香附、盐炙杜仲等，"煨制"的有煨生姜、煨木香、煨肉豆蔻等，"煅制"的有煅石膏、煅牡蛎、煅瓦楞子、血余炭等，"水飞"的有水飞滑石、水飞炉甘石、水飞朱砂等，"发芽"的有麦芽、谷芽、大豆卷等，"制霜"的有巴豆霜、西瓜霜、砒霜；"发酵"的有神曲、淡豆豉等，"淬制"的有淬自然铜、淬磁石、淬赭石等。

同一药物每因炮制的方法不同而名称各异。如麻黄，生用者名"生麻黄"，蜜炙者名"炙麻黄"；地黄，鲜用者名"鲜地黄"，晒干者名"生地黄"，蒸熟者名"熟地黄"。又如半夏有生半夏、姜半夏、法半夏、半夏曲之分，白术有生白术、蒸白术、炒白术、焦白术之异。

7. 以药用部位命名

根据药用部位命名是最常用、最直接的命名方法，尤其植物类药更是如此。大凡以全草入药者多以"草"名，如马鞭草、车前草、鱼腥草、仙鹤草等；以花入药者多以"花"名，如菊花、金银花、槐花、月季花等；以叶入药者多以"叶"名，如桑叶、枇杷叶、艾叶、竹叶等；以枝入药者多以"枝"名，如桑枝、桂枝等；以种子或果仁入药者多以"子"或"仁"名，如紫苏子、莱菔子、冬葵子、杏仁、桃仁、柏子仁等；以根或根茎入药者多以"根"名，如芦根、白茅根、板蓝根、葛根等；以树皮或根皮入药者多以"皮"名，如桑白皮、牡丹皮、地骨皮、海桐皮等。正因为如此，同一药物每因药用部位不同而名称各异。如桑叶、桑枝、桑白皮、桑椹子同出一物,因药用部位有叶、枝、根皮、果实之区别,故有诸名。如当归有当归头、当归身、当归尾、全当归之分,瓜蒌有瓜蒌皮、瓜蒌仁、全瓜蒌之异。

8. 以时间命名

药物的采集时间和贮存时间是否得当,与药物的临床疗效有着密切的关系,古人对此极为重视,并通过药物命名得以体现。如夏枯草,"此草冬至后生叶,至春而花,一到夏至即枯,故名"(《本草便读》),提示本品到夏季果穗半枯时采收。"五月半夏生,盖当夏之半也"(《礼记·月令》),提示半夏之块茎在仲夏成熟,此时夏季刚过一半,故名。

一般而言,用药宜新。主要是指药物采集后放置时间不宜太长,以免霉变、虫蛀、变质等影响药物的疗效。古人在长期的实践中发现有些药物宜用陈而不宜用新,即药物采集后贮存时间宜长。如"橘皮",一般认为,新鲜橘皮味较辛辣,气燥而烈,入药一般以放置陈久,辛辣之味缓和者为宜,故名"陈橘皮""陈皮"。又如棕榈炭,李时珍明确指出,"年久败棕入药尤妙",故有"陈棕榈"之名。

9. 以声音命名

有些动物往往发出一种特别的叫声,成为该动物的显著特征。如蛤蚧,雄者为蛤,雌者为蚧,属爬行动物,形似壁虎而大,常夜间出来活动。闻其鸣声,一曰蛤,一曰蚧,雌雄相随,鸣声相续,人们遂因其声而命其名。

10. 以人名命名

一般根据药物的发现者或最初使用者的名字来命名。如徐长卿,李时珍说"徐长卿,人名也,常以此药治邪病,人遂以名之",何首乌,《大明本草》记载"其药本草无名,因何首乌见藤夜交,便即采食有功。因以采人为名尔"。刘寄奴,据说本品为宋高祖刘裕所发明,他小名寄奴,故名。使君子,俗传潘州郭使君,常用一种果实治小儿虫证,特别有效,后医家因号为使君子也。

11. 因避讳易名

封建时代为了维护等级制度的尊严,说话写文章时遇到君主或尊亲的名字都不直接说出或写出,叫作避讳。有些中药名称随历史的演进,而不得不几易其名。如山药,在《神农本草经》中叫"薯蓣",唐代中期,因避代宗讳,改为"薯药"。到北宋时,又因避英宗讳,改为"山药",一直沿用至今。又如常山,原名"恒山",因历史上三个皇帝(汉文帝、唐穆宗、宋真宗)皆名"恒",因避讳而易名常山。他如玄参、玄胡、玄明粉,皆因避康熙(玄烨)之讳,改玄为"元",分别易名为元参、元胡、元明粉等。

12. 以秉性命名

所谓秉性,即天性、本性。根据某些药物特有的本性来命名,有助于对药物的进一步了解。如王不留行,"此物性走而不住,虽有王命不能留其行"(《本草纲目》)。主要根据其性善走窜的特性命名。肉苁蓉,因其"补而不峻,故有从容之号。从容,和缓之貌"(《本草纲目》);主要根据其补而不峻的特性命名。又如沉香,因其气香质重,有"置水则沉"(《本草纲目》)的特性而得名。麝香,因其气味浓烈,香气能远射而得名。

13. 以故事传说命名

在我国古代流传着许多与医药有关的神话故事和民间传说,文人墨客将其加工整理,以文字的形式记载下来。相传一农夫,身患腹水重病,久治不愈。后经一医生诊治,用黑白两种颜色的种子药物煎服,农夫的病不日而愈。农夫为了感谢这位医生,就把家里最珍贵的东西——耕牛,牵来作为医生的酬劳,后来人们就把这味药物叫"牵牛子"。因牛属丑,其中黑色的叫黑丑,白色的叫白丑,合称为二丑。据《本草纲目》记载,古时候,有个叫杜仲的人,经常服食一种植物,后来竟然"得道成仙"而去,后人用这种药来治病,效果很好,人们每每怀念杜仲这个人,遂把这种药物唤为"思仙"。类似神话传说颇多,有的流传千古,至今广为传颂,成为美谈。

14. 以外来药名或译名命名

中药中,凡外国或外族来的药物,一般在药名前冠以"胡""海""番""洋"等字样,反映了古代中外文化交流中外来文化的渗入,从中也可以了解药物传入的时间及方域。大凡冠以"胡"字的药物,多为两汉、两晋时由西北丝绸之路引入,如胡豆、胡麻、胡瓜;冠以"海"字的药物(除产于海洋的药物外),多为南北朝后由海路引入,如海桐皮、海枣、海棠等;冠以"番"字的药物,多为南宋至元明时由"番舶"(外国来华贸易的商船)引入,如番茄、番木鳖、番泻叶等;冠以"洋"字的药物,多为清代由海上引入,如洋葱、洋参、洋姜、洋芋等[180]。有些外来药,如荜茇、荜澄茄、曼陀罗、阿魏、诃黎勒等,皆是根据译音而得名的。

以上为中药命名方法之大要。在实际运用中,有用一法命名者,也有用多法命名者。如番泻叶,因产地(番)、功效(泻下)、药用部位(叶)三者综合而得名。又如威灵仙,《本草纲目》释名曰:"威,言其性猛也。灵仙,言其功神也。"诸如此类,学者若能知常达变,定能举一反三,触类旁通。

[180] 张如青. 中药命名的文化内涵[J]. 医古文知识, 1996(4): 8.

四十二、麻黄解肌第一

麻黄为麻黄科植物草麻黄 *Ephedra sinica* Stapf、中麻黄 *E. intermedia* Schrenk et C. A. Mey. 或木贼麻黄 *E. equisetina* Bge. 的干燥草质茎。载于《神农本草经》,列为中品。书中明确记载其性温,"发表出汗"。其中,"发表"是对麻黄治疗效应的表述,"出汗"是指服用麻黄后的表现形式。即麻黄通过发汗,使侵袭人体肌表之邪随汗出而解,可收发散表邪,解除表证,达到治疗感冒的目的。正合《黄帝内经》所谓"其在皮者,汗而发之"之意。近现代中医名家对麻黄发汗给予了充分肯定,如冉雪峰说[181]:"麻黄系发汗确实优越药,为中外学者所公认。"岳美中说[182]:"麻黄发汗是任何人都不能否定的。"

麻黄"解肌第一"说,出自梁·陶隐居《本草经集注》。曰:"(麻黄)俗用疗伤寒,解肌第一。"所谓解肌,即解除肌表之邪气或解除邪在肌表所致的证候[183]。陶氏之论,实际是对《神农本草经》麻黄"发表出汗"的进一步诠释和深化。意思是说,麻黄治疗风寒之邪侵袭人体肌表所致的病证,其发汗解表之功力居同类药物之冠。此说颇为后世所认同,且从多层面、多角度进行了阐发。

(1)法象论。如《本草纲目》引僧继洪语曰:"中牟有麻黄之地,冬不积雪。"《本草思辨录》诠释曰:"栽此物之地,冬不积雪,为其能伸阳气于至阴中,不为盛寒所凝耳。"意思是说,时至寒冷冰雪的冬天,在麻黄生长的周围都不会产生积雪。《本草问答》曰:"(麻黄)苗细长中空,象人毛孔,而气又轻扬,故发汗直走毛孔。"以上诸论,无不折射麻黄药性温热,长于走表,开腠发汗,祛寒力强的基本特征。

(2)药性论。如《本草正》记载:"(麻黄)以轻扬之味,而兼辛温之性,故善达肌表,走经络,大能表散风邪,祛除寒毒。"所谓"寒毒",著名中医学家刘渡舟解释说[184]:六淫之中,惟有"寒"邪伤人最重要,所以称之为"寒

[181] 冉雪峰.冉雪峰本草讲义[M].北京:中国中医药出版社,2016:96.

[182] 中国中医研究院.岳美中论医集[M].北京:人民卫生出版社,2005:188.

[183] 张廷模.中药功效学[M].北京:人民卫生出版社,2013:289.

[184] 刘渡舟.论发汗解表法中的片面性[J].山西中医,1987,13(4):1-4.

毒"，其为病也超出其他邪气之上。为麻黄治疗风寒感冒之重症提供了理论依据。

（3）药力论。如《本草纲目》谓"麻黄发汗之气，骏不可御"；《药品化义》谓其"发汗解表，莫过于此"；《本草求者》称之为"太阳发汗重剂"；《本草经解》称之"为发汗之上药"。毋庸置疑，麻黄发汗，功力强大。

（4）主治论。如《神农本草经疏》曰"（麻黄）专治风寒之邪在表"；《本草约言》曰"惟在表，真有寒邪者，宜用（麻黄）汗之"；《神农本草经读》曰：麻黄"所主皆系无汗之症"；《医学衷中参西录》曰：麻黄"以逐发太阳风寒为其主治之大纲"。其中，表有"真寒、无汗"，深刻揭示了麻黄发汗解表的用药指征。

明代医药学家倪朱谟汇诸家之说，辑百家之言，"采其昔所未详，今所屡验者"，汇编为《本草汇言》一书。该书对麻黄发汗解表功用进行了全面系统的总结，论述十分精辟。曰："麻黄主伤寒，有大发散之功。专入太阳之经，散而不止，能大发汗。非若紫苏、前、葛之轻扬，不过能散表而已也。"进而指出："此药（麻黄）禀阳刚清烈之气，味大辛，性大热，体轻善散，故专治风寒之邪在表，为入肺之要药，而发表最速。"其中，"大发散""大发汗""发表最速"等，深刻阐明了麻黄发表力强、起效迅速的性能特点。在本草中，麻黄素有"发表第一药"（《本草通玄》）和"治感第一要药"（《本草正义》）之称。仝小林院士说：所谓"第一药"，则其他药不可替代也[185]。充分显示了麻黄"发汗解表"在同类药物中的绝对优势和霸主地位。

正因为如此，在有些地方视麻黄为虎狼之药，医患者均惧怕使用麻黄。近代名医陆渊雷曾以"麻黄官司"[186]为题，记载了苏州人惧怕麻黄的一个典型案例：清道光咸丰年间，有一位孟河出生的医生到苏州挂牌行医，在方子上开了麻黄、桂枝，患者就不敢服用。于是，就将麻黄浓汁后放入豆卷中，在处方上就写"豆卷"。患者放心吃下了"豆卷"后，病就好了。后来，人们知道豆卷是用麻黄汁浸过的，患者食用了豆卷就等于吃了麻黄。于是乎警告：凡用豆卷只许用清水浸泡，不许沾着些麻黄汁。苏州人惧怕麻黄，有"麻桂无缘"之说。其实，这是一种误解。《重订通俗伤寒论》曰："惜世俗无普通医识，辄畏麻黄如虎，致良药见弃，良可慨焉。"《本草正》指出："今见后人多有畏之为毒药而不敢用，又有谓夏月不宜用麻黄者，皆不达。"其中"不敢

［185］ 仝小林.重剂起沉疴［M］.北京：人民卫生出版社，2010：333.
［186］ 蔡定芳.陆渊雷全集［M］.上海：上海科学技术出版社，2018：859-860.

用""不宜用""畏如虎"之类,不免有偏颇之嫌。临床之要,在于识证达药,药中病的,方能无误,有何惧哉!

麻黄虽为发汗之峻剂,但在临床实践中是可以根据病情的需要,采取必要的手段和措施加以干扰或调控的。一是三因制宜。如《医学衷中参西录》引陆九芝语曰:"麻黄用数分,即可发汗,此以治南方之人则可,非所论于北方也。盖南方气暖,其人肌肤薄弱,汗最易出,故南方有麻黄不过钱之语;北方若至塞外,气候寒冷,其人之肌肤强厚,若更为出外劳碌,不避风霜之人,又当严寒之候,恒用七八钱始能汗者。"进而指出:"夫用药之道,贵因时、因地、因人,活泼斟酌以胜病为主,不可拘于成见也。"二是配伍用药。如《药品化义》曰"麻黄非桂枝、羌、防、姜、葱佐之,断不发汗";《本草正义》指出"麻黄与桂枝并行,乃为散寒之用。若不与桂枝同行,即不专主散寒发汗矣"。提示麻黄宜与桂枝、羌活等为伍,始能发汗。若单用麻黄,则未必专主发汗,强调了配伍用药的重要性。三是药后护理。如《本草正义》曰"麻黄发汗,必热服温覆,乃始得汗。不加温覆,并不作汗,此则治验以来,凿凿可据者",说明"热服温覆"可以帮助麻黄发汗散邪。《本草纲目》指出"服麻黄自汗不止者,以冷水浸头发,仍用扑法即止。凡服麻黄药,须避风一日,不尔病复作也",提示麻黄汗后护理尤为重要。

诚然,麻黄解肌第一,发汗力强,用之得当,则取效甚捷。若用不当或太过,则是造成不良反应的主要根源。如《本草汇言》曰:"(麻黄)误用则汗多亡阳,损人元气,戒之慎之。"《本草通玄》曰:"虽可汗之症,亦当察病之重轻,人之虚实,不得多服。盖汗乃心之液,若不可汗而误汗,虽可汗而过汗,则心血为之动摇,或亡阳,或血溢而成坏症,可不兢兢至谨哉。"提示麻黄有是证则用是药,切不可多用或误用以致变。清代医家周岩在《本草思辨录·自叙》中回忆记录了"余幼时曾以春温误服麻黄,致举室怔营"的深切感受,真实反映了误用麻黄所造成的危害,以示人当引以为戒。

为了确保麻黄用药的安全有效,《本草新编》提出了两点观点。一是"防变之道,不在麻黄之不汗,而在麻黄之过汗也",表明不担心不发汗,而是担心发汗太过。二是"宜麻黄之发汗,汗之而变不生;不宜麻黄之发汗,汗之而变必甚",说明当用则用,虽汗而不生变。不当用而用,汗之则变证丛生,后果不堪设想。实乃临床用药经验之所得,值得学习和借鉴。

四十三、麻黄先煮去沫

此说出自张仲景《伤寒杂病论》。如仲景在麻黄汤方后注曰:"右四味,以水九升,先取煮麻黄减二升,去上沫,内诸药。"但未注明麻黄"先煮"与"去沫"的理由。

中药篇

1. 麻黄"先煮去沫"诸说杂存

关于麻黄"先煮去沫",历来有不同的认识和理解。主要有以下几种观点。

(1)去沫除烦。张仲景《金匮玉函经》(系《伤寒论》之古传本),二者同体而异名)指出:"凡煎药皆去沫,沫浊难饮,令人烦。"[187]一般而言,药物入汤煎煮至沸腾时,都会产生很多泡沫漂浮于水面。因沫为浊物,看上去似乎很脏,难以下咽,使人感到厌恶或厌烦,理当去之。麻黄先煎去上沫,也是如此。如《本草经集注》曰:"(麻黄)先煮一两沸,去上沫,沫令人烦。"宋代医家寇宗奭赞同此说,并作了详细的解释。如《本草衍义》曰:"张仲景方中,皆言(麻黄)去上沫。序例中言,先别煮三、两沸,掠去其沫,更益水如本数,乃纳余药,不尔,令人发烦。甚得用麻黄之意,医家可持此说。"

(2)去沫防咳。南北朝宋齐间医家陈延之《小品方》指出:"合汤药用麻黄者,皆先折去节,然后称之。当先煮,断取沫。不去节与沫,令人咳。"认为麻黄先煮去沫的目的是防止"沫"刺激咽喉,令人咳嗽。但陈氏在"治咳嗽上气诸气"篇所载紫菀七味汤、贝母汤、射干麻黄汤、覆杯汤、沃雪汤等方后或注明"去节",或注明"先煮",却无"去沫"的煎煮要求。显然,麻黄沫"令人咳"之说难以令人置信。

(3)去沫增效。日本学者的著作《皇汉医学·脚气钩要》认为:"陶弘景曰:沫使人烦,陶说恐非也。"进而指出:"(麻黄)去上沫得纯精,所以逞其

---

[187] 蔡永敏,徐江雁.中医古籍珍本集成:伤寒金匮卷:金匮玉函经[M].长沙:湖南科学技术出版社,2014:361.

功也。"柯琴《伤寒来苏集》曰："轻可去实,麻黄、葛根是也。去沫者,止取其清阳发腠理之义也。"姜氏[188]认为,麻黄先煎去沫是由于沫乃属浊物,必有碍于升发,去之以取麻黄气之轻清,而有利于发腠发汗功用的发挥。

（4）去沫缓和药力。李彣《金匮要略广注》曰："先煮麻黄、葛根去沫者,去其浮越慓悍之性,亦不欲其过于发汗也。"《医学衷中参西录》曰："麻黄发汗力甚猛烈,先煮之去其浮沫,因其沫中含有发表之猛力,去之所以缓麻黄发表之性也。"又曰："古方中有麻黄,皆先将麻黄煮数沸吹去浮沫,然后纳他药,盖以其所浮之沫发性过烈,去之所以使其性归和平也。"麻黄发汗迅猛,关键在"沫"。先煎去沫,可缓和药力,以免汗出过多,减少不良反应的发生。国医大师颜正华[189]说："麻黄先煎去浮沫可减缓其猛烈之性,故入汤剂宜先煎去沫。"麻黄为发汗之峻剂,主治风寒无汗之表实证。正取其峻而获效,何以去沫以减其药力,似于理难通。

以上诸说,试图从不同角度阐明仲景用麻黄先煎去沫之理,有一定的参考价值。但诸说杂存,甚至得出相反的结论,难成共识。《先醒斋医学广笔记》曰："汤者,荡也,煎成清汁是也。"《备急千金要方》指出："汤必须澄清,若浊令人心闷不解。"《汤液本草》曰："（汤液煎造）用纱滤去渣取清汁服之,无不效也。"大凡煎汤,或沉淀去浊,或用纱布过滤,使汤液变得清澈,便于服用,这是对汤液制作的基本要求或规范。因此,麻黄"先煮去沫"之理,也未出其右。至于是否增效,或缓和药力,尚待深入研究。

2. 麻黄"先煮去沫"古今辨析

（1）仲景用麻黄"先煮去沫"不是必然要求。据统计[190],《伤寒杂病论》用麻黄者27方。其中,22方要求先煮去沫。如葛根汤："先煮麻黄、葛根减六升,去白沫,内诸药。"牡蛎汤："先煮蜀漆、麻黄,去上沫。"另有5方,如麻黄杏仁薏苡甘草汤、桂枝芍药知母汤、乌头汤、厚朴麻黄汤等,方中麻黄都没有注明"先煮去沫"。由此可见,仲景用麻黄并不都要求"先煮去沫",而"先煮去沫"的药物也不仅限于麻黄（如葛根、蜀漆等）。

麻黄是否先煮去沫,应根据病情而定。国医大师金世元[191]指出,若

［188］ 姜建国.伤寒思辨［M］.济南:山东大学出版社,1995:238.

［189］ 颜正华.颜正华中药学讲稿［M］.北京:人民卫生出版社,2009:44.

［190］ 柴瑞震.《伤寒杂病论》麻黄煎法研究［J］.河南中医,2009,29（10）:937-940.

［191］ 张田,翟华强,金世元.国医大师金世元教授浅析麻黄九项调剂关键技术［J］.中华中医药杂志,2015,30（11）:3843-3846.

受邪不甚,病位浮浅,只取其解表散邪、宣肃肺气,或通调水道,轻剂发汗,即可收效,勿须大汗猛汗,或是用麻黄量较大。所以要先煎麻黄,并去其浮沫。当用于感邪盛重,病位深邃,或病势急重者,则必借麻黄迅猛慓悍之力,方能驱敌于外。此时,麻黄就不必先煎去沫,否则力衰势微,弱不禁敌,何以愈疾。

（2）鲜麻黄宜"先煮去沫"。从历代本草记载看,主要有两层意义。一是有利服用。如《本草经集注》指出:"(麻黄)色青而多沫。……先煮一、两沸,去上沫,沫令人烦。"说明麻黄鲜品多沫,易漂浮于水面,犹如药渣一般,难以入口服用,故当去之。二是便于干燥。如《本草蒙筌》曰:"单煮数沸,倾上沫用火焙干。"《本经逢原》曰:"去根节,汤泡去沫,晒干用。"《要药分剂》曰:"煮十余沸,竹片掠去浮沫,或用醋汤略泡,晒干用,亦用蜜炒。"《本草正》曰:"制用之法,须折去粗根,入滚汤中煮三、五沸,以竹片掠去浮沫,晒干用之。"很明显,麻黄先煮,去掉浮沫,然后漉出,晒干,是以煎代制,纯净药材的一种传统的炮制方法。尚志钧先生[192]指出,去节、先煎和除沫是古人对麻黄炮制加工的重要内容,是古代干燥处理麻黄前的必备工序,应予以重视。

（3）干麻黄无须"先煮去沫"。伤寒大家郝万山[193]认为,古今麻黄之用是不一样的。"古代用麻黄,大多为医生新近采收……但当今都用药店的炙麻黄,而且大多放置已久。"也就是说,古代多用鲜麻黄,现代多用干麻黄。刘洋等[194]研究证实,鲜麻黄可产生浮沫,炮制后的(干)麻黄是没有浮沫的。国医大师王绵之[195]指出:仲景用麻黄都注明"先煎去沫",而现在为什么不去沫? "因为现在的麻黄已经是陈的,陈了以后就不令人烦。"麻黄为中药"六陈"之一,历来强调放置陈久,待干燥后入药。干麻黄煎煮不产生浮沫,也就不存在先煮去沫的问题了。因此,《中国药典》明确规定,麻黄"干燥"后入药用,没有"先煮去沫"的要求。

［192］ 尚志钧,刘小龙.麻黄去节除沫的讨论［J］.中成药,1994(11):46.

［193］ 郝万山.郝万山伤寒论讲稿［M］.北京:人民卫生出版社,2008:53.

［194］ 刘洋,于峥,刘慧杰.经方本草鲜品论［J］.中医杂志,2007,48(4):377-378.

［195］ 王绵之.王绵之方剂学讲稿［M］.北京:人民卫生出版社,2005:472.

四十四、桂枝去皮

桂枝为樟科植物肉桂 *Cinnamomum cassia* Presl 的干燥嫩枝。这是大家十分熟悉,且广为临床使用的药物。自张仲景《伤寒杂病论》注明桂枝"去皮"使用以来,学界开展了讨论和研究。然众说纷纭,莫衷一是。

1. 桂枝本草溯源

桂枝之名,出自张仲景《伤寒杂病论》。据统计[196],仲景用桂枝方剂达 76 首之多。而早期的本草著作却没有收录。如《神农本草经》仅收载了"牡桂、菌桂"二种,《名医别录》又增加"桂"一种,明确其"采皮,阴干"用。梁代陶弘景在整理《神农本草经》时将桂、牡桂、菌桂分条论述,并指出,三者"用体大同小异",不存在品种问题。但未提及桂枝。

桂枝之名,在本草中始见于唐代官修本草《新修本草》,仅为"牡桂"的别名收录。书中在"桂"条下记载:"牡桂,嫩枝皮,名为肉桂,亦名桂枝。其老者,名木桂,亦名大桂。"在"牡桂"条下按云:"大、小枝皮俱名牡桂。"然大枝"不及小枝条肉多,半卷,中必皱起,味辛美。一名肉桂,一名桂枝,一名桂心。"由此可见,桂枝、肉桂、桂心、木桂、大桂皆为同物异名,药用部位为肉桂的枝皮,统称为"牡桂"。但有老、嫩的区分。其中,小枝的嫩枝皮,呈"半卷"状者为桂枝、肉桂、桂心。而大枝之皮,老者为木桂、大桂。

五代后蜀韩保昇《蜀本草》进一步解释曰:"嫩桂皮半卷,多紫肉,中皱起,肌理虚软,谓之桂枝,又名肉桂,削去上皮,名曰桂心,药中以此为善。"宋代寇宗奭《本草衍义》曰:"《本经》止言桂,仲景又言桂枝者,盖亦取其枝上皮。"可见,桂枝、肉桂就是枝上之嫩皮。除去粗皮,即为桂心,为桂中的佳品。与《新修本草》如出一辙。

宋代,桂枝药材已开始发生变化,即以枝条入药。如陈承《本草别说》

---

[196] 周祯祥,邹忠梅.张仲景药物学[M].2 版.北京:中国医药科技出版社,2012:5.

曰:"今又有一种柳桂,及桂之嫩小枝条也,尤宜入治上焦药用也。"陈氏明确提出柳桂为肉桂的"嫩小枝条",与现代所用之桂枝甚为吻合。但"柳桂"与"桂枝"的关系尚未完全明确。

清代太医院太医编《药性通考》曰:"(桂枝)乃肉桂之梢也,其条如柳,故又曰柳桂。"此说明确表达了两层意思:一是明确柳桂即是桂枝,为一药二名。桂枝因"条如柳"而又名"柳桂"。二是明确桂枝与肉桂不同。桂枝药用"肉桂之梢",即肉桂的嫩枝条。

综上所述,汉唐时期桂枝与肉桂不分,以肉桂的枝皮入药。宋以降,肉桂与桂枝开始区分使用,并明确桂枝以嫩小枝条入药。宋立人[197]考证认为,《伤寒论》的桂枝不是现在所用的桂枝。现在所用的桂枝药材,是肉桂的细小嫩枝。汉唐时期所用的桂枝实指肉桂,是肉桂树的小枝或大枝的枝皮。而现代使用的肉桂则为樟科植物肉桂 *C. cassia* Presl 的干燥树皮。

2. 桂枝去皮辨析

仲景凡用桂枝者多注明"去皮"二字,但未注明去皮的理由。后世对此多有阐发,主要有两种不同的学术观点。

一是桂枝去皮。如《伤寒论》桂枝加厚朴杏子汤,方后注明厚朴与桂枝都要"去皮"。须知,汉唐时期所用桂枝实为肉桂树的枝皮。本来就是用皮,为何还要去皮? 陶弘景《本草经集注》诠释曰:"凡用桂心、厚朴、杜仲、秦皮、木兰之辈,皆削去上虚软甲错处,取里有味者秤之。"又曰:"凡方云用桂一尺,削去皮毕,重半两为正。"柯琴《伤寒来苏集》曰:"桂枝之去其皮,去其粗皮也,正合解肌之义,昧者有去肌取骨之可笑。"陆渊雷《伤寒论今释》曰:"桂枝去皮者,盖古人用粗树枝之桂皮,其外层有虚软甲错之枯皮,须去之耳。"由此可见,此处之去皮不是去枝皮,而是去皮上疏松柔软、皱缩粗糙的粗皮(即栓皮)。目的是去掉皮上非药用部分,使药材纯洁,便于称量,更有利于药效的发挥。因此,仲景强调用桂枝去皮,是有一定科学道理的。

二是桂枝不去皮。如吴谦等《医宗金鉴》曰:"桂枝汤方,桂枝下有'去皮'二字。夫桂枝气味辛甘,全在于皮。若去皮,是枯木矣,如何有解肌发汗之功? 宜删此二字,后仿此。"吴氏反对桂枝去皮,去皮就成了枯木,失去了药用价值。陈修园《神农本草经读》曰:"仲景所用之桂枝,只取梢尖嫩枝,

[197] 宋立人.桂的考证[J].南京中医药大学学报(自然科学版),2001,17(2):73-75.

内外如一。若有皮骨者去之,非去枝上之皮也。"张锡纯《医学衷中参西录》曰:"《伤寒论》用桂枝皆注明去皮,非去枝上之皮也。古人用桂枝,唯取当年新生嫩枝,折视之内外合一,皮骨不分。若见有皮骨可以辨者去之不用,故曰去皮。"两位医家对桂枝用其"嫩枝"而"不去皮"做出了合理的诠释,其说可从。但以此否定仲景用桂枝"去皮",则不免偏颇。因为仲景所用桂枝与后世所说的桂枝不是一码事,不能相提并论。

此外,关于桂枝去皮尚有其他说法。如王肯堂《证治准绳》曰:"桂之毒在皮,故方中皆去皮用。"桂本无毒,且其效全在于皮。所谓"毒在皮",可能是皮上的附着物或污染物所为,去之自不待言。如误认为桂枝之皮有毒而去之,则大错而特错。近代名医张山雷曰:"(桂枝)其效在皮,而仲景反去其皮,可悟传抄之谬。"试想,《伤寒论》用桂枝的方剂达40首之多,除个别方剂(如桂枝人参汤)外,均注有"去皮"二字。如此"传抄之谬",岂不令人啼笑皆非。

随着时代的变迁,桂枝药用部位和名实内涵都已发生了深刻变化,见图15。

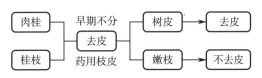

图15 肉桂、桂枝药用部位变迁

图15所示,肉桂由"枝皮"演变为"树皮",桂枝由"枝皮"演变为"嫩枝",这种古今变化的差异就是我们理解仲景用桂枝去皮,而现代用桂枝不去皮的关键所在。如前所述,仲景所用桂枝为肉桂的"枝皮"。因其枝条粗,皮甚厚,皮上栓皮较多,理当去之。宋以降乃至现代所用桂枝为肉桂"嫩枝",因其枝嫩条细,皮甚薄,表面光滑,无皮可去。宋立人先生[198]考证认为,现在所用的桂枝,其粗端直径只有0.3~1.0cm,其皮部只有1mm左右,一般是无法去除栓皮的,如果连韧皮部也去掉,那就形同枯木,没有药效了。《中国药典》明确记载:桂枝为樟科植物肉桂的干燥嫩枝,并没有"去皮"的炮制要求。因此,现代临床使用桂枝,不存在"去皮"一说。

[198] 宋立人. 桂的考证[J]. 南京中医药大学学报(自然科学版),2001,17(2):73-75.

四十五、香薷为夏月麻黄

香薷,为唇形科植物石香薷 *Mosla chinensis* Maxim. 或江香薷 *Mosla chinensis* 'Jiangxiangru' 的干燥地上部分。首载于《名医别录》,列为中品。《本草纲目》记载:"香薷乃夏月解表之药,如冬月之用麻黄。"李时珍把香薷定格为夏季的解表药。夏天用香薷,如同冬天用麻黄,故香薷有"夏月麻黄"之称谓。

暑为夏令之主气。暑气太过,伤人致病,则为暑邪。暑为阳邪,其性炎热。《素问·热论》曰:"先夏至日者为病温,后夏至日者为病暑。"从发病季节把温病与暑病区别开来,明确提出夏至后发病者为暑病。《临证指南医案》指出:"天之暑热一动,地之湿浊自腾,人在蒸淫热迫之中。若正气设或有隙,则邪从口鼻吸入,气分先阻。上焦清肃不行,输化之机,失于常度,水谷之精微亦蕴结而为湿也。人身一小天地,内外相应,故暑病必挟湿者,即此义耳。"指出了暑必挟湿的病理特点。

"暑本夏月之热病。然有中暑而病者,有因暑而致病者,此其病有不同,而总由于暑。"根据其受寒、受热之不同,明·张介宾《景岳全书》将其分为阴暑、阳暑二类。所谓"阴暑者,因暑而受寒者也。凡人之畏暑贪凉,不避寒气,则或于深堂大厦,或于风地树阴,或以乍热乍寒之时不谨衣被,以致寒邪袭于肌表,而病为发热头痛,无汗恶寒,身形拘急,肢体酸痛等证。此以暑月受寒,故名阴暑,即伤寒也。……又有不慎口腹,过食生冷,以致寒凉伤脏,而为呕吐、泻痢、腹痛等证,此亦因暑受寒,但以寒邪在内,……是亦阴暑之属也。"所谓"阳暑者,乃因暑而受热者也,在仲景即谓之中暍。凡以盛暑烈日之时,或于长途,或于田野,不辞劳苦,以致热毒伤阴,而病为头痛烦躁,肌体大热,大渴大汗,脉浮气喘,或无气以动等证。此以暑月受热,故名阳暑。"张氏临床观察还发现,"暑热逼人者,畏而可避,可避则犯之少。阴寒袭人者,快而莫知,莫知则犯之者多。故凡有病暑者,阳暑不多见,而阴暑居其八九。"说明阴暑比阳暑更为多见。

夏令阳热高照,地之湿气蒸腾,空气中湿度增高,故暑邪为病,常兼挟湿邪以侵犯人体。由于天气炎热，人们常常吹风纳凉，或贪食生冷，损伤脾胃，湿由内生，以致外寒内湿相兼为病，即为阴暑。香薷辛温气香，能外散风寒，内化湿浊，按理既可用于风寒表证，又可用于湿阻中焦证。但临床一般不单独作为解表药和化湿药用，而是将二者联用，发挥其功效组学效应。主要用于夏天乘凉饮冷，外感于寒，内伤于湿，外寒内湿相兼为病之阴暑。《本草纲目》曰："暑有乘凉饮冷，致阳气为阴邪所遏，遂病头痛发热恶寒，烦躁口渴，或吐或泻，或霍乱者，宜用此药。"《神农本草经疏》曰："（香薷）辛散温通，故能解寒郁之暑气，霍乱腹痛、吐下转筋，多由暑月过食生冷，外邪与内伤相并而作。辛温通气，则能和中解表，故主之也。"《本草正义》曰："昔人每谓此物为治暑要药者，亦指暑月受凉，外寒闭其内热，有发热恶寒头痛等症。"基于暑必挟湿，外感于寒的病理特点，以及香薷外散风寒，内化湿浊的药理作用，故李时珍《本草纲目》称之为"夏月解表之药"，民国·蔡陆仙《中国医药汇海》称之为"暑日表散之特药"。

香薷为夏季常用的解表药。但不是夏季感冒的通用药。如前所述，香薷主要用于阴暑。如《得配本草》曰："若暑热淫于五内，症必大热大渴，气喘汗泄，吐泻不止，元气消耗，所谓阳暑也，非白虎、清暑益气等汤不可。倘用香薷散其真气，助其燥热，未有不误者矣。"《时病论》曰："香薷辛温香散，宜于阴暑而不宜于阳暑也。盖阴暑无汗，用香薷以发之；阳暑多汗，用之能无害乎？……今人不别阴阳，一概用之则误甚。"《药笼小品》曰："若阳暑，宜清凉，误服之反成大害。"《本草正义》指出："非谓暑天百病，香薷一物能通治之也。"提示临床用香薷，当辨暑之阴阳。阴暑可用，阳暑当忌，绝非治暑通用。

有人说：夏月香薷乃冬月之麻黄也，因而被误解为发汗的峻药。名老中医蒲辅周先生认为：香薷不是峻汗之药。只有"夏季外感疾病，属暑湿郁闭于表者常需用到香薷、鲜藿香之类，香薷确与麻黄不同"（《蒲辅周医疗经验》）。民国·蔡陆仙指出："俗谓其（香薷）功可代麻黄，其实麻黄发汗之峻，殊非香薷可望其项背也。须知，暑邪与寒邪不同，暑日皮毛开泄，其邪伤人也轻浅；冬月则皮毛闭束，其邪伤人也深，与其不同之点，已昭然若揭竿也。"（《中国医药汇海》）夏季人体腠理疏松开泄，易于出汗，故无须峻药过汗，以防伤正。香薷辛温香散，主用于夏天，其发散之力可以想见，不可与麻黄相提并论。故有冬月多用麻黄，夏月多用香薷之说。

临床运用香薷应注意以下几点：一是阳暑不宜使用。《本草纲目》指出："若用香薷之药，是重虚其表，而又济之以热矣。"二是气虚者不可多服。《本草纲目》指出:"今人不知暑伤元气,不拘有病无病,概用代茶,谓能辟暑,真痴人说梦也。"三是冷服。《本草纲目》指出:"其性温,不可热饮,反致吐逆,饮者惟宜冷服,则无拒格之患。"四是剂量不宜过大。《本草新编》指出:"宜少用,不可大用。少用,助气以祛邪;大用,乃助邪以耗气。"五是规范处方用名。"香薷"也有作"香茹"者。据考[199],"香薷"与"香茹"实非一药,功用有别,不宜混淆。

[199] 刘宝恒,任永莉,刘树敏."香薷"和"香茹"疑辩[J].吉林中医药,1995(4):34-35.

四十六、防风为风药中润剂

防风，为伞形科植物防风 *Saposhnikovia divaricata*（Turcz.）Schischk. 的干燥根。始载于《神农本草经》，列为上品。《本草纲目》释名曰："防者，御也。其功疗风最要，故名。"《本草征要》曰，本品"能御防外风，故名防风。"既阐明了防风之名的由来，又揭示了防风之用的要点，言简意赅，精辟之至。

"风药"一词，首见唐·王焘《外台秘要》[200]。书中记载："风（病）加风药。"其后，张元素《医学启源》、李杲《脾胃论》多有提及，但对其内涵未能阐述。《神农本草经百种录》认为："凡药之质轻而气盛者，皆属风药。"《神农本草经疏》曰："发散而升，风药之性也。"《药品化义》中专列"风药"一卷，并将麻黄、薄荷叶、紫苏叶、防风、细辛等收载其中。说明风药一般具有质轻、升浮的特性。大凡质轻或味辛，以疏散风邪为主的药物，谓之风药[201]。而防风又是风药中最具代表性的药物。《本草思辨录》在诠释《金匮要略》治"虚劳诸不足，风气百疾"之薯蓣丸方义时说："虚劳诸不足，乃其病根所在。方以补虚为主，驱风次之。"明确指出，方中"真正风药，只防风一味耳。"

不仅如此，防风还是"风药中润剂"，此说出自金元四大家之一的李杲。如《汤液本草》引东垣语曰："防风乃卒伍卑贱之职，随所引而至，乃风药末（中）润剂也。"所谓"润"，本义为雨水下流，滋润万物。如随风潜入夜，润物细无声。而防风为辛散之品，何以能润？可能与"辛能润燥"之说有关，滥觞于《黄帝内经》。如《素问·藏气法时论》曰："肾苦燥，急食辛以润之。"肾为水脏，藏精而恶燥。姚止庵《素问经注节解》曰："燥则津液枯，腠理闭，上下之气不通矣。"高士宗《黄帝素问直解》曰："以辛能开腠理，致在内之津液而通气于外，在下之津液而通气于上"，从而使燥象得以解除。由此可见，辛味本身并无润燥之功，实际上是"发散"的间接作用。同理，防风之"润"，是与"燥"相对之词，并无直接的滋润作用。《本草求真》

---

［200］ 蔡云，景欣悦，甘可，等.风药名考［J］.世界科学技术：中医药现代化，2019，21（12）：2659-2663.

［201］ 周祯祥.本草药征［M］.北京：人民卫生出版社，2018：47.

通过对防风与羌活、独活的比较，指出："（防风）为风药润剂，比之二活，则质稍轻，气亦稍平。"因此，防风为"风药中润剂"，主要是相对其他风药而言，具有"药性平和，燥性较缓"的特点，仅此而已。

《本草正》曰："（防风）气味俱轻，故散风邪。"揭示了防风的主要性能特点。《日华子本草》曰："治三十六般风。"《医学启源》曰："疗风通用。"《神农本草经百种录》曰："防风治周身之风，乃风药之统领也。"《本草新编》曰："古人曾分上、中、下以疗病，其实，治风则一。盖随所用而听令，从各引经之药，无所不达。"《本草正义》曰："防风通治一切风邪。……诚风药中之首屈一指者矣。"纵观诸家所论，防风以"祛风"为其擅长，"疗风"为其所用，"随所用而听令"（即随证配伍）为其主要运用形式。

风有外风与内风之别。外风，系指外来之风，多由皮毛腠理而入。内风系指内生之风，通常系指肝风内动。外风宜散，内风宜息。《本草正义》指出："防风为泄风之上剂，然以走窜宣散成功，必其人气血充足，体重坚实，猝为外邪所乘，乃能任此辛温宣泄而无流弊。"由此可见，防风为辛散祛风之品，所治者，系指外风也。若"肝阳之动风，血虚之风痉，又必柔润息风，方为正治。散风诸剂，非徒无益而又害之。"进而指出："《别录》'内痉'二字，必非防风之辛温发散者所可妄试。"由此可见，防风为辛散祛风之品，所治者，系指外风也。

防风为祛风的常用药物，可用外感表证，无论风寒、风热皆宜。《本草正义》指出："后人但以为感冒风寒轻疏发散之用，未免视之太浅。"若仅限于祛风解表，治疗外感表证是不全面的。柯琴从三个方面阐明了防风的主要用途。即"清头面七窍，内除骨节疼痹，外解四肢挛急，为风药中之润剂，治风独取此味，任重功专矣"（引自《删补名医方论》）。柯氏之论，比较符合临床实际。《本草汇言》指出："（防风）为卒伍之职，随引而效。如无引经之药，亦不能独奏其功。"认为防风应用之广，关键在配伍。"故与芎、芷上行，治头目之风；与羌、独下行，治腰膝之风；与当归治血风，与白术治脾风，与苏、麻治寒风，与芩、连治热风，与荆、柏治肠风，与乳、桂治痛风，及大人中风，小儿惊风，防风尽能去之。"

《类经》曰："风药皆燥，燥复伤阴；风药皆散，散复伤气。"《医方集解》曰："风药多燥，表药多散。"防风兼容风药、表药于一身，虽有"润剂"之称，但无补益之用。若用之不当，难免燥散太过，必耗气阴。如《本草求真》曰："倘不察其表里，又不能辨其虚实，但以风之为名，多用风药，不知风药皆燥，燥复伤阴；风药皆散，散复招风，以内伤作外感，以不足为有余，是促人之死也。"《本草正》曰："此风药中之润剂,亦能走散上焦元气,误服久服,反能伤人。"《本草新编》曰："但散而不收,攻而不补,可暂时少用以成功,而不可经年频用以助虚耳。"

正确理解防风为"风药中润剂"要把握三点:①防风为祛风药,主要针对外风发挥治疗作用。②"润"是与"燥"的相对之词,只是说明防风药性平和,燥性缓和,并无滋润作用。③尽管防风有"润剂"之称,但"燥、散"的特性不容忽视。用之不当,也能耗伤气阴。

四十七、细辛不过钱

细辛,为马兜铃科植物北细辛 *Asarum heterotropoides* Fr. Schmidt var. *mandshuricum*（Maxim.）Kitag.、汉城细辛 *Asarum sieboldii* Miq. var. *seoulense* Nakai 或华细辛 *Asarum sieboldii* Miq. 的干燥根和根茎。前二种习称"辽细辛"。首载于《神农本草经》,列为上品。是一味历史悠久,疗效卓著,且争议较多的临床常用中药。聚焦的热点是细辛剂量,争议的关键是"细辛不过钱"。

《红楼梦》里有一副对联:"世事洞明皆学问,人情练达即文章。"大意是说,明白世事,掌握规律,都是学问;摸透人情,懂得道理,都是文章。大凡做人、做事、做学问、搞科研皆同一理,凡事要善于观察,勇于探索,发现规律,把事情搞透彻明白。长期以来,我们围绕细辛的剂量问题,试图破解"细辛不过钱"这一谜团,洞明其科学本质,为临床使用细辛提供指导,做了大量而卓有成效的工作。

研究发现,最早论述细辛剂量者,则首推宋·陈承《本草别说》。书中记载:"细辛非华阴者,不得为细辛用。……细辛若单用末,不可过半钱匕,多即气闷塞不通者死。虽死无伤。近年关中或用此毒人者。闻平凉狱中尝治此,故不可不记。非本有毒,但以不识多寡之用,因以有此。"陈氏对细辛的品种(华细辛)、用法(单用末)、剂量(不可过半钱匕)、毒副作用(气闷塞不通者死)、中毒类型(虽死无伤,类似于慢性中毒)及运用对象(毒杀犯人)等都有明确的记载。明·李时珍在《本草纲目》中全文转录了陈承之说,并把细辛的限量由陈承的"不可过半钱匕"改为"不可过一钱"。究竟是传抄之误,还是李氏的用药心得,不得而知。总之,李时珍揭开了"细辛不过钱"的序幕,其流传甚广,影响深远。

所谓"钱匕",是古代用来量取药末的一种器具,通常使用古代流通的货币——五铢钱。如唐·孙思邈《备急千金要方》曰:"钱匕者,以大钱上全抄之;若云半钱匕者,则是一钱抄取一边尔,并用五铢钱也。"《中医名词术语选释》诠释曰:"用五铢钱币量取药末至不散落者为一钱匕,用五铢钱币量取药末至半边者为半钱匕。"进而指出:一钱匕"约合 2g 强",半钱匕"合 1g 强"。

傅氏等认为[202]，在量取药物时，钱匕有时也略称"钱"。汉唐时期的一钱指一钱匕。若以此推算，"细辛不过钱"是指细辛的用量应控制在3g以内。

　　长期以来，"细辛不过钱"一直成为学术界聚焦的热点。如清·张志聪持反对意见。他在《本草崇原》中曰："细辛单用末，不可过一钱，多则气闭不通而死。近医多以此语忌用，嗟嗟。凡药所以治病者也，有是病，服是药，岂辛香之品而反闭气乎？岂上品无毒而不可多服乎？方书之言，此类者不少，学者不善详察而遵信之，伊黄之门，终身不能入矣。"近代医家张锡纯在《医学衷中参西录》中说："细辛有服不过钱之说，后世医者恒多非之，不知其说原不可废。"认为"细辛不过钱"流传至今，存在是有道理的。进而指出，细辛"若入汤剂，有他药渣相混，即用一钱，不过有半钱之力，若再少用，即不能成功矣。"提示在配伍应用，或入汤煎服，细辛的剂量则可不受"一钱"之限。

　　本研究团队长期从事细辛的研究，对历代本草文献进行全面搜集整理和系统研究，撰写了《细辛古今研究与临床应用》一书，由人民卫生出版社出版发行。研究发现，"细辛不过钱"不是一个单纯的剂量问题，而是有着丰富的内涵（图16）。

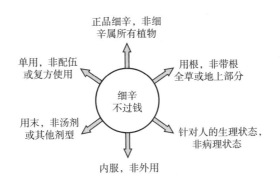

图16　细辛不过钱的本源示意图

　　图16所示，细辛不过钱（3g）是在特定条件下（六位一体，不可分割）的一种特殊限量，并不具有普适性，更不能作为一种"通则"或普遍规律指导临床应用。

　　然而，历代本草在传承的过程中，不思正本清源，对细辛不过钱的认识失之偏颇。甚至断章取义，径直将细辛限量的基本条件"'单用末'三字删

　　[202]　傅延龄,陈传蓉,倪胜楼,等.论方寸匕、钱匕及其量值[J].中医杂志,2014,55(7):624-625.

去,直谓之不可过一钱"(《医医病书》)。显然,这是曲解古训,违背了经典论述的意旨与初衷。以致原本在"单用"和"用末"的前提下"不可过一钱"随意扩大到临床凡使用细辛者均不能超过 3g。这是长期以来人们对"细辛不过钱"认识的一个误区,且历代相袭,以讹传讹,对细辛的临床应用产生了误导[203]。

半个多世纪以来,《中国药典》先后共颁布了若干版,但细辛的剂量始终不变,恪守在 1~3g 区间,与临床用药实际有较大差距。湖南中医学院第一附属医院对历代成方制剂及现代临床处方中细辛的剂量进行了调查分析,结果表明[204]:古代、近代、现代临床处方中细辛的剂量是现行《中国药典》上限(3g)的 6~14 倍,临床汤剂处方中细辛剂量超过《中国药典》规定剂量的占 52.5%。周氏[205]曾对 1998—2008 年间细辛在汤剂中的使用情况进行了统计分析。结果显示:细辛在汤剂中的剂量≤3g 者占 37.84%,剂量 >3g 者占 62.16%。其中,3~10g 者占 90.27%,是细辛现代临床在汤剂中的常用剂量。数据还显示,报道细辛用散剂者共 2 篇文献,其中,"单用末"者仅 1 篇,且为外用。显然,符合"细辛不过钱"用药条件的临床案例报道甚少,进而说明"细辛不过钱"对指导临床用药的作用非常有限。

正确理解和掌握"细辛不过钱"的基本内涵,应该把握上述六大基本要素。在临床实践中,若细辛单用和用末时,应恪守"细辛不过钱"的警语。在汤剂或复方使用的情况下,适度增加细辛的用药剂量(3~10g)是安全、有效的,可不必囿于"细辛不过钱"之说。

[203] 汪琼,周祯祥,黄芳,等.基于细辛剂量研究的中医药学术传承与创新[J].时珍国医国药,2016,27(7):1687-1688.

[204] 张志国,谈发金,曹臣,等.历代成方制剂及现代临床处方中细辛用量的调查与分析[J].中国实验方剂学杂志,2003,9(6):55-57.

[205] 周祯祥.关于科学界定细辛临床应用剂量的研究[J].湖北中医学院学报,2010,12(6):54-55.

四十八、柴胡劫肝阴

柴胡,原名"茈胡",首载于《神农本草经》,列为上品。《新修本草》注云:"茈是古柴字。"《本草纲目》曰:"茈字,有柴、紫二音。茈姜、茈草之茈,皆音紫;茈胡之茈,音柴。茈胡生山中,嫩则可茹,老则采而为柴,故苗有芸蒿、山菜、茹草之名,而根名柴胡也。"今以"柴胡"作为正名收载。

柴胡为伞形科植物柴胡 *Bupleurum chinense* DC. 或狭叶柴胡 *B. scorzonerifolium* Willd. 的干燥根,是临床常用药物之一。近代名医张山雷《本草正义》在全面总结的基础上,把柴胡的功用概括为三个方面:"一为邪实,则外寒之邪在半表半里者,引而出之,使还于表,而寒邪自散。一为正虚,则清气之陷于阴分者,举而升之,使返其宅,而中气自振。此外,则有肝络不疏一症,在上为胁肋㽲撑,在下为脐腹膜胀,实皆阳气不宜,木失条达所致,于应用药中,加入少许柴胡,以为佐使而作向导,奏效甚捷。此则柴胡之真实功用,以外别无奥义。"深刻揭示了柴胡功用的真谛,迄今仍为临床所遵循。

然而在明清之际,随着温病学的崛起,给柴胡的运用提出了新的挑战,蒙上了一层阴影。如叶天士《临证指南医案·幼科要略·疟》曰:"柴胡劫肝阴,葛根竭胃汁,致变屡矣。"此说对后世影响较大,为临床用药所困惑。

1. "柴胡劫肝阴"探源

一般认为,柴胡劫肝阴之说源自林北海《重刊张司农治暑全书》。由于原书已不复存在,实难考证。近读裘庆元重刊《增订叶评伤暑全书》及相关资料,从中可获得以下信息。

张鹤腾,字元翰,号凤逵。明末医家。明·万历戊子年(1588 年),著《伤寒伤暑辨》一篇。50 岁之后,张氏对原书进行修订编辑而成帙。"约二万余千言,分为上下两卷"。于天启三年(1623 年)书成并撰写序文,名《伤暑全书》。

林起龙,字北海,清初医家。据《中国医学大成·提要》记载,康熙十四年(1675 年),渔阳(今北京市密云)人林北海为张氏之书增补重刻,名《重刊张司农治暑全书》。

叶霖,字子雨,晚清医家。"于书肆获睹张凤逵先生《伤暑全书》(应为林氏《重刊张司农治暑全书》),亟购归案头,日加索玩",重新修订。主要做了两项工作:一是删除林北海增订的全部内容。"旧有林北海增刊,无所得失,似属赘疣,尽删之。"二是"取诸家精当之言,附益于后";又"自伸鄙意以释之,凡正其讹谬,补其脱略,仍浓为二卷,目之曰《增订伤暑全书》"。

裘庆元,字吉生,近代医家。裘氏在1917年的"序"中明确指出:"论暑专书,惟张氏凤逵《伤暑全书》已。"惜"张氏原刻,在明天启年,相距不过数百年,其书已湮没不可觅。"又曰:"今秋扬州叶君仲经(精于目录版本之学),自南京邮寄尊甫子雨先生遗著若干种,间有《增订伤暑全书》未刊稿二卷。……今有刊行国医百家之举,爰亟亟以是稿付诸手民,俾广流传。"

据上可知,《伤暑全书》系张鹤腾晚年之作,林北海曾对此书进行增订,二书皆散失。叶霖《增订伤暑全书》未刊行,叶仲经将其遗著寄给裘庆元,经裘氏增订,更名为《增订叶评伤暑全书》,得以刊行。

据查[206],裘刊本并无"柴胡劫肝阴"的记载。由此推测,"柴胡劫肝阴,葛根竭胃汁"之说,可能是林北海增补,却又被叶霖删除的内容。叶天士的生卒年代为1667—1746年,因此,有可能看林刻本,叶氏接受"柴胡劫肝阴,葛根竭胃汁"的观点,并将其收录于《临证指南医案·幼科要略·疟》中,才使之得以广为流传。书中记载"不知柴胡劫肝阴,葛根竭胃汁,致变屡矣。"从王孟英《温热经纬》所述可得以佐证。曰:"柴葛之弊,二语见林北海《重刊张司农治暑全书》,叶氏引用,原非杜撰。"指明了叶氏学有渊源,非杜撰之语(图17)。

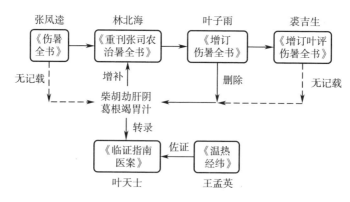

图 17 柴胡劫肝阴,葛根竭胃汁源流图

[206] 李春花,刘少琼,罗辉.柴胡劫肝阴考辨[J].四川中医,2011,29(6):37-38.

2. "柴胡劫肝阴"辨析

历来对"柴胡劫肝阴"众说纷纭,反响强烈,讨论者众,颇有争议,尚无定论。主要有两种观点。

一是赞同"柴胡劫肝阴"说。如王秉衡《重庆堂随笔》曰:"林北海重刻张司农《治暑全书》序云:柴胡劫肝阴,葛根竭胃汁,二语可谓开千古之群蒙也。叶氏《幼科要略》曾引及之,而洄溪评为杜撰。雄谓言而中理,虽杜撰何妨。"王氏不仅认同"二语",而且评价极高。书中并引用了赵菊斋先生的一个典型案例,以证"柴胡劫肝阴"之说。"乾隆间,先慈随侍外祖于番禺署时,患证甚剧,得遇夷医治愈。因嘱曰:此肝阴不足之体,一生不可服柴胡也。后先慈年逾五旬,两目失明,肝阴不足信然。继患外感,医投柴胡数分,下咽后,即两胁胀痛,巅顶之热,如一轮烈日当空,亟以润药频溉,得大解而始安。"进而指出:"若阴已虚者,阳方无依而欲越,更用升阳,是速其毙矣。故凡元气下脱,虚火上炎,及阴虚发热,不因血凝气阻为寒热者,近此正如砒鸩也。"

《本草害利》在"柴胡"条下附录中引用了丁寿昌"温病忌用柴胡论"中的一段话:"温病用柴胡,杀人不旋踵。余目击心伤,因撰此论以示人。惟愿留心斯道者,不吝改过。普发慈心,少用一剂柴胡,即多活一人性命。"发人深省,警示临证医者。

国医大师王绵之曾治一慢性肝炎患者,因长期服用柴胡年余,不仅产生耳鸣,而且头胀头痛,产生了脑鸣。王老认为,这是因为长期服用柴胡伤肝阴了,后经调治而得愈(《王绵之方剂学讲稿》)。伤寒大家陈瑞春指出,柴胡升散外达,如肾阴亏损、肝阳亢旺者,当慎用或忌用。但临床上三阳外感用大量亦无碍,对肝胆疾患为必用之药,量大些亦无碍。若用量大,服用时间久,确有伤阴之弊,应当注意(《陈瑞春论伤寒》)。

二是否定"柴胡劫肝阴"说。江南名医徐大椿(字灵胎)对叶天士"柴胡劫肝阴"之说极力反对,抨击尤烈,集中体现在《临证指南医案》注评中。①大惑不解。"古人治疟独重柴胡,此老独不用柴胡。""此说何来,此老终身与柴胡为仇,何也?"②先信后疑。"余向闻此老治疟禁用柴胡,耳食之人相传以为秘法,相戒不用。余以为此乃妄人传说,此老决不至此。今阅此案,无一方用柴胡,乃知此语信然。则此老之离经叛道,真出人意表者矣。夫柴胡为少阳经之主方,凡寒热往来之症,非此不可。而仲景用柴胡之处最多,

《伤寒论》云：凡伤寒之柴胡症有数论，但见一症便是，不必悉具。其推崇柴胡如此，乃此老偏与圣人相背，独不用柴胡。譬之太阳症独不许用桂枝，阳明症独不许用葛根，此必无知妄人。岂有老名医而有此等议论者？真天下之怪事也。"徐大椿用"真出人意表者""真天下之怪事"等表达了对"柴胡劫肝阴"的否定。③大胆揣测。"想此老曾误用柴胡汤置人于死，深自抱疚，从此畏之如虎，不敢复犯矣。非然何愚至此。"认为叶天士可能有误用柴胡致死的前车之鉴，才出此警戒。

有一举子温冠春，因日夜苦读而成鼻衄，有时出血盈碗，长时方止，多方延医未能奏效。后请当地名医郭彭年诊视，处以柴胡250g，水煎当茶频饮。有医惊曰："柴胡性升发而动肝阴，岂能用半斤？"病家自忖别法都已试过，权服一剂再说。岂料鼻衄竟止，如期赶考，竟然高中。郭氏解释曰：举子因功名心切，肝郁化火，上扰鼻窍而致衄。前医多以泻心汤直折火势，与其扬汤止沸，何若釜底抽薪？经云："木郁达之"。木达则火自平，故重用柴胡而取效[207]。此案表明，只有辨证准确，虽大量重用柴胡，也无升发劫阴之忧。

著名中医姜春华常用柴胡治外感高热、肝病、胆道疾病及妇女月经不调，即使大量长期使用，也未发现柴胡劫伤肝阴的不良反应（《姜春华论医集》）。夏仲方先生[208]专为"柴胡劫肝阴"辩解曰：柴胡性味是和平的，效能是优异的，可用于外感、杂病多方面。自从清代叶天士提及了"柴胡劫肝阴"之语以后，附庸之者，铺张其说，说成柴胡是药队中的坏品，一碰着它，就煽风点火，毒害人命。以致浅学者对柴胡敬而远之，甚至打入冷宫，这是不对的。

以上两种截然不同学术观点的博弈，一直困惑着中医学术界和临床医者，严重影响了柴胡的临床运用和疗效发挥。近代名医陆渊雷曾用柴胡遭受无畏訾詆颇多，他深有感触地说："（用柴胡）服之已愈，犹詆为冒险；苟未愈，则危言耸听，如升提也，动肝阳也，劫肝阴也，不一而足。"[209]处于两难的尴尬境地。

所谓"柴胡劫肝阴"，系指柴胡有强取、掠夺肝阴之义。若果真如此，为何在历代主流本草中都没有记载？相反，在《神农本草经》中却列为上品，久服尚有"明目、益精"之效。诚然，柴胡用之不当，也有可能伤阴。但伤阴

［207］ 张存悌，田振国，张勇，等.品读名医［M］.北京：人民卫生出版社，2006：105-106.

［208］ 邓嘉成.夏仲方为"柴胡劫肝阴"辩解［J］.上海中医药杂志，1991（5）：31-32.

［209］ 蔡定芳.陆渊雷全集［M］.上海：上海科学技术出版社，2018：826.

不等同于劫阴,二者是有本质区别的。如《本草正》曰:"柴胡之性,善泄善散,所以大能走汗,大能泄气,断非滋补之物。……盖未有用散而不泄营气者,未有动汗而不伤营血者。营即阴也,阴既虚矣,尚堪再损其阴否?"阐释了柴胡伤阴之理。《本草新编》曰:"阴虚痨瘵之类,亦终日煎服,耗散真元,内热更炽,全然不悟,不重可悲乎!"提示阴虚之人要慎用柴胡,以免重伤其阴,明示这是辨证用药的问题。其过当责之于医,而不应责之于药也。

　　基于上述,有学者认为[210],"柴胡劫肝阴"是叶天士针对滥用柴胡时弊的一种纠偏之说。虽不免矫枉过正,言过其实,但作为一种用药警戒,防患于未然的理念是值得提倡的。因此,在临床实践中,既不必囿于"柴胡劫肝阴"之说,又不能因"柴胡劫肝阴"而弃之不用。岳美中先生指出:"乾嘉以还,医界惑于清凉派之说,无论外感内伤病,对柴胡都不敢入方,谓柴胡劫夺肝阴。……不知柴胡为解郁疏肝专用之材,若弃置不用,是治肝病药法中之一大损失"(《岳美中论医集》)。岳老之教诲值得深思和领悟。

[210] 周祯祥.本草药征[M].北京:人民卫生出版社,2018:59.

四十九、葛根竭胃汁

此语出自林北海《重刊张司农治暑全书》。收载于叶天士《临证指南医案》。其影响并不亚于同出一处的"柴胡劫肝阴"（详见该条）。

葛根为豆科植物野葛 *Pueraria lobata*（Willd.）Ohwi 的干燥根，习称野葛。始载于《神农本草经》，列为中品。书中记载："味甘，平，无毒。主消渴，身大热，呕吐，诸痹，起阴气，解诸毒。"《神农本草经》将"主消渴"列为葛根功用之首，为何后世又谓其"竭胃汁"？要弄清楚这个问题，还得从葛根"起阴气"说起。

1. 葛根"起阴气"内涵

《神农本草经》明确提出葛根"起阴气"，但未作出具体说明和解释，后世对此颇为关注，且研究较多。

张志聪《本草崇原》曰："（葛根）起阴气者，藤引蔓延，从下而上也。"唐容川《本草问答》曰："葛根，其根最深，吸引土中之水气以上达于藤蔓，故能升津液。"即根据药物的性状特征，用取类比象的思维，从法象的角度初步诠释了葛根起阴气，升津液的自然之性。

邹澍《本经疏证》采用对比分析的方法，对《神农本草经》"三物主治均以消渴为首"的药物进行了研究。"三物皆自下而上，乃葛（根）则散发阳邪，而曰起阴气，二物（瓜蒌、土瓜）能润滑枯槁，反不曰起阴气，何哉？"邹氏认为，"胃气之升不能自至于肺，必因于脾乃能至也。"瓜蒌、土瓜能直接"引脾家有形之津液"，故能生津止渴。而葛根"是其由胃入脾，遂曳脾阴以至肺，阴阳并至，津气兼升。故《本经》特书其功曰起阴气，不可诬也。"提示葛根是通过"入胃曳脾"这一中间环节，使津气兼升，上乘于肺，从而达到起阴气，主消渴的目的。

周岩《本草思辨录》通过对葛根与栝蒌根（天花粉）的对比分析，明确指出"葛根与栝蒌根，《本经》皆主消渴"，其作用机制是不一样的。"葛根起阴气,栝蒌根不言起阴气。"区别就在于"(葛根)为升阳明之药,栝蒌根无用之为升者"。因此,"栝蒌根止渴,是增益其所无;葛根止渴,是挹彼以注兹。"所谓"挹彼以注兹",出自《诗经》:"泂酌彼行潦,挹彼注兹,可以餴饎。"大意是说,把液体从一个容器中舀出,倒入另一个容器中。犹如"搬运工",提货物由一个地方搬到另一个地方。周氏借以阐明了葛根不能直接补充津液,增益其所无。而是将阴液转化为津气上达,间接发挥濡润作用,与邹澍的论述不谋而合。

长期以来,关于葛根"生津"与"升津"的问题一直含混不清。《重庆堂随笔》的解释是:"古人言其生津止渴者,'生'乃'升'字之讹也。以风药性主上行,能升举下陷之清阳。清阳上升,则阴气随之而起,津腾液达,渴自止矣。"认为葛根升举清阳,起动阴气,化生津液,宜以"升津"表述较为恰当。

张山雷《本草正义》对葛根"起阴气"的表述提出了不同的观点,认为葛根"起阴气"之"'阴'字为'阳'字之讹,盖葛之升举诸阳,人尽知之。若曰起阴,则自古及今,从未有作阴药用者。不应《本经》独有异说,其为传写者无心之误可知。"张氏之说似乎有一定道理,但历来以"起阴气"论之,习以为常,故仍从其旧。

2. 葛根"起阴气"应用

正因为葛根能起阴气,升腾津液,故临床不仅可用于津伤口渴,也可用阴气不升的多种病证。试举数例,以飨读者。

(1)消渴。如唐容川《血证论》之玉泉散(天花粉、葛根、麦冬、生地黄、五味子、甘草)。"方取甘寒滋润,生胃津以止渴。妙葛根升达,使水津上布。"又如《医学衷中参西录》之玉液汤(生山药、生黄芪、知母、生鸡内金、葛根、五味子、天花粉),方中诸药"得葛根能升元气。……使之阳升而阴应,自有云行雨施之妙也。"无不彰显了葛根"起阴气"在方中的重要作用。

(2)项背强几几。系指项背强急,俯仰不能自如的一种状态。仲景每当治此,葛根为必用或首选,如葛根汤、桂枝加葛根汤等。柯琴《伤寒来苏集》曰:"(葛根)味甘气凉,能起阴气而生津液,滋筋脉而舒其牵引。"《本草思辨录》曰:"葛根起阴气以滑泽之,则变强为柔。"陆渊雷《伤寒论今释》曰:"项背之肌肉神经强急,由于津液不达。津液即营养液也,其来源在消化器官。葛根能摄取消化器官之营养液,而外输于肌肉,故能治项背强急,《本草经》言葛根能起阴气,即输送津液之谓。……桂枝加葛根汤及葛根汤,皆治项背强,仲景皆言太阳病,是知葛根为项强之特效药。"

（3）泄利。如《伤寒论》葛根汤、葛根芩连汤。《本经疏证》曰："盖两者之利,为阳盛于外,不与阴交,阴遂不固而下溜。（葛根）起其阴气,使与阳浃,得曳以上行,则非但使利止,并能使阳之遏于外者,随胃阳鼓荡而散矣。"《本草经解》曰："（葛根）清轻上达,能引胃气上升,所以主下痢十岁以上,阳陷之症也。"陆渊雷《伤寒论今释》曰："本方之重用葛根,乃取其输运津液,减少肠中水分以止痢,且令病毒仍向外解。"

以上足以证实,葛根之用重在升津,而不是生津。即便是生津,也不过是"起阴气"所产生的间接效果或间接功能。若以生津论之,则难以诠释葛根在上述经典方剂的运用奥秘及奏效机制,甚至会束缚了葛根的临床运用,不利于疗效的发挥。

3. 葛根"竭胃汁"评说

如前所述,葛根"起阴气"的核心是"升津"。再查阅历代本草的相关论述,对此就会有更清晰的认识。如《神农本草经疏》曰"（葛根）生气升腾,故起阴气";《本草备要》曰"（葛根）能鼓胃气上行,生津止渴";《本草经解》曰"其主消渴者。葛根辛甘。升腾胃气,气上则津液生也";《本草害利》曰"（葛根）以其升胃气入肺,能生津尔";《本草便读》曰"（葛根）鼓胃气升腾而上,津液资生";《本草正义》曰"正以脾阳下陷,胃津不布,因渴而饮。升举脾胃之气而液自和,是为葛根之针对症治"。纵观诸家所论,都聚焦于一个"升"字,这是对葛根"起阴气"最好的诠释。葛根鼓舞脾胃清阳之气上行,升腾津液,重在解决气津不升,以致津液失润的问题。

如果说"葛根竭胃汁",这就是一个重大的理论和实践问题,为何历代本草鲜有提及?《中国药典》也只字未提?再则,葛根为药食两用之品,作用较平和。因此,"葛根竭胃汁"之说不免言过其实,不足为信。然葛根总以"升津"为要旨,凡津伤口渴或消渴证,非独用葛根所能奏效。必与养阴生津药为伍,方能起阴气而升津液。笔者在临床治疗以口渴为主的病症或糖尿病,常重用葛根 20g,并配以天花粉、生地黄、石斛等,可明显改善患者症状。

近代名医曹颖甫先生曾"为葛根一药呼冤"。他在《经方实验录》中说:"以葛根最为和平,奈何今之医尚多不敢下笔,徒知拾前人之唾余。"认为葛根竭胃汁是"邪说重重,岂惟不必赘引,法当一焚而廓清之!"尽管言辞犀利,但敢于纠错的勇气和胆识则值得推崇和学习。

五十、畏如白虎的石膏

大家熟知的成语"谈虎色变",其典故出自宋·程颢、程颐《二程遗书》。书中记载:"尝见一田夫,曾被虎伤。有人说虎伤人,众莫不惊,独田夫色动异于众。"老虎的凶猛,尽人皆知。后用以比喻只要提到可怕的事情就感到恐怖和畏惧。

石膏是一味矿物药,唐代诗人薛逢《石膏枕》中有"表里通明不假雕,冷于春雪白于瑶"的诗句,把石膏清白无瑕,寒冷如雪的性状特点描述得淋漓尽致。因其色白,性大寒,解热作用迅猛,在本草中素有"白虎"之誉。如《本草纲目》引李杲语曰:"石膏,足阳明药也。……邪在阳明,肺受火制,故用辛寒以清肺气,所以有白虎之名。"《本草约言》曰:"(石膏)泻阳明热蒸而汗出,药名白虎。"《本草新编》曰:"石膏比为白虎,明是杀人之物,教人慎用之宜也。"教人慎用,并非教人不用。然"世人畏之真如白虎,竟至不敢一用。又何以逢死症而重生,遇危症而重安哉!"其中有两大误区值得深入研究。

1. 石膏大寒辨析

石膏,为硫酸盐类矿物硬石膏族石膏,主含含水硫酸钙。首载于《神农本草经》,列为中品,其性"微寒"。《名医别录》谓能除"三焦大热",将石膏药性定为"大寒"。现行《中国药典》《中药学》《临床中药学》教材多宗此说。然而,关于石膏大寒之说素有争议。

日本学者吉益东洞《药征》曰:"《名医别录》言石膏性大寒,自后医者怖之,遂至于置而不用焉。"进而指出:"后世以石膏为峻药,而怖之太甚,是不学之过也。仲景氏之用石膏,其量每多于他药。半斤至一斤,此盖以其气味之薄故也。"认为石膏气味俱薄,不必畏惧。

近代名医张锡纯善用石膏,重用石膏,屡起沉疴。他在《医学衷中参西录》记载了一个典型案例:"(长子)七岁时,感冒风寒,四五日间,身大热,舌苔黄而带黑,孺子苦服药,强与之即呕吐不止,遂单用生石膏两许,煎取清

203

汤,分三次温饮下,病稍愈。又煎生石膏二两,亦徐徐温饮下,病又见愈。又煎生石膏三两,徐徐饮下如前,病遂痊愈。夫以七岁孺子,约一昼夜间,共用生石膏六两,病愈后饮食有加,毫无寒中之弊。"这是张氏首次重用生石膏为自己的儿子治病,药专力宏,直中病的,疗效显著。他以自己的亲身体验告诫临证医者,"石膏生用以治外感实热,断无伤人之理,且放胆用之,亦断无不退热之理",力荐石膏非重用不足以取效。张氏"用生石膏以治外感实热,轻症亦必至两许,若实热炽盛,又恒重用四五两或七八两",表明即便是产后之病,最忌寒凉。"若确有外感实热,他凉药或在所忌,而独不忌石膏。"进而指出"石膏之性非大寒,乃微寒也",其性纯良可知。

北京四大名医孔伯华先生[211]善用石膏而闻名遐迩,为医林所景仰,素有"石膏孔"称誉。孔老认为:"一般皆认为其性大寒,实则石膏之性是凉而微寒。凡内伤外感,病确属热,投无不宜。奈何今之医者不究其药性,误信为大寒而不敢用。尝因医家如此,故病家见方中用石膏,亦畏之如虎,如此谬误流传,习而不察之弊,乃余所大惑而不能解也。"孔老指出:如此畏之如虎,弃而不用,"直如摒玉液而弃金丹,致令病人不起,良可慨也。"

经方大师胡希恕[212]先生说:"世人每以石膏大寒,畏而不用,即用亦不尽其量。尤其对老弱患者,更加戒心重重。"这是对石膏的误解。石膏为寒凉之品毋庸置疑。若过于强调石膏的寒凉之性和药力之猛,则势必误导临床用药,不利于石膏的应用和疗效发挥。《本草新编》指出:"乌可因石膏之猛,避其杀人之威,而不彰其生人之益乎。"《中华本草》将石膏药性定为"寒",既避免了石膏微寒与大寒之争,也符合石膏的临床用药实际。

2. 石膏退热解读

石膏性大寒,《名医别录》谓能除"三焦大热"。《本草新编》称之为"降火之神剂,泻热之圣药"。后世对石膏退热功效赞誉有加。如张锡纯《医学衷中参西录》曰:"石膏之凉,虽不如冰,而其退热之力,实胜冰远甚。"认为"用生石膏以退外感之实热,诚为有一无二之良药。"孔伯华先生指出:"(石膏)其性之凉并不寒于其他凉药,但其解热之效,远较其他凉药而过之。"二

---

[211] 孔伯华名家研究室.四大名医之孔伯华医集全编[M].北京:中国中医药出版社,2018:83-84.

[212] 陈雁黎.胡希恕伤寒论方证辨证[M].2版.北京:中国中医药出版社,2018:116.

老一致认为,石膏虽不甚寒,但退热之效则远甚于其他寒凉药物。

石膏退热,主要有以下观点:

一是"解肌发汗"说。始见于《名医别录》。所谓解肌,尤怡《伤寒贯注集》诠释曰:"解肌者,解散肌表之邪。"《中医名词术语选释》曰:"发汗作用不强,能解除肌腠之邪的药物作用,谓之解肌。适用于邪在肌表寒热有汗之证,药如桂枝、葛根等。"因此,解肌就是解表,这是学界的基本共识。至于石膏解肌发汗,历代多持反对意见。如《药征》认为:"石膏发汗,是不稽之说,而不可以为公论。"《本草思辨录》曰:"(石膏)质重而大寒,则不足于发汗。"并告诫"学人勿过泥《别录》可耳。"《本草汇言》指出:"若(把石膏)认作麻黄、桂枝、葛根之解肌发汗等,便失主治寒热之从逆也。"显然,石膏解肌发汗之说值得商榷。

二是"内清外透"说。如《本草崇原》曰:"石膏质重则能入里,味辛则能发散,性寒则能清热。其为阳明之宣剂,凉剂者,如此。"《本经疏证》曰:"(石膏)盖惟其寒,方足以化邪热之充斥。惟其辛,方足以通上下之道路。"《药品化义》曰:"(石膏)体重性凉而主降,能清内蓄之热,味淡带辛而主散,能祛肌表之热。因内外兼施,故专入阳明经,为退热祛邪之神剂。"综上所述,石膏退热是"寒能胜热"和"辛能透热"双重作用的叠加效应,清里与外透是石膏退热的主要作用机制,凡气分热盛,欲清欲散者,用之恰当。《医学衷中参西录》认为,这就是石膏"寒凉之力远逊于黄连、龙胆草、知母、黄柏等药,而其退热之功效则远过于诸药"的根本原因所在,确为有得之言。

石膏解肌并无发汗解表之功,故不能与麻黄、桂枝等解肌相提并论。"海藏谓石膏发汗,朱丹溪谓石膏出汗,皆以空文附和,未能实申其义。"《本草思辨录》明确指出:"石膏解肌不发汗。"因"其性主解横溢之热邪,此正石膏解肌之所以然。"《医学衷中参西录》曰:"(石膏)解肌者,其力能达表,使肌肤松畅,而内蕴之热息息自毛孔透出也。"由此可见,石膏解肌是清里与透表并举,双管齐下,从而达到退热的效果。国医大师王绵之[213]指出:"(石膏)除了大寒清热作用外,有透表作用,能透邪从表而出,没有发汗作用,它不是发汗药,是透泄邪热的药,在清热的同时,可以透邪外出。如果没有汗的热,如果石膏不配发汗药,就不可能发出汗来。"为了避免混淆,现石膏的功效不再表述为"解肌发汗",而统一为"清热泻火",其间蕴含着"内清外透"的基本内涵。

---

[213] 王绵之.王绵之方剂学讲稿[M].北京:人民卫生出版社,2005:161.

石膏退热效果卓著。《医学衷中参西录》曰："（石膏）为清阳明胃腑实热之圣药。无论内伤、外感用之皆效，即他脏腑有实热者用之亦效。" 在热疫应用方面也有独特的疗效。如清代名医余师愚《疫疹一得》曰："非石膏不足以治热疫，遇有其症，辄投之，无不得心应手。三十年来，颇堪自信，活人所不治者，笔难罄述。"《本草新编》指出："乌可因石膏之猛，避其杀人之威，而不彰其生人之益乎。石膏实有功过，总在看症之分明"，辨证遣药为第一要务。大凡肺胃气分实热证，皆可重用石膏，无须戒心重重，更不可畏之如虎，弃之而不用。

凡药皆有两面性。用之得宜可取速效，反之则不然。如《医学启源》指出："（石膏）能寒胃，令人不食，非腹有极热者，不宜轻用。"《本草正》指出"胃虚弱者忌服，阴虚热者禁尝。若误用之，则败阳作泻，必反害人"，提示脾胃虚寒及非实热者，不宜使用石膏。

五十一、同名异物的淡竹叶

长期以来,关于淡竹叶的植物来源及名实记载比较混乱,试析如下。

1. 淡竹的叶片

大家熟悉的成语"胸有成竹",出自北宋苏轼《文与可画筼筜谷偃竹记》。该文开篇首记竹的生态:即竹子刚生时,只是一寸长的嫩芽,却节、叶俱全。从蝉腹、蛇鳞般的小笋,长到挺直的几丈高的巨竹,从来都是有节有叶的。继而指出:"画竹,必先得成竹于胸中。"即画竹前,竹的全貌了然胸中。比喻处事已有定见。这里的竹,就是通常所说的"竹子"。

据统计[214],我国竹类资源十分丰富,种类达 400~500 种。竹类植物分布区域广大,长江流域及以南地区广泛分布。戴凯之《竹谱》云:"植物之中,有名曰竹。不刚不柔,非草非木。小异实虚,大同节目。"(引自《本草纲目》)这就是竹最显著的特征。

竹叶,始载于《神农本草经》,列为中品。梁·陶弘景《本草经集注》曰:"竹类甚多",有筀竹、淡竹、苦竹、甘竹等。宋·苏颂《本草图经》诠释曰:"(甘竹)即淡竹也。"即甘竹与淡竹为同一种竹。"入药者惟此三种(筀竹、淡竹、苦竹),人多不能尽别。……南人以烧竹沥者,医家只用此一品(淡竹)。"《本草纲目》认为,以上诸竹之叶均可作为药用。并根据其来源不同,在"竹"条下分列为筀竹叶、淡竹叶、苦竹叶三种。

《本草经集注》指出,在诸竹之中,惟淡竹为佳,"叶最胜",最为常用。唐慎微《证类本草》在竹叶条下仅附淡竹一图,于此可见一斑。《本草求真》在"淡竹叶"条下注曰:"叶生竹上"。《本草新编》曰:"(竹叶)以淡名之,非草本之叶也。若草本之叶,非是竹叶。"显然,此处淡竹叶系指淡竹之叶。

[214] 龚祝南,王峥涛,徐珞珊,等.淡竹叶与竹叶的原植物研究与商品鉴定[J].中国野生植物资源,1998,17(1):17-19.

因此,《中华本草》将竹叶的来源定为禾本科植物淡竹 *Phyllostachys* nigra（Lodd. ex Lindl.）Munro var. *henonis*（Mitf.）Stapf ex Rendie 等的叶。

2. 淡竹叶的茎叶

"淡竹叶"之名最早见于《名医别录》,列为中品。该书将竹叶与淡竹叶并列收载。其中,竹叶"大寒,无毒,主除烦热,风痉,喉痹,呕逆。"淡竹叶"味辛,平,大寒。主治胸中淡热。"由于未附药图,很难断定二者原植物是否一致。从性能功用看,也不完全相同。王磊等[215]认为,《名医别录》所指为淡竹之叶,而非后世所用淡竹叶的茎叶。

明以降,出现了同名异物淡竹叶。即现代使用的淡竹叶,始载于兰茂《滇南本草》。书中以"淡竹叶"为正名单列,并载有药图,但无原植物之具体描述。于乃义等[216]整理《滇南本草》时,根据书中所载图文将其定为禾本科植物淡竹叶 *Lophatherum gracile* Brongn. 的茎叶。

李时珍《本草纲目》把竹叶列入"木部",淡竹叶列入"草部"。并详细描述了淡竹叶的形态特征,即"（淡竹叶）处处原野有之,春生苗,高数寸,细茎绿叶,俨如竹米落地所生细竹之茎叶。其根一窠数十须,须上结子,与麦门冬一样,但坚硬尔,随时采之,八、九月抽茎,结小长穗。"与现今药用淡竹叶是一致的[217],弥补了《滇南本草》之不足。自此,竹叶与淡竹叶正式区分使用。

清以降,多宗《本草纲目》之说。如《本经逢原》曰:"淡竹隰生嫩苗,叶绿花碧,根须结子,与竹绝然不同。"《本草分经》曰:"淡竹叶茎……叶似竹非竹叶也。"《得配本草》曰:"此非淡竹之叶,另是一种,近时药店中所用俱是此草。"《植物名实图考》曰:"考古方淡竹叶,《梦溪笔谈》谓对苦竹而言,或又谓自有一种淡竹。唯李时珍以此草定为淡竹叶。"张山雷《本草正义》在"淡竹叶"条下明确指出:"此非竹类也。生下湿地,细茎绿叶,有似于竹,故有此名。"由此可见,淡竹叶因其形似竹叶而味淡得名,但绝非竹类。淡竹叶和竹叶是两种不同的药物,区分使用始于明代。

---

［215］ 王磊,王安,徐文慧,等.竹叶与淡竹叶之源流效用辨析［J］.中国医药导报,2016,13（13）:73-76.

［216］ 兰茂原.滇南本草［M］.于乃义,于兰馥,整理.昆明:云南科技出版社,2004:829.

［217］ 李家实.中药鉴定学［M］.上海:上海科学技术出版社,1996:527.

3. 鸭跖草的全草

鸭跖草，最早记载于唐·陈藏器《本草拾遗》。书中记载："生江东、淮南平地。叶如竹，高一二尺，花深碧，好为色，有角如鸟嘴。"《本草纲目》在"鸭跖草"条释名项下亦名"淡竹叶"。《植物名实图考》曰："鸭跖草，《本草拾遗》始著录，《救荒本草》谓之竹节菜，一名翠蝴蝶，又名笪竹。叶可食，今皆呼为淡竹，无竹处也用之。"《本草经解》曰："余庭前旧植数十竿（竹），邻近每采用（叶）。今医家好言淡竹叶，伧父（泛指粗俗、鄙贱之人，犹言村夫）谬以鸭跖草当之。本草草部另载淡竹叶云：苗高数寸，似竹米落地所生，甘寒无毒，叶去烦热，利小便清心。今六之西山有一种草，高不盈尺，茎中空有节，叶亦全肖竹而稍薄，生丛棘间，凌冬不凋。仅一痘医识之云，其师江右人也，指授此为真淡竹，用之已数十年。"由此可见，鸭跖草，一名淡竹叶。在民间也有用作淡竹叶者，《本草经解》认为这是不对的，并对淡竹叶的性状、功用进行了描述，与《本草纲目》相吻合。《中华本草》将鸭跖草的来源定为鸭跖草科植物鸭跖草 *Commelina communis* L. 的全草。

综上所述，三种淡竹叶名实易混，或将淡竹之叶当作淡竹叶，或将鸭跖草用作淡竹叶。须知，宋以前淡竹叶为禾本科植物淡竹的叶片，属于多种竹叶的一种，临床用之较少。明代出现两种同名异物的淡竹叶，一为禾本科植物淡竹叶的茎叶，广为临床所用；一为鸭跖草科植物鸭跖草的全草，多为民间使用。为了避免混淆，《中国药典》将淡竹叶定为禾本科植物淡竹叶的茎叶，至于竹叶、鸭跖草不再使用淡竹叶之名。

五十二、同出一物的连翘与连轺

长期以来,有关连翘与连轺的名实问题,一直都有讨论,内容散在于历代文献之中。今重新梳理,讨论如下。

1. 连翘本草考辨

连翘始载于《神农本草经》,列为下品。书中记载:"(连翘)味苦,平。主寒热,鼠瘘瘰疬,痈肿恶疮瘿瘤,结热蛊毒。"但未注明其药物基源及药用部位。据考,古今药用连翘有草本和木本二种。

梁·陶弘景《本草经集注》记载:"(连翘)处处有,今用茎连花、实也。"说明本品来源广泛,茎和花实同用。

唐·苏敬《新修本草》指出,连翘分大翘、小翘两种。"大翘叶狭长如水苏,花黄可爱,生下湿地,著子似椿实之未开者,作房翘出众草。其小翘生岗原之上,叶、花、实皆似大翘而小细。山南人并用之。今京下惟用大翘子,不用茎花也。"大翘、小翘仅大小粗细之别而已,在种类上并没有不同,都作连翘使用,且多用地上部分,也有仅用果实者。

宋·苏颂《本草图经》所述大翘、小翘与《新修本草》相似,但更为详尽。书中记载:"(大翘)秋结实似莲作房,翘出众草,以此得名。根黄如蒿根。"南方生者,名小翘,"亦名旱连草,南人用花、叶。"很明显,此处之连翘属草本植物,是最早药用连翘的正品,谢宗万先生[218]认定为金丝桃科植物湖南连翘 *Hypericum ascyrou* L. 的全草。《本草图经》记载连翘有两种:一种如椿实(楮树的果实),另一种如菡萏(未开的荷花)。叶橘泉先生[219]以此推测,前者似指木本连翘,后者则指草本连翘。说明宋时南方已把两种连翘同时应用。

宋·寇宗奭《本草衍义》记载:"连翘,亦不至翘出众草,下湿地亦无,

[218] 谢宗万. 古今药用连翘品种的延续与变迁[J]. 中医药研究, 1992(3): 37-39.

[219] 叶橘泉. 古方药品考:麻黄连翘赤小豆汤之连翘[J]. 江苏中医, 1962(7): 22.

太山山谷间甚多。今止用其子,折之,其间片片相比如翘,应以此得名尔。"翘,系指鸟尾上的长羽。连翘药用其果实,其间种子片片紧连,如同鸟尾部翘起的羽毛,故名。有别于草本连翘"翘出众草"之意。明·李中立《本草原始》曰:"连翘,《本经》草部下品,今移木部,树高数尺及丈余。"首次将连翘从草部移入木部,确认连翘为木本植物而非草本植物,并逐渐成为全国药用连翘的主流品种[220]。自 1990 版《中国药典》以来,均以木犀科植物连翘 *Forsythia suspensa*(Thunb.)Vahl 的干燥果实为连翘正品的唯一来源。而早期药用正品湖南连翘仅限于地区习用品,药用其全草。

2. 翘根与连轺名实辨

翘根,始载于《神农本草经》,列为下品。书中记载:"(翘根)味甘、寒,主下热气,益阴精,令人面悦好,明目,久服轻身,耐老。"翘根究为何物? 不得而知。梁·陶弘景《本草经集注》曰:"方药不复用,俗无识者。"唐代官修本草《新修本草》曰:"今医博识人亦不识者。"故该书将"翘根"纳入"有名无用"中,不再入药使用。时至当下,《中国药典》《中华本草》《中药大辞典》乃至现行的中药学、临床中药学教材等都不把"翘根"作为正名收载。

长期以来,关于翘根与连翘根的名实问题有所争议。

一种观点认为,翘根不是连翘根。如张山雷《本草正义》指出:"弘景已谓翘根方药不用,人无识者,而《新修本草》列于有名未用类中,乃海藏强作解事,竟谓即连翘之根,而李濒湖从之,非也。"认为连翘与翘根非为一物,翘根与连翘根是两种不同的物品。这种观点并不为学界所认同。

另一种观点认为,翘根就是连翘根。如张锡纯《医学衷中参西录》曰:"仲景方中所用之连轺,乃连翘之根,即《本经》之连根也。"《冉雪峰本草讲义》曰:"《本经》下品有翘根,即连轺,乃连翘之根。"谢宗万先生认为[221],连轺、翘根都是连翘根的处方用名。说明连轺、翘根、连翘根为一药异名,仅称谓不同而已,今多从之。

连轺,出自《伤寒论》第二百六十二条:"伤寒,瘀热在里,身必黄,麻黄连轺赤小豆汤主之。"宋版《伤寒论》在连轺下注有"连翘根是"四字。说明连翘根就是连轺,这一观点得到了后世的广泛认同。如成无己《注解伤寒

---

[220] 潘旭,许保海,张静.连翘的本草考证及古今应用[J].中医药导报,2020,26(9):59-62.
[221] 谢宗万.古今药用连翘品种的延续与变迁[J].中医药研究,1992(3):37-39.

论》曰"连轺,连翘根也";王好古《汤液本草》曰"(连轺)《本经》不见所注,但仲景古方所注云,即连翘之根也";张志聪《本草崇原》曰"连轺,即连翘根"。

1999 年,国家中医药管理局主持编纂的《中华本草》以"连翘根"以正名,"连轺"为别名收载其中。并明确其基源、药性及功用。书中记载:连翘根为木犀科植物连翘 *Forsythia suspensa*(Thunb.)Vahl 的根。味苦,性寒。功能清热解毒退黄,主治黄疸发热,为连轺的临床运用提供了依据。连翘、连轺基源示意图见图 18。

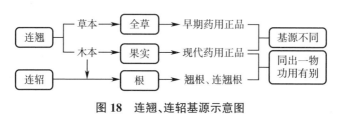

图 18　连翘、连轺基源示意图

3. 连翘代连轺辨

所谓代用品,系指在正品缺货无法获得等特定条件下,更换其他性能功用相近或相似的药物以替代之。明代官修本草《本草品汇精要》曰:"代,言假替也。"谢宗万先生[222]诠释说,若用得好就是"替代品",能达到治疗的目的;用不好就是"假药",不但治不好病,反而有害。因此,有关中药的代用问题,必须持严谨的科学态度,切忌以假乱真。

古往今来,由于轺根(连轺)人无识者,有名未用,名存而实亡,故后世多以连翘代连轺使用。这里有一个模糊的认识需要澄清。如《本草正义》记载:"盖翘之与轺、苕,即一声之转,古书极多同音通用之例,则连翘、连苕、连轺,明是一物。既能清湿热而通利小水,自然可治瘀热之发黄,何必强以根实妄为区别?"认为连翘就是连轺,无须细分。中医大家凌一揆先生[223]在其主编的高等医药院校教材《中药学》(习称"五版《中药学》教材")在"连翘"条下特别注明:别名"连轺"。即把连翘与连轺混为一药。如图 18 所示,连翘与连轺同出一物,一用其果实,一用其根,泾渭分明,毋庸置疑。

据考,连翘代连轺使用,主要有以下两种方式:

一是直接将连翘替换连轺。如《伤寒论》麻黄连轺赤小豆汤,药王孙思

[222]　谢宗万. 关于中药代用品问题的探析[J]. 中国药学杂志,1995,30(10):632-634.

[223]　凌一揆. 中药学[M]. 上海:上海科学技术出版社,1984:50.

邈《备急千金要方》《千金翼方》更名为"麻黄连翘赤小豆汤",把原方中的"连轺"替换为"连翘",不再使用"连轺"之名。此为后世许多伤寒注家所效仿。如成无己《伤寒明理论》、柯琴《伤寒论注》、沈金鳌《伤寒论纲目》、吴坤安《伤寒指掌》、钱潢《伤寒溯源集》、姚球《伤寒经解》等直呼麻黄连翘赤小豆汤。

二是以连翘代用连轺。如张璐《本经逢原》曰:"仲景治瘀热在里发黄,麻黄连翘赤小豆汤主之。奈何世鲜知此,如无根,以实代之。"徐大椿《伤寒论类方》曰:"连轺即连翘根,气味相近,今人不采,即以连翘代可也。"张山雷《本草正义》曰:"仲景麻黄连轺赤小豆汤,治瘀热在里发黄。注家谓连轺即连翘之根,且谓无根则以实代。"伤寒大家刘渡舟先生指出[224],"方(麻黄连轺赤小豆汤)中连轺,原为连翘根,今多以连翘代。"

连翘与连轺同出一物,但药用部位不同,功用有别,临证当区别运用。张锡纯《医学衷中参西录》指出:"(连轺)其性与连翘相近,其发表之力不及连翘,而其利水之力则胜于连翘,故仲景麻黄连轺赤小豆汤用之,以治瘀热在里,身将发黄,取其能导引湿热下行也。"又曰:"后世改用连翘则性不同矣。"须知,张仲景制方严谨、遣药精当。方中既用连轺,自有其所用之奥妙。临证用药,总以保持经方原貌为宜,尽量避免使用代用品。若用连翘替代连轺,势必会影响经方的临床疗效,值得深入研究。

[224] 刘渡舟.伤寒论通俗讲话[M].北京:人民卫生出版社,2013:96.

五十三、地黄九蒸九晒

地黄为玄参科植物地黄 *Rehmannia glutinosa* Libosch. 的新鲜或干燥块根。秋季采挖，除去芦头、须根及泥沙，鲜用；或将地黄缓缓烘焙至约八成干。前者习称"鲜地黄"，后者习称"生地黄"，另有炮制品熟地黄。三者同出一物，因炮制方法不同而品名、功用则各不相同。

1. 地黄名辨

"地黄"之名，出自宋·寇宗奭《本草衍义》。书中记载："经（《神农本草经》）只言干、生二种，不言熟者。如血虚劳热，产后虚热，老人中虚燥热，须地黄者，生与生干常虑太寒，如此之类，故后世改用熟者。"寇氏首出"地黄"之名，实为各种地黄品名的统称。从中可以看出，地黄品名分化及临床运用早在汉代就已经开始了，而且历代相沿，代有发挥。

（1）干地黄。始见于《神农本草经》："干地黄，味甘，寒。主折跌绝筋，伤中，逐血痹，填骨髓，长肌肉。作汤除寒热，积聚，除痹。生者尤良。"说明早在汉代，地黄已分为干品与生品两种应用于临床。至于何谓干地黄？何谓生地黄？《神农本草经》未作出说明。

（2）生地黄。始见于《名医别录》："生地黄，大寒。主妇人崩中血不止及产后血上薄心闷绝，伤身胎动下血，胎不落，堕坠踠折，瘀血，留血，衄鼻，吐血，皆捣饮之。"从"捣饮之"一语可知，此处之生地黄系指地黄鲜品无疑，即今之鲜地黄。

生地黄又有干地黄一说。如宋·苏颂《本草图经》认为，地黄"阴干者是生地黄"。明·李时珍《本草纲目》曰："《本经》所谓干地黄者，即生地黄之干者也。"此处之生地黄系指鲜地黄的干品，即干地黄。著名本草学家谢宗万先生[225]指出："《本经》之干地黄，即今之生地黄。"此说广为学界所认同。

---

[225] 谢宗万. 地黄的本草学研究 [J]. 中医杂志, 1990（5）: 48-50.

（3）熟地黄。始载于《本草图经》："二月、八月采根，蒸三、二日，令烂，暴干，谓之熟地黄。"《本草衍义》曰："经（《神农本草经》）只言干、生二种，不言熟者。如血虚劳热，产后虚热，老人中虚燥热，须地黄者，生与生干常虑太寒，如此之类，故后世改用熟者。"指出："此等（熟地黄）与干、生二种，功治殊别。"《本草纲目》以"地黄"为正名，其下分列干地黄、生地黄和熟地黄三种，首先从名称即将其区分开来。进而指出："熟地黄乃后人复蒸晒者。诸家本草皆指干地黄为熟地黄，虽主治证同，而凉血、补血之功稍异，故今别出熟地黄一条于下。"以示人甄别应用。

（4）鲜地黄。始见于明·李中立《本草原始》。该书在"生地黄"项下另立"鲜地黄"一条。而且把《本草纲目》中"生地黄"的"气味"与"主治"内容复制到"鲜地黄"条下。据此可以推测，此前之"生地黄"就是李中立所说的"鲜地黄"。《本草求真》曰："（生地黄）性未蒸焙，掘起即用。"《本草害利》记载："（鲜地黄）掘取鲜根洗净，竹刀切片，或捣汁用。"《本草便读》曰："生地未经蒸晒，即今之所为鲜生地。"由此可见，鲜地黄是指直接采挖的地黄鲜品。

清代以降，地黄品名的分化则更加清晰。如《本经逢原》曰："采得鲜者即用为生地黄，炙焙干收者为干地黄，以法制过者为熟地黄。"《本草述钩元》曰："按《本经》有干有生，以采得即用者为生，晒干收者为干。后人复蒸晒九次用之，是为熟地黄。其生熟不同，而凉血补血悬异，故分注之。"概而言之，古之地黄为鲜地黄、生地黄、干地黄与熟地黄之统称。古今之生地黄，多系今之鲜地黄，也有指干地黄者；古今之干地黄，即今之生地黄；古今熟地黄所指一致。因鲜地黄质润多液，难以保存，仅限于产地现采即用，故临证处方时，一般不用鲜地黄之名。干地黄逐渐被生地黄所取代，故现行炮制中则无干地黄之品名。

2. 九蒸九晒

九蒸九晒，又称"九蒸九曝"，是中药传统的炮制方法之一。所谓"九"，系指数字中最大的个数，有时泛指多数。因此，"九蒸九晒"既可理解为蒸晒九次，又可理解为蒸晒多次。自唐以降，对地黄"九蒸九晒"的认知二者兼而有之。

地黄"九蒸九晒"之说，始见于唐·孙思邈《千金翼方》。书中记载了两种"造熟干地黄法"：一是"斤数拣择——准生法，浸讫，候好晴日便早蒸之，即曝于日中。夜置汁中,以物盖之,明朝又蒸,古法九遍止。"提示在唐以前或更早时期,地黄就有蒸晒九遍的加工方法,说明地黄"九蒸九晒"的历史悠久。二是"今但看汁尽色黑,熟蒸三五遍亦得。"提示到了唐代,熟地黄的加工方法则简化或改良为"熟蒸三五遍",以"汁尽色黑"为度。

宋代,推崇"改良蒸晒法"。如苏颂《本草图经》曰:"二月、八月采根,蒸三、二日令烂,曝干,谓之熟地黄。"寇宗奭《本草衍义》提出,先将"地黄蒸出曝干",然后"投汁中,浸三、二时,又曝再蒸,如此再过为胜,亦不必多。"认为地黄"蒸晒"的次数"不必多",主要根据药材加工的色泽和味道而定,只要达到"汁尽,光黑如漆,味甘如饴糖"的要求就可以了。

明代,固守"九蒸九晒法",并不断改进。如刘文泰《本草品汇精要》记载:"蒸曝者谓之熟地黄。其制之法,以生地黄去皮瓷锅上柳木甑(蒸桶)蒸之,摊晒令干,拌酒再蒸,如此九度,谓之九蒸九曝,乃平易之法耳。"李时珍《本草纲目》记载:"近时造法:拣取沉水肥大者,以好酒入缩砂仁末在内,拌匀,柳木甑于瓦锅内蒸令气透,晾(晒)干。再以砂仁酒拌蒸晾,如此九蒸九晾乃止。"李中梓《本草通玄》记载:"拣肥大沉水者,好酒同砂仁末拌匀,入柳木甑于瓦锅内,蒸极透,晒干,九次为度。地黄,禀北方纯阴之性,非太阳与烈火,交相为制则不熟也。"强调了"曝晒"在熟地黄炮制过程中的重要性。从上可见,"九蒸九晒法"从最初简单"蒸晒"发展为加入各种辅料进行炮制,以满足临床用药的需要。

清代,以上"二法"兼容。如卢之颐《本草乘雅半偈》记载:"作熟地黄法,拣取肥大者三十斤,洗净晒干,更以三十斤捣汁相拌蒸之。又曝又蒸,汁尽为度,则光黑如漆,味甘如饴者始佳。"陈修园《神农本草经读》记载:"唐以后几蒸几晒为熟地黄,苦味尽除,入于温补肾经丸剂,颇为相宜。"从"又曝又蒸"和"几蒸几晒"看,地黄"蒸晒"的次数尚无定数,但至少可以说明,制作熟地黄的工艺并不是一次完成的。杨时泰《本草述钩元》记载:"后人复蒸晒九次用之,是为熟地黄。"[日]稻生宣义《炮炙全书》记载:"用砂锅、柳甑衬以荷叶,将生地黄酒润,用缩砂仁粗末拌蒸,盖覆极密文武火蒸半日,取起晒极干,如前又蒸九次为度,令中心透熟纯黑乃佳。"赵瑾叔《本草诗》中有"四物为君八味首,九蒸九晒制须精"的诗句。提倡地黄"蒸晒"仍以"九次"为宜。

近代,张山雷《本草正义》记载:"唐宋以来,有制为熟地黄之法,以砂仁和酒拌之,蒸晒多次,至中心纯黑极熟为度。"曹炳章《增订伪药条辨》记载:"一经蒸晒,其色便黑,为熟地黄。以九蒸九晒,透心黑者为佳,中心微黄者次之。"从"多次""九次"可见,熟地黄的炮制工艺尚未完全统一。

当下,熟地黄的炮制方法是[226]:取净生地,加黄酒拌匀,隔水蒸至酒吸尽,显乌黑色光泽,味转甜,取出,晒至外皮黏液稍干,切厚片,干燥即可。笔者曾请教炮制大家龚千锋先生得知,目前此炮制方法为国内通用,操作简单易行,能确保熟地黄的炮制质量。至于"九蒸九晒"或"多蒸多晒",历代尚有争议,且工艺复杂,成本太高,现已少用或基本不用。

---

[226] 龚千锋.中药炮制学[M].北京:中国中医药出版社,2003:297.

五十四、难以区分的赤芍与白芍

"芍药承春宠,何曾羡牡丹",出自唐末诗人王贞白《芍药》中的诗句。诗中赞美芍药花"承春宠"而盛开,娇艳绽放,各种花色交相辉映,俏丽争春,姹紫嫣红,花香四溢,与牡丹花媲美,毫不逊色。李时珍《本草纲目》赞誉曰:"芍药,犹婥约也。婥约,美好貌。此草花容婥约,故以为名。"芍药不仅花色鲜美,也是临床最常用的中药。

芍药以根入药,始载于《神农本草经》,列为中品。书中记载:"芍药,味苦。主邪气腹痛,除血痹,破坚积,寒热疝瘕,止痛,利小便,益气。"这是有关芍药性味、功效主治最初的文献记载,但没有药材形状的描述。因此,早期的芍药没有赤芍和白芍之分,统称芍药。

梁代,芍药始分为赤、白二种,首见于陶弘景《本草经集注》。书中记载:芍药"今出白山、蒋山、茅山最好,白而长大。余处亦有而多赤,赤者小利。"据考[227],此处的白山系指今江苏省南京市江宁区,蒋山指今江苏省南京市紫金山,茅山指今江苏省句容市境。陶氏根据芍药的自然分布和颜色不同将其区分为二。据此推测,芍药产于江苏境内而色白的,应是白芍;产于其他地区而色红的,应是赤芍。

唐代,出现赤芍、白芍之名,区分使用已初见端倪。据统计[228],孙思邈《备急千金要方》载方5 000余首,提及芍药的方剂有127首,而提及白芍的有2首,赤芍有1首,在《千金翼方》中未分赤、白芍而统称芍药。《外台秘要》载方6 000余首,提及芍药的方剂有441首,而提及白芍有4首,赤芍有3首。总的来看,仍以"芍药"之名为主,少数方中用了赤芍与白芍之名。

宋金元时期,初步确立了芍药的区分及标准。①以花色区分。人们发现,芍药花"有红白两色"(《开宝本草》),"根亦有赤白二色"(《本草图经》)。

---

[227] 刘晓龙,刘大培,尚志钧.白芍、赤芍的本草考证[J].中国药学杂志,1993,28(10):626-628.

[228] 刘萍.芍药、白芍、赤芍的历代本草考证浅析[J].中华中医药杂志,2018,33(12):5662-5665.

那么,芍药的根色与花色是否有关联? 如何以颜色来辨别赤芍和白芍? 尚不十分清晰。王好古认为,花色容易观察,便于识别。故径直提出以花色辨别赤芍和白芍的方法。如《汤液本草》曰:"今见花赤者为赤芍药,花白者为白芍药。"此法简单易行,后世推崇者有之。②根据野生与家种来区分。《本草别说》认为,芍药有野生与人工栽培两种。"《本经》芍药生丘陵川谷,今世所用者多是人家种植。"说明宋代已将栽培芍药作为药用,但未区分赤芍和白芍。

明清时期,芍药赤、白的区分主要沿袭了宋金元时期的方法。首先对芍药花色与根色的关联问题作出了回应。如《本草纲目》曰:"根之赤白,随花之色也。"《本草备要》曰:"赤白各随花色。"《本草便读》曰:"赤白两种,各随其花而异。"说明芍药的花色与根色具有一致性,为以花色区分赤芍和白芍提供了依据。如明代官修本草《本草品汇精要》将赤芍、白芍分别论述,并附有原植物图。图中白芍开白花,赤芍开红花,一看便知。《本草崇原》指出:"开赤花者为赤芍,开白花者为白芍。"与《汤液本草》的说法完全一致,以花色区分赤芍与白芍依然是这一时期的主流。

不仅如此,新的辨别方法也不断呈现。如清·杨时泰《本草述钩元》就记载了两种"别赤白法":一是通过药味分辨。即"白味有酸,赤味有苦,此其分辨处。"二是根据加工炮制后的根色变化区分。即"白根固白,赤根亦白。"认为两种芍药的根都可能出现白色,若以此来区分赤芍和白芍是不对的。书中记载:"每根切取一片,各以法记,火酒润之,覆盖过宿,白根转白,赤根转赤。"通过加工炮制,根色转白了就是白芍,根色转赤了就是赤芍,这样就容易辨别了。

赤芍、白芍作为两个独立药物分开收录,始于明代。一是将赤芍、白芍分作二个药物收载,首见于《滇南本草》,开赤芍、白芍单列分述之先河。二是在芍药条下分列赤芍和白芍。如《本草蒙筌》记载:"赤芍药,色应南方,能泻能散,生用正宜;白芍药,色应西方,能补能收,酒炒才妙。"《本草纲目》记载:"白芍药益脾,能于土中泻木。赤芍药散邪,能行血中之滞。"清代仍沿袭其旧,多将赤芍与白芍分别收载。

现代,以《中国药典》为标志,将赤芍、白芍区分开来,不再使用"芍药"这一名称。区分要点是:①基源。白芍为毛茛科植物芍药 *Paeonia lactiflora* Pall. 的根。赤芍为毛茛科植物芍药 *Paeonia lactiflora* Pall. 或川赤芍 *Paeonia veitchii* Lynch 的根。②炮制。白芍:除去头尾及细根,置沸水中煮后除去外皮或去皮后再煮,晒干。赤芍:除去根茎、须根及泥沙,晒干。③药性。白芍：苦、酸、微寒；归肝、脾经。赤芍：苦、微寒；归肝经。④功效主治。白芍：养血调经，敛阴止汗，柔肝止痛，平抑肝阳。用于血虚萎黄，月经不调，自汗，盗汗，胁痛，腹痛，四肢挛痛，头痛眩晕。赤芍：清热凉血，散瘀止痛。用于热入营血，温毒发斑，吐血衄血，目赤肿痛，肝郁胁痛，经闭痛经，癥瘕腹痛，跌扑损伤，痈肿疮疡。

从《中国药典》中不难发现，赤芍与白芍同一来源，而功效主治则迥然不同。关键在于赤芍与白芍的划分标准问题，就成为人们聚焦的热点。著名本草生药学家谢宗万先生[229]对此进行了专题研究，结果是：①白芍、赤芍不是依花的颜色作为区别标准。因为无论开白花或开红花的芍药，其根都有可能作白芍或赤芍药用。②白芍与赤芍不是从植物品种上来区分的，也很难从原植物方面加以严格区分。③白芍、赤芍的主要分界为是家种还是野生，是否经过去皮、水煮等加工过程。一般将家种，其根肥大平直，经过刮皮、煮后修整并晒干的称白芍；一切野生的芍药属品种，其根多较家种品瘦小而多筋，统称为赤芍。黄璐琦院士等[230]认为，现时以野生与栽培的不同，或以加工方法作为赤、白芍的划分依据，值得商榷。总之，古今关于赤芍与白芍的划分差异较大，尚未形成共识，突破性进展有待深入。

[229] 谢宗万.中药材品种论述：上册[M].2版.上海：上海科学技术出版社，1990：77-82.

[230] 黄璐琦，王敏，格小光，等.赤、白芍药的划分与地域分布的相关性探讨[J].中国中药杂志，1998，23（4）：204-206.

五十五、青蒿正品黄花蒿

20 世纪 60 年代初,全球疟疾疫情蔓延,当时正值美越交战,两军深受其害,部队大量减员,战斗力锐减。为此,越南方面向中国提出了协助解决疟疾困扰的要求,中国领导人接受了这一要求。1967 年 5 月 23 日,由国家科学技术委员会与中国人民解放军总后勤部牵头,在北京召开了"全国疟疾防治研究协作会议"。并提出开展全国疟疾防治药物研究的大协作工作。这是一项紧急的军工任务,为了保密起见,遂以开会日期为代号,简称"523 任务"[231-232]。

屠呦呦是"523 任务"的主要研究成员之一。她从东晋葛洪《肘后备急方》中青蒿绞汁服,治疗疟疾的用药经验中获得灵感,首次从植物黄花蒿中发现并提取了一种高效、速效抗疟药——青蒿素,创立了疟疾治疗的新方法,世界数亿人因此受益。2015 年 10 月,获得了诺贝尔生理学或医学奖,成为第一位获诺贝尔科学奖项的中国本土科学家。屠呦呦的感言说:"青蒿素是传统中医药送给世界人民的礼物"[233]。时任国务院副总理的刘延东同志在中国中医科学院成立六十周年纪念大会上指出:"青蒿素是中医药为人类健康作出的重要贡献"[234]。

青蒿,始载于马王堆出土的《五十二病方》。书中记载:"青蒿者,荆名曰荻。"主治"牝痔"。尚志钧先生[235]考证认为,此处"荻"应改为"莪"。古代的"蒿"即指"青蒿",荆楚地方称青蒿为莪。

在本草中,青蒿始见于《神农本草经》。但以"草蒿"为正名,"青蒿"为别名收载,列为下品。《本草经集注》曰:草蒿"处处有之,即今青蒿。"说明

[231] 吴毓林.青蒿素:历史和现实的启示[J].化学进展,2009,21(11):2365-2371.

[232] 黎润红,张大庆.青蒿素:从中国传统药方到全球抗疟良药[J].中国科学院院刊,2019,34(9):1046-1057.

[233] 王思北,吴晶.屠呦呦:青蒿素是传统中医药送给世界人民的礼物[EB/OL].(2015-10-06)[2023-08-12].https://www.gov.cn/xinwen/2015-10/06/content_2942889.htm.

[234] 刘延东.开创中医药事业发展新局面[N].中国中医药报,2015-12-28(1).

[235] 尚志钧.《五十二病方》药物"蒿、青蒿、白蒿"考释[J].中药材,1988,11(6):42.

草蒿、青蒿为一药二名,且分布广泛。其后,在历代医药文献中多以"青蒿"为正名。

青蒿治疟,源于晋代葛洪《肘后备急方》。该书在"治寒热诸疟方"中记载:"青蒿一握,以水二升渍,绞取汁,尽服之。"该用药经验引起了屠呦呦团队的高度关注,并进行深入研究。为"523任务"的圆满完成,以及"青蒿素"的研制成功,并成为当今全球重要的抗疟药物奠定了坚实的基础。

宋代,人们发现青蒿植物具有两种不同的形态。如沈括《梦溪笔谈》曰:"蒿之类至多,如青蒿一类,自有两种,有黄色者,有青色者。"《本草衍义》曰:"草蒿,今青蒿也。……有青色与深青色两种。"其实是一种,仅颜色不同而已。

明代李时珍《本草纲目》以"青蒿"为正名,"草蒿、香蒿"等为别名收载。青蒿"茎叶色并深青",主"治疟疾寒热"。同时又立"黄花蒿",别名"臭蒿"。此蒿"色绿带淡黄",主治"小儿风寒惊热"。并在黄花蒿条下特别注明"纲目"字样,意思是说,黄花蒿始出《本草纲目》,是李时珍发现的新药。书中指出:"香蒿、臭蒿通可名草蒿,此蒿(指黄花蒿)与青蒿相似。"李时珍之论给后世留下了两个疑问:一是青蒿与黄花蒿相似,究竟是一物,还是二物?二是青蒿治疟,而黄花蒿治不治疟?有待正本清源。

清代吴其濬《植物名实图考》仿《本草纲目》体例,也将"青蒿"与"黄花蒿"单列,并分别绘有精美药图。但吴氏明确指出:青蒿"与黄花蒿无异"。既然无异,为何分为二物?令人费解。林氏[236]考察发现,《植物名实图考》中的青蒿和黄花蒿乍看形态不同,其实黄花蒿不过就是没有虫瘿的植株,而青蒿就是把茎节处膨大的虫瘿当成了较大型的头状花序画出来的植株,仍然是同种植物。所谓"青色与深青色"及"一种黄色、一种青色"之说,乃是同种植物在不同生态环境中所产生的生态变异而已。

著名生药学家赵燏黄先生[237]指出:青蒿与黄花蒿为同物异名。即未开花前之全草而干燥者,名青蒿;老则变黄,故名黄花蒿。属于同一种植物的不同生长阶段,其原植物为 *Artemisia annua*。此说得到了学界的广泛的认同。现代研究证实[238-240],蒿属植物中只有青蒿 *A. annua* 一种含有青蒿素并

[236] 林有润.中国古本草书艾蒿类植物的初步考订[J].植物研究,1991,11(1):1-24.

[237] 赵燏黄.祁州药志[M].福州:福建科学技术出版社,2004:46,188.

[238] 胡世林,徐起初,刘菊福,等.青蒿素的植物资源研究[J].中药通报,1981(2):13-16.

[239] 胡世林.青蒿的本草考证[J].亚太传统医药,2006(1):28-30.

[240] 刘冰,刘凤.黄花蒿、青蒿与青蒿素原植物的再辨析[J].中国科技术语,2016,18(4):43-47.

具有抗疟作用。《本草纲目》新增的黄花蒿属于 *A. annua*，是晚出异名。中药所用青蒿就是植物学所称黄花蒿（*A. annua*），是一直为民间所用的"真青蒿"。后世青蒿素的发现，实际上来自黄花蒿[241]。而李时珍另立黄花蒿，且无治疟的记载，可能是一种失误。

受《本草纲目》的影响，日本学者将青蒿的拉丁学名定为 *A. apiacea* Hanee，而将黄花蒿定为 *A. annua* L.[242]。《中国药典》1963 年版和 1977 年版把菊科植物青蒿 *A. apiacea* 或黄花蒿 *A. annua* 纳入青蒿的来源，造成了青蒿素来源的混乱。

屠呦呦[243]指出，把 *A. apiacea* 和 *A.annua* 并列为青蒿，是既缺乏根据，又不符合现实情况的。只有 *A. annua* 一种符合传统中药青蒿，即黄花蒿 *A. annua* 一种为中药青蒿的正品。自《中国药典》1985 年版以来，以法典形式将青蒿的来源定为菊科植物黄花蒿 *A. annua* L. 的干燥地上部分。明确记载其"截疟"，用于"疟疾寒热"。从而还原了青蒿的历史本来面目。

［241］ 王乐.本末源流论青蒿［J］.中国科技术语.2011，13（6）：46-48.

［242］ 胡世林.青蒿、黄花蒿与邪蒿的订正［J］.基层中医药杂志，1993，7（3）：4-6.

［243］ 屠呦呦.中药青蒿的正品研究［J］.中药通报，1987，12（4）：2-5.

五十六、号为将军的大黄

相传[244]，清代诗人袁枚病痢，医投参苓补药，遂至大剧。其老友张止厚闻讯赶来，给予制大黄服下，病得痊愈。于是，袁枚赋诗二首。一首是："胸横一老字，动手便参苓。譬如萑苻盗，先存姑息心。弯弓志审的，闭眼乱穿针。始悟中医好，俞跗何处寻。"作者借以讥讽前医。另一首是："药可通神信不诬，将军竟救白云夫。医无成见心才活，病到垂危胆亦粗。岂有鸩人羊叔子，欣逢圣手谢夷吾。全家感谢回生力，料理花间酒百壶。"诗中"白云夫"是袁枚自谦之谓。"将军"系指大黄。作者以此致谢友人张止原。

大黄，为蓼科植物掌叶大黄 *Rheum palmatum* L.、唐古特大黄 *Rheum tanguticum* Maxim. ex Balf. 或药用大黄 *Rheum officinale* Baill. 的干燥根和根茎。首载于《神农本草经》，列为下品。书中记载："大黄，味苦、寒。主下瘀血、血闭、寒热，破癥瘕积聚，留饮宿食，荡涤肠胃，推陈致新，通利水谷，调中化食，安和五脏。"陈修园《神农本草经读》解读曰："自'荡涤肠胃'下五句，是申明大黄之效，末一句是总结上四句，又大申大黄之奇效也。……且五脏皆禀气于胃，胃得大黄运化之力而安和，而五脏亦得安和矣。"只有保持大肠传导正常，肠中清洁，腑气通畅，才能实现"安和五脏"的最终目的。

"荡涤肠胃，推陈致新"是大黄的基本功效特征，故素有"将军"之雅号。如《本草经集注》记载："（大黄）将军之号，当取其骏快也。"《汤液本草》记载："（大黄）推陈致新，去陈垢而安五脏，谓如戡定祸乱，以致太平无异，所以有将军之名。"《本草蒙筌》记载："（大黄）性惟沉不浮，故用直走莫守。调中化食，霎时水谷利通；推陈致新，顷刻肠胃荡涤。夺土郁，无壅滞，定祸乱，建太平。因有峻烈威风，特加将军名号。"《本草崇原》记载："（大黄）谓之将军，以其有伐邪去乱之功力也。"概而言之，大黄推坚荡积，斩关夺门，长驱直下，作用峻快，犹如一名戡定祸乱的虎将。张山雷《脏腑药式补正》曰："号称将

　［244］　步玉如．袁枚病痢［J］．北京中医杂志，1982（3）：57.

中
药
篇

军者,譬如王者之师。"所向披靡,无坚不摧。"以通为用"是将军大黄的显著特征,主要体现在以下几个方面。

1. 泻下攻积

晋·葛洪《抱朴子内篇·杂应》曰:"欲得长生,肠中当清;欲得不死,肠中无滓。"若要健康长寿,就一定要保持肠道通畅,"肠治"方能久安。

金元四大家之一的朱震亨在《格致余论》中提出了"倒仓论"。书中记载:"肠胃为市,以其无物不有,而谷为最多,故曰之仓,若积谷之室也。倒者,倾去旧积而涤濯,使之洁净也。"朱氏把肠胃比作"仓库",把清除仓库里的旧积存物比作"倒仓"。并创立了以黄牛肉为主,治疗各种无名奇病的"倒仓法"《医方论》诠释曰:"倒仓法,乃实脾之法也。牛性属土,最能补脾,脾气实则中州之转输利,便而垢滞无所容留。"所谓倒仓,其本质在于荡涤肠道糟粕浊物,推陈致新。如《本草蒙筌》曰:"蠲诸积倒仓,全仗荡涤肠胃。"万密斋《保命歌括》曰:"假如陈莝难推去,荡涤消融贵倒仓。"丹溪虽不言大黄,但与大黄荡涤肠胃,以通为补则有异曲同工之妙。

大黄味苦通泄,专入阳明胃府大肠。善能"通肠胃诸物之壅塞"(《本草约言》)而推陈致新。"是在肠胃之病,无不荡涤净尽"(《本经疏证》),故为泻下攻积之要药,"下有形积滞之要品,随经随证以为佐使,则奏功殊疾矣"(《神农本草经疏》)。大凡胃肠积滞,大便秘结,无论寒热虚实,大黄均可相机为用。如《伤寒论》"三承气汤",都是治疗积滞便秘的经典名方,莫不以大黄为君。因其性寒,"惟腑病多热者最宜"(《本草求真》),故尤宜于实热积滞便秘。

大黄通积滞,还可用于积滞泻痢。如《长沙药解》曰:"(大黄)荡涤肠胃之力,莫与为比,下痢家停滞甚捷。"故对湿热壅滞之腹痛泻痢,或热结旁流,大便泻而不爽,里急后重者,借其推荡之力,使肠中积滞或热结有下泄之路,则不治痢而痢自止,此乃"通因通用"之法。如《保命集》大黄汤,即单用大黄酒煎服,治疗泻痢湿热证。

2. 泻火解毒

大黄苦寒沉降,既能直折上炎之火,又能下行泻热,以泻代清,顿挫上部之火热邪气,使釜中之水,无腾沸之患,有釜底抽薪之妙。如《医学衷中参西录》记载:"(大黄)性虽趋下,而又善清在上之热,故目疼齿疼,用之皆为要药。又善解疮疡热毒,以治疔毒,尤为特效之药。疔毒甚剧,他药不效者,当重用大黄以通其大便自愈。"大凡热毒病症,无论有无便秘皆宜,内服外用均可。

本品又入血分,"大泻血分实热"(《要药分剂》),有凉血止血之功;兼能活血,"止血而不留瘀,尤为妙药"(《血证论》),可用于血热有瘀之出血证,尤善治吐血、衄血等上部出血,如《金匮要略》泻心汤。《本草衍义补遗》释义曰:"用大黄泄去亢甚之火,使之平和,则血归经而自安。"《医学衷中参西录》曰:"降胃止血之药,以大黄为最要。"

3. 逐瘀活血

《神农本草经》记载:"(大黄)主下瘀血,……破癥瘕积聚。"《本草正义》曰:"大黄,迅速善走,直达下焦,深入血分,无坚不破,荡涤积垢,有犁庭扫穴,攘除奸凶之功。"说明大黄能活血逐瘀,作用较强。大凡血滞诸疾,如血瘀经闭,产后瘀阻腹痛,跌打损伤,瘀血肿痛等,无论新瘀、宿瘀皆宜。诚如《医碥》所云:"凡血妄行瘀蓄,必用桃仁、大黄行血破瘀之剂。盖瘀败之血,势无复返于经之理,不去则留蓄为患。"

4. 清利湿热

大黄苦寒,沉而下行,直达下焦。《医学衷中参西录》曰:"大黄之色服后入小便,其利小便可知。"《本草正义》曰"(大黄)可从小便以导湿热",使湿热有外出之路,而收退黄、通淋之效。可用于湿热黄疸、淋证等。如《伤寒论》治湿热黄疸,一身面目俱黄者之茵陈蒿汤。仲景指出:服用该方后,"小便当利,尿如皂荚汁状,色正赤,一宿腹减,黄从小便去也。"《本草思辨录》亦云:"茵陈栀子皆走小便,大黄自亦不走大便矣。"可见,方中大黄之用,在于通利小便,导湿热从小便而出,湿热去则黄自愈。

如上所述,将军大黄之用,可概括为一个"通"字。证诸临床,凡有积、有瘀、有热、有毒、有湿等皆可泻而通之。《长沙药解》指出:"大黄,苦寒迅利,泻热开瘀,决壅塞而通结闭,扫腐败而荡郁陈。一切宿食留饮,老血积痰,得之即下,心痞腹胀,胃结肠阻,饮之即通,湿热瘀蒸,非此不除,关窍梗塞,非此不开。"这是对大黄"以通为用"的概括性总结。

大黄"以通为用",疗效卓著,深受历代医家的赞赏。如明代医家张介宾把大黄列为"药中四维"，称之为"乱世之良将"[245]。清代医家陆懋修把大黄列为四大起死回生之药。曰："药之能起死回生者，惟有石膏、大黄、附子、人参。有此四药之病一剂可以回春，舍此之外则不能。"[246]现代医家吴佩衡把大黄列为中药十大主帅（附子、干姜、肉桂、麻黄、桂枝、细辛、石膏、大黄、芒硝、黄连），"是形容其作用之大也"[247]。

为了更好地行使将军大黄之职，历代医药学家对其用法十分考究。如《本草正》曰："（大黄）欲速者生用，泡汤便吞；欲缓者熟用，和药煎服。"《本草新编》曰："大黄过煮，则气味全散，攻毒不勇，攻邪不急，有用而化为无用矣。大黄之妙，全在生用为佳。将群药煎成，再投大黄，略煎一沸即服，功速而效大，正取其迅速之气而用之也。不可畏其猛烈，过煎煮以去其峻利也。"《医学衷中参西录》曰："凡气味俱厚之药，皆忌久煎，而大黄尤甚，且其质经水泡即软，煎一两沸药力皆出，与他药同煎宜后入，若单用之开水浸服即可，若轧作散服之，一钱之力可抵煎汤者四钱"。提示本品生用、后下或泡服，攻下之力强，和药煎服则泻下力缓。

本品为峻烈攻下之品，易伤正气，如非实证，不宜妄用；《本草正义》指出：大黄"其味大苦，最伤胃气，胃弱者得之，无不减食，且不知味，苟非湿热蕴结，不得轻率采用。"本品其性沉降，且善活血祛瘀，故孕妇、月经期慎用。笔者临床运用大黄，有两点体会可与同道分享。一是哺乳期妇女服用后可引起婴幼儿不明原因的腹泻，二是服用大黄后患者小便颜色会加深似血。这些都是因为大黄色素易从乳汁或小便排泄所致。因此，应提前告诫患者，以免引起不必要的惊慌。

《本草图经》收载了梁代名医姚僧垣曾为两位皇帝诊治疾病的案例，对我们今天运用大黄应该有很好的启迪作用，特录之以飨读者。一位是梁武帝，"因发热欲服大黄。僧垣曰：大黄乃是快药，至尊年高，不可轻用。帝弗从，几至委顿。"另一位是梁元帝，"尝有心腹疾，诸医咸谓宜用平药，可渐宣通。僧垣曰：脉洪而实，此有宿妨，非用大黄无差理。帝从而遂愈。"同一大黄，用与不用，效与不效，贵乎识证取舍，临机应变。诚如《本草新编》所云："用之必须看症甚清，而后下药甚效，否则，杀人于眉睫也。"

［245］ 张介宾.景岳全书：下册［M］.上海：上海科学技术出版社,1959：937.

［246］ 陆懋修.陆懋修医学全书［M］.北京：中国中医药出版社,1999：122.

［247］ 李继贵.论吴佩衡"中药十大'主帅'"的立论基础［J］.云南中医学院学报,1993,16（1）：7-10.

五十七、分合纷争的独活与羌活

独活，始载于《神农本草经》，列为上品。书中记载，独活"一名羌活，一名羌青，一名护羌使者。"即以"独活"为正名，"羌活"为别名。此处之独活与羌活不分，为一药二名。

梁代，独活、羌活开始分化。如陶弘景《本草经集注》记载："此州郡县并是羌活。羌活形细而多节软润，气息极猛烈。出益州北部、西川为独活，色微白，形虚大，为用亦相似而小不如。"据考[248]，"此州郡县"即雍州（今西北陕甘宁一带）和陇西南安（今甘肃南部洮河流域及天水一带），"益州北部、西川"即四川北部及西部。陶氏根据药材产地和性状不同，把独活、羌活区分为二种。

唐代，独活、羌活开始区分使用。如苏敬《新修本草》记载："疗风宜用独活，兼水宜用羌活。"甄权《药性论》记载："独活，君，味苦、辛，无毒。能治中诸风湿冷，奔喘逆气，皮肌苦痒，手足挛痛，劳损，主风毒齿痛。又云羌活，君，味苦、辛，无毒。能治贼风，失音不语，多痒，血癞，手足不遂，口面㖞斜，遍身痛痹。"明确区分了独活与羌活的临床运用。

宋代，独活、羌活分合不一。如苏颂《本草图经》曰："《本经》云：二物同一类。今人以紫色而节密者为羌活，黄色而作块为独活。……古方但用独活，今方既用独活，又用羌活，兹为谬矣。"认为独活、羌活本为一物，区分使用是不对的。唐慎微《证类本草》在"目录"独活条下列有"羌活附"字样，似有"二活"分化的趋势。但在独活正文部分，以转录历代本草文献为主，唐氏没有发表个人的见解。从所收录的临床资料看，独活、羌活已区分使用。如《肘后备急方》治风齿疼，颊肿。独活酒煮，热含之。《必效方》治产后腹中绞刺疼痛。羌活二两，酒二升，煎取一升去滓，为二服。

明代，独活、羌活分别作正名收载于本草，始于明代官修本草《本草品汇精要》。书中记载："旧本羌独不分，混而为一。然形色、功用不同，表里行

［248］　舒抒,银福军,王昌华,等.川独活的本草溯源[J].重庆中草药研究,2019（1）:27-30.

中药篇

径亦异,故分为二则,各适其用也。"该书在目录"羌活"名下注曰:"原附独活下,今分条"。首次把羌活从独活中分列出来,单列成条,分别介绍。然而,李时珍则持不同观点,在《本草纲目》中明确提出:"独活、羌活乃一类二种。"认为"以他地者为独活,西羌者为羌活。"由于产地不同,故"入用微有不同,后人以为二物者,非矣。"从而导致了"二活"分化的混乱。

清代,独活、羌活的分化仍然存在分歧。如《本草乘雅半偈》赞同李时珍的观点,曰:"在蜀名蜀活,在羌名羌活,随地以名,亦随地有差等。"认为羌、独活为一物,仅产地不同而已。陈修园《神农本草经读》曰:"(羌活)一名独活。"与《神农本草经》独活"一名羌活"相呼应。即羌活就是独活,独活就是羌活,"二活"不分。陈世铎《本草新编》指出:"羌活与独活,本是两种,而各部《本草》俱言为一种者,误。仲景夫子用独活,以治少阴之邪;东垣先生用羌活,以治太阳之邪,各有取义,非取紧实者谓独活,轻虚者谓羌活也。盖二物虽同是散邪,而升降之性各别,羌活性升,而独活性降。"明确指出"二活"非为一物,其性能功用各不相同。

长期以来,关于"二活"究竟是一种还是二种,一直处于分合不一的混乱状态。汉代以前羌、独活不分,梁代分化为二种,唐代开始区分使用,明代分列二种收载于本草。其间,"二活"分化问题仍然存在争议。尤其是李时珍《本草纲目》提出羌活、独活为"一类二种",对后世影响较大,成为"二活"分化的主要障碍。

现代,以《中国药典》为标志,将其严格区分,并作为两个品种分别收载。独活为伞形科植物重齿毛当归 *Angelica pubescens* Maxim.f.*biserrata* Shan et Yuan 的干燥根。羌活为伞形科植物羌活 *Notopterygium incisum* Ting ex H.T.Chang 或宽叶羌活 *Notopterygium franchetii* H.de Boiss. 的干燥根茎及根。从此结束了独活、羌活亦分亦合的混乱状态。

五十八、肉桂引火归元

引火归元，又称引火归原、引火归源。最早见于明·张介宾《本草正》。该书在"官桂"条下曰："若下焦虚寒，法当引火归元者，则此为要药，不可误执。"此说广为后世所传承，迄今仍为临床用药所遵循。

所谓"元"，《说文解字》诠释曰："元，始也。"引申为根本、根源。张介宾《类经附翼》指出："命门者，为水火之府，为阴阳之宅。"命门之火为真阳，又称元阳；命门之水为真阴，又称元阴。真阴真阳闭藏于肾，为五脏六腑阴阳的发源地。五脏之阴气非此不能滋，五脏之阳气非此不能发。此处之"元"，系指元阴元阳的发源地，或藏元阴元阳之处所，即肾或命门。

所谓"火"，有实火、虚火之分。实火可泻，而虚火不可泻也。近代名医张山雷[249]诠释曰："要知有火而须引之使归，则其火必非有余之火，与其他热病之实火可泻者迥然不同，而其病情证治亦必与实热诸证似是而非，不容含混。"又曰："盖火之有原可归者，为虚火、为阴火、即肾藏龙相之火也。"陆懋修《文十六卷》曰："阴火者，则不予人以易见，故即为人所罕见。此为龙雷之火，不燔草木，得雨则炽，即阴盛格阳之火，亦即阴极似阳之火。"显而易见，此处之"火"是指虚火而非实火也。

虚火之病源有二。《景岳全书》曰："一曰阴虚者能发热，此以真阴亏损，水不制火也；二曰阳虚者亦能发热，此以元阳败竭，火不归源也。"《医宗金鉴》曰："肾取象乎坎，阳藏于阴之藏也。不独阴盛阳衰，阳畏其阴而不敢附，即阴衰阳盛，阴难藏阳亦无可依，虽同为火不归原，而其为病则异也。"二者有着本质的区别，不可混为一谈。李可先生[250]将虚火形象比喻为"水浅不养龙"和"水寒不藏龙"两种类型。前者是阴亏，水不制火；后者是阴盛，逼阳浮越，其病理性质却有本质的不同。《景岳全书》认为火不归元的根本在于"元阳败

---

[249] 张山雷，邵宝仁.张山雷论引火归原[J].浙江中医学院学报，1982（6）：18.

[250] 李可.李可老中医急危重症疑难病经验专辑[M].太原：山西科学技术出版社，2008：240-242.

竭"，《医宗金鉴》则认为火不归元有阴虚和阳虚之区别。这两种学术观点孰是孰非，学界一直有争议。

叶天士在综合诸家之论的基础上，结合临床用药实践，对引火归元作出了客观的评判。他在《景岳全书发挥》中明确指出："引火归原，因肾水不足，虚火上亢，用滋阴降火之法，少加热药为引导，引之下降，使无拒格之患。若讲温补热药为引火，大误，大误。世医俱将此法治人，为害不浅。"又说："戴阳、格阳，可用温热。若论阴虚，断无是理。"认为阴虚火旺证治当滋阴降火，少加温热药旨在防止"拒格"，若误以为"引火归元"，实则大错而特错矣。唯戴阳、格阳等"离原之火"或"火不归原"，方可用温热药物引之以归原，这是针对特定病证的一种特殊治法，并非常用之法。

肉桂是引火归元的代表性药物，在本草中多有论述。如《本草便读》曰："（肉桂）辛甘大热，补命门助火消阴。……如格阳、戴阳等证，又能引火归元。"《本经逢原》曰："（肉桂）气味俱厚，益火消阴，大补阳气，下焦火不足者宜之。其性下行，导火之源。"肉桂功用虽多，《本草新编》曰："妙全在引龙雷之火，下安肾脏。……龙雷之火沸腾，舍肉桂，又何以引之于至阴之下乎？……用肉桂以大热其命门，则肾内之阴寒自散，以火拈火，而龙雷收藏于顷刻，有不知其然而然之神。"《本草从新》曰："肉桂，辛甘大热……气厚纯阳……补命门相火之不足"。能"引无根之火，降而归元"。说明肉桂善引虚阳上浮之火下归于肾，以息无根之火，从而发挥引火归元的作用。

《景岳全书》对肉桂"引火归元"曾有精辟的论述：一是首次提出了肉桂"引火归元"的概念，并称"此为要药"。二是阐明了火不归元的基本病机，即"命门阴盛则元阳畏避，而龙火无藏身之地，故致游散不归。"明确指出"火不归原"之火是指阴盛逼阳浮越之虚火。三是诠释了引火归元的作用机制，即"凡善治此者，惟从其性。但使阳和之气直入坎中，据其窟宅而招之诱之，则相求同气，而虚阳无不归原矣。"四是强调了引火归元的用药警戒，即"不可误执"。由此可见，离元之火是指肾阳虚衰，阴寒内盛，逼其真阳失却潜藏内守之职，或浮于上，或越于外的虚火。所谓"引火归元"，严格地说应该是针对肾阳虚衰，阴盛逼阳的戴阳、格阳证而采用的治法[251]。

明以降，临床医家对肉桂引火归元感悟颇深。如《张氏医通》曰："相火为龙火，仅可温顺，导之归源，又何患乎。"譬如"龙雷之火，每当浓阴骤雨之时，火焰愈炽，其势诚不可遏。惟太阳一照，火自消灭。此得水则炽，得火

［251］ 朱文锋."引火归原"辨：与丁光迪老师商榷［J］.辽宁中医杂志，1981（8）：46-47.

则灭之一验也。"这是对引火归元的形象解读。《医学心悟》曰："肾气虚寒，逼其无根失守之火，浮游于上。当用辛热杂于壮水药中导之下行。所谓导龙入海，引火归原。"进一步明确了引火归元的运用范围及配伍原则。其中"杂"字寓意深刻，耐人寻味。《医碥》曰："桂、附引火归元，此为下寒上热者言之。若水涸火炎之证，上下皆热，不知用此引火引归何处。今日医者动用桂、附，动云引火归元，杀人如麻，可叹也。"提示了阴虚火旺证用肉桂等引火归元指向不明，以及滥用所造成的严重后果。以上对正确理解和运用肉桂引火归原都具有较好的指导和警示作用。

《中国药典》对肉桂"引火归元"的运用作出明确的规定，即用于"虚阳上浮，眩晕目赤"。从法典的高度加以固化，避免了不必要的误解，彰显了法典的传承性和权威性。

五十九、香附为气病之总司，女科之主帅

香附原名"莎草根"，为莎草科植物莎草 *Cyperus rotundus* L. 的干燥根茎。始载于《名医别录》，列为中品。《新修本草》注云："此草，根名香附子。……荆襄人谓之莎草根。"《本草衍义》曰："莎草，其根上如枣核者，又谓之香附子。"《本草纲目》释名曰："其根相附连续而生，可以合香，故名香附子。"由此可见，香附子因其气味芳香，药用其附于根下之子根茎而得名。由于本品非种子，为了避免混淆，故今均以"香附"为正名。

香附为"气病之总司，女科之主帅"，出自《本草纲目》。是李时珍在全面阐述香附的性能特点及临床应用的基础上做出的概括性总结，有一定的临床指导意义。

1. 香附为气病之总司

"气病"一词，见于《诸病源候论》。所谓气病，是指气在生成和运动等方面发生病理性反应，而影响脏腑经络、组织器官的生理功能等发生变化的总和[252]。但凡与气有关的病症皆可称为气病，临床辨证可分为虚（气虚、气陷、气不固、气脱）、实（气滞、气逆、气闭）两端[253]。

早在《素问·举痛论》中就有"百病生于气"之说。《景岳全书》诠释曰："夫百病皆生于气，正以气之为用，无所不至，一有不调，则无所不病。"进而指出："凡病之为虚为实，为寒为热，至其变态莫名其状，欲求其本，则止一气字是以尽之。盖其有不调之处，即病本所在之处也。"气是构成人体和维持人体生命活动的最基本物质，也是各种疾病产生之根源。

[252] 陈超,陈德邦.中医气病学[M].北京:中国医药科技出版社,2001:43.
[253] 陈家旭,邹小娟.中医诊断学[M].北京:人民卫生出版社,2012:127.

肝为风木之脏,职司疏泄,性喜条达。对全身气机,乃至整个机体都有重要的调节作用。"木气冲和条达,不致遏郁"(《血证论》)。若疏泄不及,气机失畅,气阻则郁,诸病生焉。故"凡病之起,无不因于木气之郁"(《四圣心源》)。"木郁者,肝郁也"(《医旨绪余》)。气之为病,多生于郁;郁之为患,多系肝木。因此,治郁必先疏肝,使气行则郁行。

香附主入肝经,"辛香甚烈,香气颇浓,皆以气用事,故专治气结为病。气结诸症,因肝胆横逆肆虐为多,此药最能调气"(《本草正义》)。"专属开郁散气"(《本草求真》)"大凡病则气滞而馁,故香附于气分为君药"(《本草纲目》)。"非宜于妇人,不宜于男子也"(《本草备要》)。但凡气病有郁有滞者,无论男女老幼,香附无不相宜。"欲舍香附而求之本草之外,斯惑矣"(《本草新编》)。

清代名医王旭高指出:"肝病最杂而治法最广"(《西溪书屋夜话录》)。而香附之用,"总属行气开导,散郁结有余之气而使之和平"(《本草汇言》)。故"气滞不行者,皆宜用之为要药"(《本草正》)。香附条达肝气,调理气机为其主要作用机制,气机运行失畅为其重要指征。

气之为病,有虚有实。香附"非补剂也"(《本草新编》),没有补益的功能。故"气郁多用香附,或气弱而郁者,必同补剂而用,固也"(《本草述》)。如"气弱而郁者,兼入补气药乃可奏功也"(《药义明辨》)。"香附为君,参、芪为臣,甘草为佐,治气虚甚速"(《韩氏医通》)。诸如此类,香附皆"可加减出入以为行气通剂"(《本草求真》)。

然而,"损气是香附之常道"(《本草汇言》)。若气虚而无郁无滞者,则非其所宜。以其"性燥而苦,独用、多用、久用,反能耗气损血"(《本草汇言》)。因此,香附善治气病多郁多滞,而气病无郁无滞者非其所总司。

2. 香附为女科之主帅

女子在生理上有经、孕、产、乳的特点,无不以血为用,故有"女子以血为本"之说。由于女子"数脱于血也",使机体处于"有余于气,不足于血"(《灵枢·五音五味篇》)的状态。肝乃藏血之脏,血伤则肝先受累。肝受累则疏泄失司,易于怫郁。温病学家叶天士指出:"肝脏之病,较之他脏为多,而于女子尤甚"(《临证指南医案》);"凡妇科杂症,偏于肝者居半"(《未刻本叶氏医案》)。说明女科疾病与肝的关系甚为密切。

肝喜条达而恶抑郁。"女性偏滞,多气多郁"(《本草发明》),故"气病者常多"（《医经溯洄集》）。如"妇人有经来断续，或前或后无定期，人以为气血之虚也，谁知是肝气之郁结乎！""妇人有怀抱素恶不能生子者，人以为天心厌之也，谁知是肝气郁结乎！"（《傅氏女科》）"郁"是引起妇科疾病的一个重要因素，肝气不舒是其重要的病理基础。故女子之病多从肝从郁论治。诚如《知医必辨》所云："五脏之病，肝气居多，而妇人尤甚。治病能治肝气，则思过半矣。"

月经失调是妇科临床的常见病、多发病。其病因多样，病证错杂，"一有不调则失其常度而诸病见矣"（《景岳全书》）。如"妇女经水，有前后无定期，多少不一，或来或断，时痛时止者甚至寒热往来，颇似劳瘵，此皆肝气郁结不舒之故也"（《竹泉生女科集要》）。故"凡医妇人，先须调经，故以为首"（《妇人大全良方》）。著名中医妇科专家哈荔田说："调经肝为先，疏肝经自调。"[254] 强调疏肝在调经中的重要作用。

香附主入肝经，为调经之要药。历来以"调经止痛"为功凸显其用。须知，调经止痛仅是一个对症功效，临床运用务必有所选择。多与其疏肝解郁组合，形成因果关系，对于肝气郁滞所致的月经不调、痛经等可用为主帅。如此药证相对，方能药中病的，获益良多。"不然，损其气，燥其血，愈致其疾。惜乎未有发明，而世俗多受女科圣药一句之累矣"（《雷公炮制药性解》）。

总之，"气结不舒为病，辛能散结，苦以泄之，香附功效尽于此矣"（《本草正义》）。近代名医冉雪峰先生指出[255]："香附是气药而非血药，是里药而非表药。凡诸他病之关气分者，可以兼用。"进而强调："若诸他病而不涉气，或气分先虚而宣无可宣，疏不可疏，鳃鳃焉曰此可万举万应万全也，天下安有如是医理乎？……而用香附以统治百病，则更悖理害道。"香附重在疏肝解郁，条畅气机，令郁散而无疾。并非"气病"与"女科"诸病统治之药。若泛谓香附为气病之总司，女科之主帅，不免以偏概全，失之笼统。

［254］ 哈荔田.哈荔田妇科医案医话选［M］.天津：天津科学技术出版社，1982：259.

［255］ 冉雪峰.冉雪峰本草讲义.北京：中国中医药出版社，2016：296.

六十、名实易混的木香与青木香

　　木香，始载于《神农本草经》，列为中品。《名医别录》云："一名蜜香。生永昌山谷。"《本草纲目》释名曰："因其香气如蜜"而得名蜜香。永昌，即云南保山地区，说明木香最早产于我国云南。

　　至梁代，木香出现了外来品。如《本草经集注》云："（木香）此即青木香也。永昌不复贡，今皆从外国舶上来，乃云大秦国。"据考[256]，"大秦国"应为今埃及和伊朗以西伊拉克、土耳其或周边。《本草图经》曰："木香生永昌山谷，今唯广州舶上有来者，他无所出。"《本草别说》曰："谨按木香，今皆从外国来，即青木香也。"诸家所论，主要表达了两层意思：一是"青木香"系指品质上乘的"木香"，以云南所产者为佳，为国货真品和贡品。二是宋前所用木香主要靠进口来满足国内需求，并成为当时的主流产品。木香经海上输入，由广州集散于各地，又名"广木香"（非广东所产）。黄氏等[257]考证认为，菊科植物 *Inula helenium* L. 应是我国古代木香的正品。

　　另有马兜铃科植物青木香，唐·苏敬《新修本草》以"独行根"为正名，又名土青木香、兜零根。明确记载其"有毒"。明·陈嘉谟《本草蒙筌》则将"土"字删去，直呼"（马兜铃）根名青木香"。而将"青木香"作为正名收载则始于明·张介宾《本草正》，曰："青木香，即马兜铃根，亦名土木香。"由此出现了"青木香"同名异物。

　　明代官修本草《本草品汇精要》认为，青木香与广木香"旧本不分者，……功效颇殊，形质亦异，皆各立其条。"首次将木香和青木香区别开来，并以"青木香"作为正名记载。李时珍颇有同感，他在《本草纲目》木香"释名"中指出："木香，草类也。……昔人谓之青木香。后人因呼马兜铃根为青木香，乃呼此为南木香、广木香以别之。"至此，木香与青木香之名实已昭然若揭。即明以前青木香，系指菊科植物木香；明以后青木香，即指马兜铃科植物马兜

　　［256］　李林玉，刘大会，杨斌，等．木香的本草考证［J］．中草药，2020，43（2）：492-495.
　　［257］　黄胜白，陈重明．本草学［M］．南京：南京工学院出版社，1988：86.

铃根。名同而实非,在阅读古医药书籍时应加以甄别应用。

青木香为马兜铃科植物马兜铃 *Aristolochia debilis* Sieb. et Zucc. 的根。先后收载于 2000 年以前历版《中国药典》中,因其含有马兜铃酸,具肾毒性,2004 年,国家食品药品监督管理局(SFDA)决定加强对含马兜铃酸药材及其制剂的监督管理。SFDA 发布了《关于加强广防己等 6 种药材及其制剂监督管理的通知》(国食药监注〔2004〕379 号),以下简称 SFDA "通知"。明确指出:取消青木香药用标准,凡国家药品标准处方中含有青木香的中成药品种应于 2004 年 9 月 30 日前将处方中的青木香替换为《中国药典》2000 年版一部收载的土木香(仅限于以菊科植物土木香 *Inula helenium* L. 的干燥根替换,有别于马兜铃科青木香的别名"土木香")。2005 年版《中国药典》将青木香淘汰,从此结束了马兜铃科青木香药用历史,中药饮片不再使用"青木香"之名。

为了确保用药安全,避免混乱。在古医药方书中所用"青木香"应作相应的处理。一般而言,明以前医药方书中所用"青木香"可直接替换为"木香"。宋·许叔微在《普济本事方》中指出:"凡医书云青木香者,皆当用木香。"因为早期"青木香"原本就是"木香"的别名,为一物二名。明以后医药方书中"青木香"虽为多源,但主要是指马兜铃科植物马兜铃根,有毒。可按 SFDA "通知"要求替换为"土木香"。

如苏合香丸,首见于唐·王焘《外台秘要》引《广济方》(原书已佚)。本方原名为吃力伽丸。宋·《太平惠民和剂局方》更名为苏合香丸[258],沿用至今,并为历版《中国药典》所收载。原方中"青木香",2015 年版《中国药典》将其替换为"木香"。又如冠心苏合丸,该方是在苏合香丸的基础上研制精简而成的(苏合香脂、冰片、朱砂、青木香、檀香)。现临床多用于治疗冠心病、心绞痛,并取得良好效果。原方中"青木香",2015 年版《中国药典》中将其用土木香替换。以上二方中"青木香"的变更,既体现了传统用药的惯例,符合 SFDA "通知"的要求,又避免了"青木香"名实混乱或不必要的学术之争。

---

[258] 边晶,张洪义.苏合香丸古今应用初探[J].中医药临床杂志,2016,28(6):875-878.

六十一、槟榔食用与药用

槟榔，为棕榈科植物槟榔 *Areca catechu* L. 的干燥成熟种子，是我国著名的四大南药（槟榔、益智、砂仁、巴戟天）之一。首载于《名医别录》，列为中品。书中明确记载"无毒""生海南"。《本草经集注》云："此有三四种，出交州，形小而味甘；广州以南者，形大而味涩，核亦有大者，名猪槟榔，作药皆用之。又小者，南人名蒳子，世人呼为槟榔孙，亦可食。"说明槟榔品种较多，可食可药。

据《南史·刘穆之传》记载：刘穆之少时家穷，好酒食，常到妻兄家乞讨，多次受到羞辱，其妻江氏常劝不听。有一次妻兄办庆会，嘱令勿来，穆之还是去了。吃罢饭后，又向妻兄索要槟榔。妻兄讽刺说："槟榔消食，君乃常饥，何忽须此？"后来穆之做了丹阳尹，将设宴款待妻兄，妻子叩头拜谢。穆之说："本不匿怨，无所致忧。"待酒醉饭饱之后，穆之令厨人用金盘盛槟榔一斛送给他们。诗人黄庭坚据此写下了"莫笑忍饥穷县令，烦君一斛寄槟榔"的诗句，借"槟榔"来抒发人生感悟。

自古以来，人们就有嚼食槟榔的生活习俗。如南宋·周去非《岭南代答》记载："唯广州为甚，不以贫富长幼男女，自朝至暮，宁不食饭，惟嗜槟榔。"《本草新编》曰："两粤人至今噬之如始。"析其原因有二：一是传统习俗礼节。如晋·嵇含《南方草木状》言："交广人，凡贵胜族客，必先呈此果。若邂逅不设，用相嫌恨。"（引自《本草纲目》）用槟榔待客是一种尊客礼节，凡是尊贵的客人到来，必先呈上槟榔，以示尊重和欢迎。二是预防瘴疠。因为岭南地区潮湿地热，易患疟疾等传染病，素有"瘴乡"之称。槟榔长于"疗诸疟，御瘴疠"（《本草纲目》），故食用槟榔在岭南地区盛行。如《本草图经》记载："岭南人啖之以果实。其俗云：南方地湿，不食此无以祛瘴疠。"《本草择要纲目》曰："岭表之俗，多食槟榔，取其能祛瘴疠。"

据估计[259]，全球有 2 亿～6 亿经常嚼食槟榔的人，主要分布在亚洲东南部及南部，而在中国又主要集中于海南、湖南和台湾。据流行病学调查发

---

[259] 刘小靖,王鹏龙,项嘉伟,等.以中医药思维理解"食用槟榔"与"药用槟榔"[J].中草药,2021,52（1）:248-254.

中药篇

现[260]，我国居民槟榔嚼食率：湖南湘潭市为 58.81%，海南省为 37.8%，台湾少数民族为 46.1%。

2003 年，槟榔被世界卫生组织国际癌症研发中心（IARC）认定为一级致癌物，引起了国内对槟榔致癌风险的高度关注。事实上，IARC 报告中所提含致癌物的槟榔是指咀嚼槟榔而非药用槟榔。

所谓食用槟榔，湖南省地方标准（DB43/132—2004《食用槟榔》）明确指出：食用槟榔，即以槟榔干果为主要原料，经泡制、切片、点卤、干燥等主要工序加工制作而成的槟榔。在加工过程中，以饴糖、石灰为主要原料，辅以甜味剂、香精香料熬制而成的糊状物（卤水），添加到槟榔上。《中国药典》（2020 年版）所载药用"槟榔"为棕榈科植物槟榔 *Areca catechu* L. 的干燥成熟种子。主要有槟榔、炒槟榔和焦槟榔三个炮制品种。在加工过程中不用卤水。显然，食用槟榔与药用槟榔的炮制工艺是不一样的。

李连达院士指出，咀嚼槟榔和药用槟榔是有区别的[261]，主要体现在七个方面：①所用原料部位不一样。咀嚼槟榔所用为幼果，药用槟榔使用成熟的种子。②炮制加工不一样。咀嚼槟榔用石灰水浸泡，再加强碱性、刺激性很强的香精、香料等，这些辅料可能含有致癌物质，且易引起口腔黏膜损伤；药用槟榔则须经炮制、加工、提取、除杂，有明显的解毒作用。③入口方式不一样。咀嚼槟榔有的人一嚼几个小时，造成对口腔黏膜的化学性刺激、机械性损伤，导致黏膜下纤维化、白斑、苔藓病变，进一步恶化就是口腔癌；药用槟榔是入汤剂口服，不会长时间刺激口腔黏膜。④用量不一样。咀嚼槟榔没有限时，属于大量、无限制地使用；药用槟榔在《中国药典》里有限量规定：即每日 3~10g，驱绦虫、姜片虫 30~60g。⑤疗程不一样。咀嚼槟榔是生活习俗，易造成慢性损伤、累积损伤；药用槟榔疗程短、剂量小，不会引起血液中毒、慢性损伤，更不会造成癌前病变。⑥使用卫生习惯不一样。有的咀嚼槟榔为调味可能会添加一些有毒副作用的物质；药用槟榔绝对不会添加这些成分。⑦安全性保障不一样。咀嚼槟榔诱发口腔癌涉及物理因素、化学因素、剂量、疗程、用法，这些不良因素综合到一起可能使口腔癌发病率上升；药用槟榔在多环节采取了有效解毒措施，确保了用药的安全性。

［260］ 张微，兰燕，邓冰，等．嚼食槟榔的成瘾性：研究状况及可能机制［J］.中国药物依赖性杂志，2016，25（6）：505-507.

［261］ 任壮．"嚼槟榔""槟榔入药"不可混为一谈［N］.中国中医药报，2013-05-08（1）.

1. 食用槟榔存在风险

研究表明[262],我国人群中的嚼槟榔者相对于不嚼槟榔者发生口腔癌的风险明显增加,而且这种风险随着嚼槟榔年份以及每天嚼的次数的增加存在明显的上升趋势。邵小钧等[263]报道,在食用槟榔盛行的地区,大于50%的口腔癌是由食用槟榔导致的。因此,有学者强调[264],要积极开展嚼食槟榔危害的宣传,提高居民对嚼食槟榔危害认知,减少居民嚼食槟榔行为,提升居民口腔健康水平。

2. 药用槟榔相对安全

中药篇

如侯文珍等[265]对36部载有槟榔的本草文献进行检索,结果:18部未提及槟榔的毒性,6部认为槟榔无毒,11部提及槟榔使用禁忌,仅《本草便读》记载槟榔"辛苦而温,轻疏有毒"。孙露等[266]通过全面查阅国内外相关文献1 843篇,未筛选到有关槟榔及其制剂的不良反应病例报告的文献,提出药用槟榔的临床不良事件较少并具有可控性。《中国药典》(2020年版)在槟榔条下既无"毒性"的记载,又无"使用注意"的提示,说明槟榔药用是安全的。

然而,凡药皆毒,药用槟榔也不例外,历代本草对此十分关注。如《神农本草经疏》曰:"脾胃虚,虽有积滞者不宜用。下利,非后重者不宜用。心腹痛,无留结及非虫攻咬者不宜用。凡病属阴阳两虚,中气不足,而非肠胃壅滞,宿食胀满者,悉在所忌。"强调槟榔使用应明确宜忌。《本草蒙筌》曰:"槟榔服之,苦以破滞气,辛以散邪气。久服则损真气,多服则泻至高之气。"《本草汇言》曰:"多用大伤元气。"提示槟榔不宜多用久用。这些用药经验和警戒,对指导槟榔的临床运用仍有重要意义。

[262] 胡依娜,李红艳,邹艳辉.咀嚼槟榔与口腔癌风险的Meta分析[J].湖南中医药大学学报,2019,39(10):1227-1232.

[263] 邵小钧,席庆.食用槟榔及其与口腔癌间的关系[J].国际口腔医学杂志,2015,42(6):668-672.

[264] 徐学明,王翠,张毅,等.衡阳市15岁及以上常住居民嚼食槟榔现状及影响因素调查[J].职业卫生与病伤,2020,35(1):20-24.

[265] 侯文珍,杨乐,马长华,等.基于中医药古籍的槟榔安全性及风险因素分析[J].中国药物警戒,2016,13(10):606-608.

[266] 孙露,宋海波,张力,等.中药槟榔及其制剂的安全性系统评价[J].中国中药杂志,2017,42(21):4067-4073.

六十二、三七生消熟补

驰名中外的伤科中成药云南白药,源自清代末期(1902 年),云南彝族名医曲焕章(1880—1938 年)先生研制发明的"曲焕章万应百宝丹"。问世百余年来,不仅拯救了无数大众百姓的生命,而且在北伐、长征、抗日战争、解放战争等关系中国命运的重大历史事件中发挥了极大的作用,享有"伤科圣药""药冠南滇"的美誉。1955 年,曲焕章之妻缪兰英将百宝丹秘方捐献给国家,后改名为"云南白药",沿用至今。长期以来,云南白药被列为"国家绝密配方",但其主要成分就是人们熟知的三七。

三七为五加科植物三七 *Panax notoginseng*(Burk.)F. H. Chen 的干燥根及根茎,是临床常用的名贵中药,始载于明·李时珍《本草纲目》。书中释名曰:"彼人言其叶左三右四,故名三七,盖恐不然。或云本名山漆,谓其能合金疮,如漆粘物也,此说近之。金不换,贵重之称也。"李时珍认为,根据叶的形态命名"三七"不妥。根据功效"能合金疮,如漆粘物"命名"山漆",较为恰当。因其物之贵重,又名"金不换"。清·赵瑾叔《本草诗·三七》中有"本名山漆不须疑,……真金不换效尤奇"的诗句,可资为证。至于为何命名三七,尚待考证。尽管如此,今仍以"三七"为正名收载。

据考[267],三七的历史产地,主要连片集中在现在的广西百色地区和云南文山地区。在明朝时期,这两个地区曾经属于广西的广南府地域,到清朝时期分属广西、云南。黄氏等认为[268],三七的原产地应是广西的田州(包括今百色、田阳、田东、德保、靖西等地),常用名为田七(田三七)。20 世纪 40 年代以后,云南文山三七后来居上,逐渐取代广西田州三七而驰名中外。

自《神农本草经》提出药物"生熟"概念以来,备受关注。如明·傅仁宇《审视瑶函》专列"用药生熟各宜论"篇。书中记载:"药之生熟,补泻在焉,剂之补泻,利害存焉。"一般而言,生者"主乎泻"。熟者"主乎补"。傅氏

---

[267] 刘本玺,裴盛基,董广平,等.三七利用与传播史话[J].中医药文化,2017,12(2):44-49.

[268] 黄荣韶,杨海菊,贺紫荆,等.三七原产地的再考证[J].时珍国医国药,2007,18(7):1610-1611.

指出："用生用熟，各有其宜。"若"补泻一差，毫厘千里，则药之利人害人判然明矣。"

三七也不例外，传统用法也有生用与熟用两种[269]。一是，生用：取原药材，除去杂质，用时捣碎。或取三七，洗净，干燥，研细粉。二是，熟用：即取净三七，打碎，分开大小块，用食油炸至表面棕黄色，取出，沥去油，研细粉（油炸）。或取三七，洗净，蒸透，取出，及时切片，干燥（蒸熟）。其中，蒸制法以其操作方便、温度易于控制等优点较为常用。由于炮制方法不同，生熟异用，故三七在民间有"生消熟补"之说法。这是对三七生、熟炮制品不同功用的一种概括性说明。

《本草纲目》记载："此药（三七）近时始出，南人军中用为金疮（金疮，即刀、枪、箭镞等金属武器所致的创伤）要药，云有奇功。又云：凡杖扑伤损，瘀血淋漓者，随即嚼烂，罨之即止；青肿者，即消散。"并将三七的功效概括为"止血、散血、定痛"，后世多从其说。但对三七的补益功用未能涉及，不免憾事。纵观历代本草，三七的主要功用如下：

1. 活血

所谓活血，即通利血脉，促进血行，消散瘀血之谓。三七"能于血分化其血瘀"（《本草求真》），有"三七一味可代《金匮》之下瘀血汤"之说（《医学衷中参西录》）。因其善化瘀，以止痛称著。如《玉楸药解》记载："凡产后、经期、跌打、痈肿，一切瘀血皆破。"《医学衷中参西录》指出：三七"善治女子癥瘕，月事不通，化瘀血不伤新血，允为理血妙品。……若跌打损伤，内连脏腑经络作疼痛者，外敷、内服奏效尤捷，疮疡初起肿疼者，敷之可消。"证诸临床，三七对各种瘀肿疼痛，内服外敷皆效，尤以治跌打伤痛、心腹刺痛为佳。

2. 止血

所谓止血，即能制止体内外出血，具有防治血液外溢的治疗作用。三七"最止诸血，外血可遏，内血可禁，崩漏可除。"《本草新编》曰：大凡出血，"无论上、中、下之血，凡有外越者，一味独用亦效，加入补血补气药之中则更神。"《本草求真》记载："凡金刃刀剪所伤，及跌仆杖疮血出不止，嚼烂涂之，

---

[269] 龚千锋.中药炮制学[M].北京：中国中医药出版社，2003：255-256.

或为末渗其血，即止。且以吐血衄血，下血血痢，崩漏经水不止，产后恶露不下，俱宜自嚼，或为末，米饮送下即愈。"因其功擅止血，又能祛瘀生新，有止血而不留瘀之长。故凡体内外各种出血，无论有无瘀滞，三七均可运用，对出血兼有瘀滞者有为适宜。无论内服、外用，单用或复方皆有殊效。故三七有"止血神药"之称。

3. 补血

自清以来，三七的补益功效逐步受到人们的关注。如《本草新编》曰："（三七）以其味初上口时绝似人参，少顷味则异于人参耳，故止血而又兼补。"明确提出三七有"补益"功效。《本草纲目拾遗》进一步细化为"补血"，且"补而不峻"。认为"人参补气第一，三七补血第一。……为药品中之最珍贵者。"书中介绍："彼土人患虚弱者，以之蒸鸡服。取大母鸡，用苏三七煎汤，将鸡煮少时，又将三七渣捣烂入鸡腹，用线缝好，隔汤蒸至鸡烂。去三七食鸡，可以医劳弱诸虚百损之病。"说明民间早有用熟三七滋补的习俗。《云南中草药选》记载："（三七）熟食生血，补血"[270]。赵氏等[271]用鸡蛋炖熟三七粉，治产后贫血，补血功著，认为熟三七补血作用不逊于（当）归（黄）芪。何氏等[272]报道，熟三七可通过促进骨髓细胞增殖而达到补血的功效。以上表明，熟三七确有补血功效。

大凡药物，用生用熟，各有其宜。一般认为，生三七长于化瘀止血、消肿定痛；熟三七偏于补益，尤善补血。但也有一些不同的看法。如《本草纲目拾遗》指出熟三七"其功大补血，亦不行血"，认为熟三七功专补血，没有行血的作用。有学者认为[273-274]：生、熟三七都有止血、散瘀及补益作用，只是作用强度不同和运用范围有所侧重而已。若就止血、散瘀而言，以生三七力强；就补血而言，以熟三七作用显著。生、熟三七尽管在功用方面存在一定的差异性，但总体符合三七"生消熟补"之说。

［270］ 昆明军区后勤部卫生部 . 云南中草药选［M］. 昆明：［出版者不详］, 1970：14.

［271］ 赵棻, 赵向华 . 三七补血功著［J］. 中医杂志, 1994, 35（2）：69.

［272］ 何宜航, 桑文涛, 杨桂燕, 等 . 基于"生消熟补"理论的三七补血作用及其机理研究［J］. 世界中医药, 2015, 10（5）：647-651.

［273］ 马逢昇 . 对三七性能功效中一些问题的探讨［J］. 云南中医学院学报, 1985, 8（4）：25-31.

［274］ 周新惠, 龙丽莉, 李春梅, 等 . 生三七与蒸制熟三七部分药理作用的比较研究［J］. 环球中医药, 2014, 7（6）：420-426.

长期以来,关于三七详于"生消"略于"熟补"的问题比较突出。如1977年版《中国药典》首次将三七的"补血"功效载入法典,明确区分其生、熟运用。即"生品:散瘀止血,消肿定痛;……熟品:补血和血,用于失血、贫血。"然而,在尔后的历版《中国药典》中,熟三七的内容却被删除而不收载。因此,熟三七补血仅停留在民间使用和文献报道之中,突破性研究尚待深入。

附:三七的常用术语及感官分级[275]

（1）春三七与冬三七。春三七是指摘除花苔后采挖的三七,外形饱满,表面皱纹细密而短或不明显,质量较好。冬三七是留种后采挖的三七,外形不饱满,表面皱纹多且深长或呈明显的沟槽状,质量较次。三七根部的采收年限为三年生以上。

（2）规格与等级。规格一般用"头"表示。所谓"头",俗称。表示三七大小专用规格单位,指质量为500g的干燥三七主根个数。等级分为优等品与合格品两个等级。文山三七感官分级见表3。

表3　文山三七感官分级

品质和规格	主根个数/个	优等品	合格品
10头	≤10	三七外观饱满、光滑、体形较圆、无病斑、无异味的春三七	三七外观不饱满、可有沟槽状、体形较长、无病斑、无异味
20头	11~20		
30头	21~30		
40头	31~40		
60头	41~60		
80头	61~80		
无数头	>80	—	无病斑、无异味
三七粉	—	120头以上或筋条加工的细粉,细度为150~250μm,灰黄色或浅黄色,味苦而微甘,干燥,无杂质、霉变	120头以上或筋条的细粉,细度为150~350μm,灰黄色或浅黄色,味苦而微甘,干燥,无杂质、霉变

[275]　全国原产地域产品标准化工作组. 地理标志产品　文山三七:GB/T 19086—2008. 北京:中国标准出版社,2008:1-14.

六十三、一味丹参，功同四物

此语出自《妇人明理论》，原书已佚。据李时珍《本草纲目》记载："按《妇人明理论》云：四物汤治妇人病，不问产前产后，经水多少，皆可通用。惟一味丹参散，主治与之相同。……其功大类当归、地黄、芎䓖、芍药故也。"此说对后世影响颇大，流传之广。

四物汤最早见于唐·蔺道人《仙授理伤续断秘方》。由当归、川芎、芍药、熟地黄四味药组成。原治外伤瘀血作痛，后用治妇人诸疾，今多用于补血调血，为治疗血虚血滞证的经典名方。该方养血与行血并存，意在补而不滞，动静结合。《医方考》曰："血不足者，以此方调之则可。"《成方便读》曰："一切补血诸方，又当从此四物而化也。"因此，四物汤被后世誉为补血之祖方。

丹参，为唇形科植物丹参 *Salvia miltiorrhiza* Bge. 的干燥根和根茎。首载于《神农本草经》，列为上品，是临床常用的活血祛瘀的药物，人所共知。但"功同四物"之说，则值得商榷和研究。丹参是否"养血"？如何理解丹参"养血"？历来有着不同的看法，甚至争议。

一种观点认为，丹参有养血之功。如《名医别录》首载丹参"养血"。《本草汇言》曰丹参"补血生血，功过归、地"。《滇南本草》不仅认为丹参有补血之功，并从法象的角度阐明其药理作用。曰"丹参，味微苦，性微温，色赤相火，在卦为离，入心经，补心生血。……一味可抵四物补血之功"，从丹参色赤入心，推断其补血生血。如此解读不免有牵强附会之嫌，难以置信。

另一种观点认为，丹参无养血之功。如《本经逢原》曰丹参"其性长于行血"。《本草求真》曰："入心包络破瘀一语，已尽丹参功效矣。"《本草便读》曰丹参"功同四物，能祛瘀以生新"。《本草正义》对李时珍的转录提出了严厉的批评，曰："自李氏采之，庸夫俗子，更喜其简便易行而牢记之、乱用之，此医之所以不可复问，而作俑者之咎。"对丹参之"补血"之功持否定态度，曰"丹参专入血分，其功在于活血行血，内之达脏腑而化瘀滞，故积聚消而癥瘕破；外之利关节而通脉络，则腰膝健而痹著行。详核古人主治，无一非宣通运行之效"。综上所述，丹参重在活血，所治诸病，总由瘀祛而病除，使瘀血祛则新血生。

须知,养血与祛瘀生新是两个不同的概念。"养血"重在补,主要是针对血虚证发挥治疗作用,又称补血;"祛瘀生新"偏于泻,主要是针对瘀血证发挥治疗作用,重在祛瘀。二者补、泻有别,所治"瘀""虚"各异,岂能混为一谈。至于祛瘀生新,唐容川在《血证论》中作了很好的诠释。曰:"旧血不去,新血断然不生"。若"此血(瘀血)在身,不能加于好血,而反阻新血之化机,故凡血证总以去瘀为要"。只有"瘀血之去,乃新血日生"。说明瘀血内停,势必妨碍新血化生。欲生新血必先祛瘀,瘀去而后新血乃生。至此,有一个观点非常明确,即"新血不生"不等于"血虚","祛瘀生新"不等于"养血"。所谓生新,实为祛瘀的次生效果,并非真正意义上的养血。

纵观历版《中国药典》,均从法定的角度明确记载丹参活血祛瘀,并无养血功能。现代药理研究证实[276],丹参具有抗凝血、抗血栓形成、改善微循环、改善血液流变性、抗心肌缺血、抗脑缺血、抗氧化等多种药理作用,为丹参活血祛瘀提供了药理学基础。杨氏等[277]通过查阅文献资料、结合药理研究成果,分析、探讨了当归、鸡血藤、丹参、红花四药养血与活血功效之区别与联系。研究结果证实,当归、鸡血藤堪称养血活血之首选药,而丹参、红花则以活血化瘀为用。

《本草正义》指出,丹参"走窜有余,必非补养之品。即《本经》所谓益气,《别录》所谓养血,皆言其积滞既去,而正气自伸之意,亦以通为补耳"。说明丹参之用在"通"而不在"补"。《重庆堂随笔》曰:"(丹参)为调经产后要药。设经早或无血停经及血少不能养胎而胎动不安者,不可惑于功兼四物之说,并以其有参之名而滥用之。"说明丹参并无养血之功,且对于血虚(无血或血少)者应慎用。《女科要旨》强调:"丹参与四物汤之功用,冰炭相反,若以平时调理胎前、产后之常药而辄用之,攻伐无过,脏气大伤。"

有的学者研究认为[278-279],丹参所谓养血是对其祛瘀生新的一种误读。若以此类推,大凡具有祛瘀作用的药物(如川芎、桃仁、红花等)皆能养血,均可用于血虚证。显然,不符合医理和药理,更不符合临床实际。张山雷《脏腑药式补正》指出:"凡行血疏络之药,古人多谓之去瘀生新,以瘀滞既通,则来源自洁,斯新血清冽,而流动自如,实非真能补血益血液也。"因此,把丹参祛瘀生新误认为养血是不对的,更不能将丹参作为养血药物使用。

[276] 国家药典委员会.中华人民共和国药典临床用药须知:2010年版.中药饮片卷[M].北京:中国医药科技出版社,2011:754.

[277] 杨丽.当归、鸡血藤、丹参、红花补血与活血之探讨[J].中国中医急症,2010,19(9):1566-1567.

[278] 徐晓玉、陈刚,王海南."丹参养血"正误及中药功效客观化[J].中医杂志,2003,44(4):316-317.

[279] 周祯祥.丹参"养血"析疑[N].中国中医药报,2001-02-19(3).

六十四、牛膝性善下行

牛膝,为苋科植物牛膝 *Achyranthes bidentata* Bl. 的干燥根。始载于《神农本草经》,列为上品。牛膝因形而得名。如《本草经集注》曰:"其茎有节似牛膝,故以为名也。"《本草蒙筌》曰:"因与牛膝同形,人故假此为誉。"自唐以降,牛膝以古怀庆府(今河南省焦作市、济源市和新乡市的原阳县所辖地域)所产者为优。为著名的"四大怀药"(山药、牛膝、地黄、菊花)之一,又名"怀牛膝"。牛膝是临床最常用的药物之一。功效较多,运用较广。其中,"性善下行"是牛膝的主要性能特征。具体体现在以下几个方面。

1. 牛膝性善下行,主治下部病证

一是牛膝走而能补,主入肝肾。长于补肝肾,健腰膝,强筋骨。《神农本草经》记载其主"寒湿痿痹,四肢拘挛,膝痛不可屈伸"。《本草正义》曰:"痿弱痹着,骨痛筋挛诸症,皆不可一日无此也。"证诸临床,牛膝故对肝肾亏虚,痹证日久所致的腰膝酸痛、筋骨无力最为适宜。二是活血逐瘀。可用于多种瘀血证,尤多用于妇科。如《本草正》曰:"其性下走如奔,故能通经闭,破血癥。"《药品化义》曰:"瘀血阻滞,癥痕凝结,女人经闭,产后恶阻,取其活血下行之功也。"常用于血滞经闭、痛经、月经不调,产后瘀阻腹痛等。三是泄降下行,利尿通淋。李时珍在《本草纲目》中选录了几个典型案例。如"老人久苦淋疾,百药不效。偶见临汀《集要方》中用牛膝者,服之而愈。又叶朝议亲人患血淋,流下小便在盆内凝如蒟蒻,久而有变如鼠形,但无足尔。百治不效。一村医用牛膝煎浓汁,日饮五服,名地髓汤,虽未即愈,而血色渐淡,久乃复旧。后十年病又作,服之又瘥。"说明牛膝是治疗淋证有效且常用之药。

近代名医张锡纯《医学衷中参西录》认为,牛膝"善治肾虚腰疼、腿疼,或膝疼不能屈伸,或腿痿不能任地,兼治女子月闭血枯,催生下胎。又善治淋疼,通利小便,此皆其力善下行之效也"。这是对牛膝"下行治下"的最好诠释。

2. 牛膝引血引火下行，用于上部病证

一是用于上部的火热病证。《神农本草经》谓其主"伤热火烂"。《本草乘雅半偈》曰："伤热火烂之上炎，使其旋顺乎下。"《本草正义》记载："用以治咽喉口舌诸疮，及胃火齿痛，皆有捷效，则皆实热壅塞，气火上升，取其开泄宣通，导之下达耳。"二是用于上部的血热出血证，如血热妄行之吐血、衄血等。牛膝既无泻火之功，亦无凉血之用，重在能引领位于上部的血（火）下行，可用于血火上逆诸证。三是用于肝阳上亢之头痛眩晕，能引上亢之阳泄降。《医学衷中参西录》曰："盖此等证，皆因其气血随火热上升所致，重用牛膝引其气血下行，并能引其浮越之火下行，是以能愈也。"

在临床实践中，张锡纯老先生"曾治一女子，……月信期年未见，方中重用牛膝一两，后复来诊，言服药三剂月信犹未见，然从前曾有脑中作疼病，今服此药脑中清爽异常，分毫不觉疼矣。愚闻此言，乃知其脑中所以作疼者，血之上升者多也。今因服药而不疼，想其血已随牛膝之引而下行，遂于方中加䗪虫五枚，连服数剂，月信果通。"张老深受此启发，"用以治脑充血证，伍以赭石、龙骨、牡蛎诸重坠收敛之品，莫不随手奏效，治愈者不胜纪矣。"并创立了镇肝熄风汤，"治内中风证（亦名类中风，即西人所谓脑充血证），其脉弦长有力（即西医所谓血压过高）"，疗效显著，颇为后世所推崇。张老深有感触地说："诚以牛膝善引上部之血下行，为治脑充血证无上之妙品，此愚屡经试验而知，故敢公诸医界。而用治此证，尤以怀牛膝为最佳。"

3. 牛膝引药下行，为诸下达药之先导

《本草汇言》曰：牛膝"入足三阴经，引诸药下行甚捷。"《本草蒙筌》曰："引诸药下走如奔，故凡病在腰腿胻踝之间，必兼用之而勿缺也。"《本经逢原》曰："牛膝能引诸药下行，筋骨痛风在下者宜加用之。"《医学衷中参西录》曰："善引气血下注，是以用药欲其下行者，恒以之为引经。"说明牛膝在复方中可用为向导，能接引众药，直达下部病所。中医素有"无膝不过膝"之说，即如果没有牛膝，药力就达不到膝关节以下。是以临床治疗腰膝以下病证常用牛膝作引经药。如治湿热下流，两脚麻木，或如火烙之热的三妙丸（《医学正传》），就是牛膝引药下行的典型范例。《成方便读》曰："牛膝补肝

肾,强筋骨,领苍术、黄柏入下焦而祛湿热。"研究表明,牛膝在三妙丸中的引药作用与促进有效成分向靶器官——足关节的分布有关[280]。

　　总之,"性善下行"是对牛膝性能特点的高度概括,对临床用药具有重要的指导作用。然而,因其性专下注,故对于孕妇及月经过多者忌用,中气下陷、脾虚泄泻,下元不固、滑脱不尽者慎用。

[280] 孙备,吕凌,陆忠祥,等.三妙丸中牛膝引药作用的机理研究[J].时珍国医国药,2009,20(4):859-861.

六十五、白芥子祛皮里膜外之痰

宋真宗年间,释道原在所撰佛教史书《景德传灯录·卷七》中记载了"芥子纳须弥"的故事[281]。江州刺史李渤问师(智常禅师)曰:"教(佛教)中所言,'须弥纳芥子',渤即不疑。'芥子纳须弥',莫是妄谭(谈)否?"师曰:"人传使君读万卷书籍,还是否?李曰:"然"。师曰:"摩顶(头)至踵(脚)如椰子大,万卷书向何处著?"李氏听后,幡然大悟,豁然开朗,无不俯首折服。故事中的"须弥",系古代印度传说中的大山。"芥子"系指芥的种子,如粟粒大小。意思是说,微小的芥子能容纳硕大的须弥山,就像人的大脑能藏书万卷一样。比喻小中有大,体现的是一种包容和智慧,彰显的是一种精神和力量。

芥的种类较多。如《新修本草》在"芥"条下曰:"此芥有三种。……白芥子,粗大白色,如白粱米,甚辛美,从戎中来。"《本草图经》曰:"芥,旧不著所出州土,今处处有之。……芥之种亦多,有紫芥,茎、叶纯紫,多作齑者,食之最美;有白芥,子粗大色白,如粱米,此入药者最佳。……其余南芥、旋芥、花芥、石芥之类,皆菜茹之美者,非药品所须,不复悉录。"说明早期入药以白芥的种子为佳,故名白芥子。

白芥子虽然微小,却有着神奇的祛痰妙用。如《本草求真》曰:"痰在胁下皮里膜外,得此辛温以为搜剔,则内外宣通,而无阻隔窠囊留滞之患矣。"所谓"搜剔",即搜刮掠夺之意,以示其力量强大。《本草新编》曰:"白芥子善化痰涎,皮里膜外之痰无不消去,实胜于半夏、南星。"《药品化义》曰:"白芥子味辣,横行甚捷;体细,通行甚锐。专开结痰,痰属热者能解,属寒者能散。痰在皮里膜外,非此不达;在四肢两胁,非此不通。"《本草正》曰:"(白芥子)既能除胁肋皮膜之痰,则他近处者不言可知。"《本草备要》曰:"白芥子能散膜外痰气,惟善用者能收奇功也。"《神农本草经疏》曰:白芥子"搜剔内外痰结,及胸膈寒痰、冷涎壅塞者有殊功。"诸家所论,揭示了白芥子

[281] 桑大朋,许苏明.月印万川:历代禅语小品[M].武汉:崇文书局,2017:148-149.

中药篇

祛痰力强,运用之广,效果显著的特点。故《冯氏锦囊秘录》称之为治"痰在皮里膜外之要药"。

痰是一种黏稠状的病理产物,又是一种有形的致病因素。中医将"痰"分狭义和广义两种。狭义之痰,系指呼吸系统的分泌物,贮于肺,咳之能出,看之能见,有形可征。广义之痰,系指凝聚留伏盘踞在各个组织器官中,肉眼无法看见。但其变幻百端,临床表现复杂。诚如程杏轩《医述》引王隐君语曰:"痰之为物,随气升降,无处不到,为喘为嗽,为呕为泻,为眩晕心嘈,为怔忡惊悸,为寒热肿痛,为痞满隔塞。或胸胁漉漉如雷鸣;或浑身习习如虫行;或身中结核,不红不肿;或颈项成块,似疬非疬;或塞于咽喉,状若梅核;或出于咯吐,形若桃胶;或胸臆间如有二气交纽;或背心常作一点冰冷;或皮间赤肿如火;或心下寒痛如冰;或一肢肿硬麻木;或胁梢癖积成形;或骨节刺痛无常;或腰腿酸刺无力;或吐冷涎、绿水、黑汁;或梦烟火剑戟丛生;或大小便脓;或关格不通;或走马喉痹;或齿痛耳鸣;以至劳瘵癫痫;失音瘫痪,妇人经闭带下;小儿惊风搐搦;甚或无端见鬼,似祟非祟,悉属痰候。"因此中医素有"百病皆由痰作祟""怪病多痰"的说法。

何谓"皮里膜外"? 张介宾《类经》指出:"肠胃之外,募原之间,谓皮里膜外也,是皆隐蔽曲折之所。"泛指机体"夹缝之处"或"空隙之间",是脏与腑、肌肉与皮肤之间的间隙组织。由于部位"隐蔽曲折",痰浊易结聚潜伏于此,留着而为患。

白芥子辛散温通,性善走散,既能祛除阻于肺窍的狭义之痰,又能消除体内"夹缝之处"或"空隙之间"或"隐蔽曲折之所"的广义之痰。概而言之,凡痰,无论凝聚于何处何部位,皆能搜剔而除之。诚如《本草新编》所曰:"是有痰之处,无不尽消。"此乃白芥子祛皮里膜外之痰要旨,也是其有别于其他祛痰药的显著特征。汪昂《医方集解》指出:"白芥子能散皮里膜外痰气,唯善用者能收奇功也。"

国医大师朱良春[282]对此有独到的见解,认为白芥子利气豁痰,搜剔内外痰结冷涎,"对机体组织中不正常的渗出物之吸收,尤有殊功"。朱老临证每以白芥子为主广泛用于慢性淋巴结炎、湿性胸膜炎、胸腔积液、腹腔积液、气管炎或肺炎痰涎壅盛者,以及瘰疬、流注、各种结节病都取得了成功。

白芥子祛痰力量,"实胜于各消痰之药。"运用广泛,大凡"阴分、阳分之

[282] 朱步先,何绍奇,朱胜华,等.朱良春用药经验集[M].长沙:湖南科学技术出版社,2003:15-18.

痰,无不尽消,不必分阴阳也";而且"消痰而不耗气"。陈士铎对此给予了高度评价,并在《本草新编》中记载了一个典型案例:"试看疟疾,正痰藏于膜膈之中也。用白芥子一两,炒为末,米饮为丸,一日服尽,而久疟顿止,非消痰之明验乎?疟止之后,神气不倦,非消痰而不耗气之明验乎?"

　　白芥子祛皮里膜外之痰,剂量很重要。如《辨证录》说凡痰"非多用白芥子断不能消";治痰"始终之所必需,……是以必宜多用,而不可少用也",强调以量取胜。国医大师朱良春用白芥子,一般为 10~15g(汤剂),最大剂量用至 18g,无任何不良反应,是一味安全、有效的祛痰药物。笔者在临床实践中,仿朱老用药之旨,除用白芥子治疗咳喘痰多外,对于各种炎性渗出性疾病,以及肿瘤,心脏支架、搭桥术后等,每于辨治方中加用白芥子 20g,也取得了较好的效果。

　　1963 年版《中国药典》以"白芥子"为正名收录,药材仅限于白芥的干燥成熟种子。1977 年版《中国药典》又增加了芥的干燥成熟种子,习称"黄芥子"。将二者统称为"芥子",并以此作为正名收载,其后历版《中国药典》均从之。

六十六、桔梗为舟楫之剂

唐代著名的山水田园派诗人孟浩然,湖北襄阳人,世称"孟襄阳"。早年有志于世,却仕途困顿、痛苦失望,希望有人能给予引荐。他在进京应试之前,给时任宰相的张九龄写了一首诗,名《望洞庭湖赠张丞相》。诗曰:"欲济无舟楫,端居耻圣明。"意思是说,我想渡水,却没有船只。婉转地表达了想做官无人引荐的苦衷。太平盛世闲居在家,不能为国家作贡献,实在有愧于时代。

在中药中也有一味号称"舟楫"的药物,那就是"桔梗"。此说源于金代著名医学家,易水学派创始人张元素。他在《医学启源》中记载:桔梗"阳中之阳,谓之舟楫。诸药中有此一味,不能下沉。"其弟子王好古传承师学,在《汤液本草》记载:"易老云:(桔梗)与国老并行,同为舟楫之剂。如将军苦泄峻下之药,欲引至胸中至高之分成功,非此辛甘不居。譬如铁石入江,非舟楫不载,故用辛甘之剂以升之也。"所谓"舟楫",泛指船只。寓意为桔梗能载药上行,犹如船之载物,浮于水面,行于水上,不至下沉。

易老之说,对后世影响较大,广为流传。如《本草衍义补遗》曰:"桔梗能载诸药不能下沉,为舟楫之剂耳。"《本草正》曰:"用此者,用其载药上升,故有舟楫之号。"《本草求真》曰:"(桔梗)系开提肺气之圣药,可为诸药舟楫,载之上浮,能引苦泄峻下之剂至于至高之分成功。"《本草新编》曰:"真舟楫之需,引诸药上升。"《本草便读》:"性轻飘上走,能引诸药至胸中至高之分,如铁石入江,非舟楫不载,诸药有此一味,不能下沉也。"故历来有"桔梗载药上行"之说,凡治疗胸膈以上病证方中多用之为向导。

然,事实并非如此。本品为桔梗科植物桔梗 *Platycodon grandiflorus* (Jacq.) A. DC. 的干燥根。首载于《神农本草经》,列为下品。书中记载:"(桔梗)主胸胁痛如刀刺,腹满肠鸣幽幽,惊恐悸气。"由于《神农本草经》文字简练,往往意存文字之外。多详于主治而略于功效,药物功效多蕴藏在主治之中。如"痛如刀刺"是血滞胸胁的典型证候,"腹满肠鸣幽幽"是"肠胃中气不行也"(《本经疏证》),"惊恐悸气"是心神不宁的主要表现,据此推测,桔梗应具有活血、行气、安神的基本功用。由于历代本草在传承过程中,尚未得到应有的关注和重视,以致逐渐淡化或边缘化。《中国药典》及现行中药学教材均以"宣肺,利咽,祛痰,排脓"表述桔梗的功效。

由于传承缺失,以致后世在诠释桔梗某些药理作用或奏效机制时无据可依,致使"载药上行"之说得以盛行,实属勉为其难,无奈之举。如经典名方血府逐瘀汤、天王补心丹和参苓白术散,方中桔梗之用,现行方书均以"载药上行"论之。不免牵强附会,难以自圆其说,甚至产生误解。试想,血府逐瘀汤主治胸中瘀血证,天王补心丹主治心神不宁,病位均在上焦,用桔梗载药上行于理似通。而参苓白术散治疗脾虚夹湿泄泻,病在中焦,为何用桔梗载药上行?令人费解。若以《神农本草经》的经典论述来诠释桔梗在三方中的运用,则冰释理顺,茅塞顿开。可以说,以上三方中桔梗的运用就是对《神农本草经》论述的最好诠释,最有力的例证。

长期以来,对桔梗"舟楫"说提出疑问,甚至反对者不乏其例。如《本草崇原》曰:"桔梗为气分之药,上中下皆可治也。张元素不参经义,谓桔梗乃舟楫之药,载诸药而不沉。今人熟念在口,终身不忘。夫以元素杜撰之言为是,则《本经》几可废矣。"《重庆堂随笔》曰:"昔人舟楫之说,最易误人。夫气味轻清之药,皆治上焦,载以舟楫,已觉多事;质重味厚之药,皆治下焦,载以上行,更属无谓。"近代医家陆渊雷[283]力辨桔梗载药上浮之误。认为"桔梗为舟楫之药,能载诸药上浮"是糊涂话,令读者"愈读愈糊涂,一世也不会高明。"冉雪峰先生指出:"须把这种糊涂条文一扫而空,才会有真是非出来"(《冉雪峰本草讲义》)。尽管诸家之说不免有些过激之嫌,但纠偏之良苦用心可鉴。

其实,桔梗是一味能上能下的药物。如《本草通玄》曰:"世俗泥为上升之剂不能下行,失其用矣。"《本经疏证》曰:"上焦之痛,中焦之满,下焦之鸣,何患不一举而尽除。"《本草求真》曰:"奈世仅知此属上升,而不知其下行,其失远矣!"《本草思辨录》曰:"桔梗能升能降,能散能泄,四者兼具。故升不逮升柴,降不逮枳朴,散不逮麻杏,泄不逮硝黄。"由此可见,桔梗是一味药性平和,能升能降,三焦通治的药物。

近代名医张山雷《本草正义》在对古今"舟楫"之说进行全面分析和总结的基础上,明确表达了两个观点:一是否定桔梗为舟楫之说。"此说不知易老从何处悟入?《本经》《别录》皆无此意。"以致桔梗的原本功用被淹没,"易老误人,正是不浅。"二是阐明桔梗的功用特点。"桔梗功用,诸家所述,皆温通宣泄,无论上焦、下焦结滞之病,一例通治。"因此,临证不必囿于桔梗为舟楫,诸药中有此一味则不能下沉之说。《神农本草经》中有关桔梗的经典论述,有待传承和发扬。

[283] 蔡定芳.陆渊雷全集[M].上海:上海科学技术出版社,2018:874.

六十七、紫菀通利二便

紫菀,为菊科植物紫菀 *Aster tataricus* L. f. 的干燥根及根茎。首载于《神农本草经》,列为中品。书中把"主咳逆上气"列为功用之首。《本草正义》诠释曰:"紫菀柔润有余,虽曰苦辛而温,非燥烈可比。专能开泄肺郁,定咳降逆,宣通壅滞。……凡风寒外束,肺气壅塞,咳呛不爽,喘促哮吼,及气火燔灼,郁为肺痈,咳吐脓血,痰臭腥秽诸证,无不治之;而寒饮蟠踞,浊涎胶固,喉中如水鸡声者,尤为相宜。惟其温而不热,润而不燥,所以寒热皆宜,无所避忌。"故《本草纲目》称之为"肺病要药",历来视为治咳之专药。正因为如此,《本草新编》提出了"紫菀舍治嗽之外,原无多奇功"的观点,实则是一种误导。淡化了紫菀的其他功用,不利于临床运用的拓展。

1. 利小便

紫菀通利小便,在古典医籍中多有记载。如唐·孙思邈《备急千金要方》在"治妇人卒不得小便方"下记载:"紫菀末,井花水服三指撮,立通。"明·李中梓在《医宗必读》中记载了一个典型案例:"郡守王镜如,痰火喘嗽正甚时,忽然小便不通,自服车前子、木通、茯苓、泽泻等药,小腹胀闷,点滴不通。……惟用紫菀五钱、麦门冬三钱、北五味十粒、人参二钱,一剂而小便涌出如泉。"清·张璐《张氏医通》记载:"若右寸独数大,小便点滴而下者,此金燥不能生水,气化不及州都,生脉散去五味子,易大剂紫菀,可一服而愈。"从"立通""小便涌出如泉""一服而愈"等表述所见,紫菀不仅能通利小便,而且力速而效佳。

在本草中,也不乏紫菀利小便的记载。如《本经逢原》曰:"(紫菀)能通调水道,故溺涩便血,单服一两即效。"《本草征要》曰:"(紫菀)虽入至高,善于下趋,使气化及于州都,小便自利,人所不知。"《本草通玄》曰:"(紫菀)非独用、多用,不能速效,小便不通及溺血者,服一两立效。"《本草正义》曰:"凡小便不利之候,多有由于气化不宣者,古人谓之气癃,不调其气,但与渗利,亦必不效。惟紫菀疏泄肺气,则上窍开下窍亦泄。"以上所论,提示紫菀主入肺经,能通调水道,下输膀胱,开上启下。治疗小便不通,无论单用或配伍使用皆宜,惟量大方能奏效。

紫菀通利小便,言之有据,临床用之有验。然"人所不知",李中梓《本草征要》对此深感惋惜。现代中药学、临床中药学方面的著作载之甚少,实有不妥。

2. 通大便

早在南宋·施德操(字彦执)《北窗炙輠录》中就记载了紫菀治疗便秘的一个典型案例:"蔡元长苦大肠秘固,医不能通,盖元长不肯服大黄等药故也。时史载之未知名,往谒之,阍者龃龉,久之,乃得见。已诊脉,史欲示奇曰:'请求二十钱。'元长曰:'何为?'曰:'欲市紫菀耳。'史遂市紫菀二十文,末和之以进,须臾遂通。元长大惊,问其说。曰:'大肠,肺之传送,今之秘,无他,以肺气浊耳。紫菀清肺气,此所以通也。'"从案例中可知,蔡元长所患便秘,病因是"肺气浊",浊则壅,壅则不顺。紫菀通便之理在于"清肺气",即清理或调理肺气,使肺气顺而腑气自通矣。此案深刻揭示了"理大便必须调肺气"(《医经精义》)之理,对临床应用不无启迪。

湖北中医大师田玉美认为[284],肺主治节,又主一身之气,与大肠相表里。肺气清肃下降,有利于大肠传导糟粕的正常发挥。田老在治疗气虚便秘时,重肺治肠,腑病治脏。每于辨治方中特加用紫菀15g调理肺气,使肺气肃降则升降有序,大肠气顺则传导有度。

江苏省名中医孟景春认为[285],紫菀归肺经,能调节肺之逆上之气,而肺与大肠相合,紫菀能调肺气,故亦能调节大肠的功能,大肠功能恢复正常,故有利于便下。孟老指出,用紫菀治便秘,属肺津不足形成的可用,其他证型的便秘用亦有一定的辅助作用。常用量为20g。

国医大师王琦院士认为[286],紫菀既可调畅肺气,又性润通利。王老指出,临床上治疗便秘,不需要用太多开启肺气的药,要找出一个特殊的,对大便秘结有独立作用的药,紫菀就是这样一种药。紫菀治疗便秘,常用量为20g。

[284] 祁守鑫.田玉美治疗气虚便秘的经验[J].安徽中医临床杂志,1998,10(2):99.

[285] 孟景春.孟景春用药一得集[M].北京:人民军医出版社,2012:94-96.

[286] 李英帅,倪诚,王济,等.第十讲关于"传导通幽汤"治疗功能性便秘的探讨[J].中医药通报,2013,12(4):5-11.

近年来,笔者临证治便秘,每获良效。如某老年女性,长期便秘,痛楚不堪。曾用开塞露、麻仁丸等,虽能取效于一时,而便结愈甚。拟用自拟虎莱增液汤(虎杖、生地黄、玄参、麦冬各 15g,莱菔子 12g)加味,重用紫菀 20g,生白术 30g,每日一剂,水煎二次分服。二天后,患者大便通畅,腹无所苦。继服一周以巩固疗效。后经随访,排便一直正常。

总之,紫菀还是一味通利二便的常用药物。如明·贾所学《药品化义》记载:"(紫菀)因其体润,善能滋肾。盖肾主二便,以此润大便燥结,利小便短赤,开发阴阳,宣通壅涩,大有神功。"国医大师朱良春说[287]:"紫菀辛润宣肺,二便滞塞皆有效。"朱老认为,"紫菀所以能通利二便,是因其体润而微辛微苦。……润则能通,辛则能行,苦可泻火,故用于二便之滞塞皆有效。"朱老指出:"肺为水之上源,肺气为痰火所壅,则治节不行,不能通调水道,于是小便不利;肺与大肠相表里,肺气不利,大肠失于传导,则大便亦不得通。由斯观之,紫菀所治之二便不利,必有肺气不宣之见症。非一切二便不利者皆可治之也。"实为朱老临床用药经验之总结,颇堪临证效法。

[287] 朱步先,何绍奇,朱胜华,等.朱良春用药经验集[M].长沙:湖南科学技术出版社,2003:132-133.

六十八、上党人参非党参

人参,为五加科植物人参 *Panax ginseng* C. A. Mey. 的根及根茎,首载于《神农本草经》。党参为桔梗科植物党参 *Codonopsis pilosuld*（Franch.）Nannf.、素花党参 *Codonopsis pilosuld* Nannf. var. *modesta*（Nannf.）L. T. Shen 或川党参 *Codonopsis tangshen* Oliv. 的根,首载于《本草备要》（为汪昂新增品种）。长期以来,关于上党人参究竟是五加科人参还是桔梗科党参,众说纷纭。

1. 上党人参释义

《本草纲目》释名曰:"人薓(音参)年深,浸渐长成者,根如人形,有神,故谓之人薓、神草。"人薓因生长缓慢,根如人形而得名。"后世因字文繁,遂以参星之字代之,从简便尔。然承误日久,亦不能变矣。"故今皆用"人参"为正名。又引《广五行记》云:"隋文帝时,上党有人宅后每夜闻人呼声,求之不得。去宅一里许,见人参枝叶异常,掘之入地五尺,得人参,一如人体,四肢皆备,呼声遂绝。"此说不免带有神话的色彩,但把人参根"类似人形"的形态特征描绘得十分逼真。

人参,始载于《神农本草经》,列为上品,但没有产地说明。许慎《说文解字》曰:"人薓,药艸,出上党。"说明早期认识与使用的人参来自上党。所谓上党,东汉刘熙《释名》解释曰:"党,所也。在山上其所最高,故曰上党。"宋代大文豪苏轼《送梅庭老赴上党学官》中就有"上党从来天下脊"的记载。古之上党,即今山西长治市。秦统一天下后,设上党郡。隋废上党郡,移潞州于壶关。唐改上党郡为潞州,清升潞州为潞安府[288]。因人参出上党,奉为道地药材,故冠以产地之名,曰上党人参。赵燏黄先生《中国新本草图志》曰:"古之上党郡,出上党人参,从来著名之产参地也。"其中,以壶关

---

[288] 长治市人民政府.长治简介［EB/OL］.［2023-08-12］. http://www.changzhi.gov.cn/zjzz/zzgk/czjj/201904/t20190402_1602132.shtml.

紫团山所产者最有名,又名"紫团参"。如《新修本草》曰:"潞州太行山所出者,谓之紫团参。"

2. 上党人参绝迹考

上党人参的绝迹经历了一个漫长的递减乃至消亡的过程。

宋代,上党人参难以得到。如沈括《梦溪笔谈》记载了北宋宰相王安石拒用人参的故事[289]。"王荆公病喘,药用紫团山人参,不可得。时薛师政自河东还,适有之,赠公数两,不受。人有劝公曰'公之疾非此药不可治。疾可忧,药不足辞。'公曰:'平生无紫团参,亦活到今日。'竟不受。"寇宗奭《本草衍义》记载潞州上党人参"价与银等,稍为难得。"说明宋代上党人参极其珍贵,质优难觅,供求紧张,即便是位高权重的荆国公欲用也不可得。

明代,上党人参濒临灭绝。如李时珍《本草纲目》记载:"上党,今潞州也。民以人参为地方害,不复采取。今所用者皆是辽参。其高丽、百济、新罗三国,今皆属于朝鲜矣,其参犹来中国互市。"说明上党地区资源匮乏,几乎不产人参了。辽参(即今吉林人参)随之而兴,并取而代之,成为主流产品。诚如吴鞠通《医医病书》所云:"按上党所产之参,与辽产无二形,其价亦相若。现在王气在东,上党所产甚少。"朝鲜人参(即今高丽参)来中国互市,弥补国产参源之不足。

清代,上党人参彻底消失。如赵其光《本草求原》记载:"上党,即今之潞州,本出人参,今已无。"说明上党人参已不复存在。

上党人参绝迹的原因有二:

一是王朝索贡。上党人参自古入贡。据西晋·傅玄《傅子》记载[290]:"先王之制,九州异赋;天不生,地不养,君子不以为礼。若河内诸县,去北山绝远,而各调出御上党真人参,上者十斤,下者五十斤。所调非所生,民以为患。"河内,即汉朝郡名。治在太行山以南、黄河以北,今河南省境内。河内诸县本不产参,但按"先王之制",仍要纳贡上党真人参,少者十斤,多者五十斤。迫使人们长途跋涉,翻山越岭到遥远的北山(上党地区)去采挖上党人参进贡,使民众苦不堪言。又据清·吴乘权等《纲鉴易知录》[291]记载:"十一

[289] 沈括.梦溪笔谈[M].侯真平,校点.长沙:岳麓书社,1998:81.

[290] 傅玄.《傅子》评注[M].刘治立,评注.天津:天津古籍出版社,2010:125.

[291] 孙文采,王嫣娟.中国人参文化[M].增订本.北京:新华出版社,2011:317.

月,潞州进人参。上曰:朕闻人参得之甚艰,岂不劳民,今后不必进。"说明上党人参已濒临灭绝,采挖不易,既艰辛又劳民。引起了明太祖朱元璋的高度关注,于是严令禁止朝贡人参。

二是乱砍乱挖。如明·释镇澄《清凉山志》记载:"自永乐年后,伐木者千百成群,蔽山罗野,斧斤如雨,喊声震山,川木既尽,又入谷中,深山之林亦砍伐殆尽,所存百之一耳。"由于大量伐木,太行山脉的林木砍伐殆尽,致使人参赖以生存的生态环境严重破坏,从而加快了上党人参灭绝的速度。又据《潞安府志》[292]记载:古有人参,"原出壶关紫团山参园,前明已垦而田矣,而索者犹未已。"由于过度采挖,上党参园因已开垦为田。而求索挖掘者仍源源不断,造成了严重的"地方害"。

赵燏黄《中国新本草图志》指出:"潞州人参,征求素苛,采伐极滥,参迹日渐稀少,不能复古昔之盛况矣。潞州农民,以征求者无厌,遂以人参为地方之害,因噎废食,不复采取。故当时通用之品皆是辽参。所谓辽参,盖即今日之吉林人参也。"

3. 上党产"二参"论

所谓"二参",系指上党人参与党参。据《潞安府志》记载古有人参,"原出壶关紫团山参园。"而"今所出唯党参。"赵学敏《本草纲目拾遗》引《百草镜》语,党参"出山西潞安太原等处"。说明上党既产人参,又产党参。

清乾隆年间,曾任山西巡抚的吴其濬,对植物研究情有独钟。所著《植物名实图考》一书,造诣颇深。吴氏针对"《山西通志》谓党参今无产"之说开展了深入研究,专门派人到深山掘得党参苗,"莳之盆盎,亦易繁衍"。证实了山西确产党参,不仅有野生的,也可人工栽培。并对山西不产党参的观点提出了批评,"殆晓然于俗医之误,而深嫉药市之售伪也"。

孙文采[293]曾二次专程赴上党(今长治市)考察,结果发现:紫团山昔产人参,也产党参,至今人参绝迹了,党参依然存在。当地农民不但栽培党参,偶尔在山里也能挖到野党参,与吴其濬《植物名实图考》记载不谋而合。随着上党人参绝迹,党参因之而兴。党参是继上党人参绝迹后的晚出品种,在明以前的本草著作没有记载。

---

[292] 袁俊贤.人参本草考证和中药检验研究[M].武汉:湖北科学技术出版社,2015:15-16.
[293] 孙文采.上党人参考察报告[J].人参研究,1993(2):42-48.

"党参"之名出现较晚,始见于清代。如汪昂《本草备要》首先将把人参、党参作为两种药物分列。吴仪洛《本草从新》在此基础上重新修订,论述更加清楚明白。该书在党参条下按曰:党参以产于上党者为佳,称为"真党参"。认为"肆中所买党参,种类甚多,皆不堪用。"并介绍了真伪党参的简要鉴别方法,即"根有狮子盘头者真,硬纹者伪也。"两书记载:党参"甘,平。补中益气,和脾胃,除烦渴。中气微虚,用以调补,甚为平安。"提示党参药性平和,适用于"中气微虚"之调补。自此,党参正式作为本草中的一员,与人参区分使用。

4. 上党人参名实辨

清以降,随着上党人参的绝迹,党参的复兴,有关上党人参与党参的名实问题出现了歧义。如曹炳章《增订伪药条辨》曰:"前贤所谓人参,产上党郡,即今党参是也。考上党郡,即今山西长子县境,旧属潞安府,故又称潞党参。"张锡纯《医学衷中参西录》曰:"人参之种类不一,古所用之人参,方书皆谓出于上党,即今之党参是也。"进而指出:"古之人参其为今之党参无疑也。"黄胜白等[294]认为,党参就是上党人参的别名。对此笔者不敢苟同,试辨析如下。

人参是中国的特产。《名医别录》最早记载了人参的产地,即"生上党山谷及辽东"。上党与辽东是古人参的两大产区,分属于太行山脉与长白山脉。到了明代,临床所用就只有辽参了。如《本草纲目》记载:"今所用者皆是辽参"。由此可见,上党与辽东所产人参基源相同,兹因产地不同而另立别名,都属五加科人参。

苏颂《本草图经》,是宋代的一部官修本草,也是我国第一部由政府组织编绘的刻板药物图谱。该书在人参条下绘有滁州人参、威胜军(北宋时沁州改名威胜军)人参、兖州人参和潞州人参四幅药图。其中所绘潞州人参就是五加科真人参,得到了李时珍的高度认同。如《本草纲目》曰:"宋·苏颂《图经本草》所绘潞州者,三桠五叶,真人参(即上党人参)也。"

近现代学者从不同的角度对上党人参的基源进行了考证和研究。如赵燏黄《中国新本草图志》指出:"惟今日之上党野产真人参,殆已采尽而无

---

[294] 黄胜白,陈重明,王铁僧.人参的本草历史和混淆品种[J].中草药,1982,13(1):33-36.

余。曰潞党参或党参者,乃另一品种。"王筠默[295]考证认为,古本草记载和临床使用的人参是五加科的人参,上党地区(潞州)在明代以前生产的上党人参是真人参,不是桔梗科的党参。李向高等[296]从"参"字的起源与演变谈人参植物形态与象形文字关系,并以古文献提供的人参形态特征和生态习性与产地论证了古上党人参(潞州人参)不是桔梗科党参,而是五加科人参。宋承吉等[297]明确指出,古之人参即今之党参的观点是错误的。

总之,"真人参"绝迹于前,"真党参"复兴于后。"二参"同出上党,但非一物也。党参是另一品种,是清代才发现并入药使用的,与人参相去甚远。因此,党参不可能,也不是古上党人参的别名或简称。

[295] 王筠默.人参史的研究[J].中成药,2002,24(3):225-226.

[296] 李向高,孙桂芳,王丽娟.古代人参基原考辨[J].中药材,2002,25(11):818-823.

[297] 宋承吉,赵凤玉.张锡纯在人参问题上的谬误[J].人参研究,1997(1):8-13.

中药篇

六十九、功擅补血的黄芪

本品原名"黄耆"。所谓耆,《说文解字》曰:"耆,老也。"《礼记》曰:"六十曰耆。"耆的本义是指年长,或指高寿,后引申为"长"。如《本草纲目》曰:"耆,长也。黄耆色黄,为补药之长,故名。今俗通作黄芪,或作蓍者,非矣。"本品因药材颜色和功用擅长而得名。"耆"与"芪"在字形字义上并没有必然的关联,故李时珍认为,以"芪"代"耆"或把"耆"作"蓍"都是不对的。但约定俗成,历代相沿,现以"黄芪"为正名。

宋代大文豪苏轼,不仅诗文一流,而且通晓医药,写诗随性而洒脱。他曾在病中写下千古名篇《立春日病中邀安国仍请率禹功同来仆虽不能饮》以咏黄芪,诗曰:"孤灯照影夜漫漫,拈得花枝不忍看。白发敲簪羞彩胜,黄耆煮粥荐春盘。"深刻描述了作者在病中孤单凄凉,容颜憔悴的画面,以及苏轼对黄芪补虚扶正功用的亲身体验和高度认同。

黄芪为豆科植物蒙古黄芪 *Astragalus membranaceus*(Fisch.)Bge. var. *mongholicus*(Bge.)Hsiao 或膜荚黄芪 *Astragalus membranaceus*(Fisch.)Bge. 的干燥根。始载于《神农本草经》,列为上品。书中记载了黄芪的"补虚"功能,《本经逢原》诠释黄芪上可补肺,中可补脾,下可补肾,旁及肌表,"乃上中下内外三焦药,即《本经》补虚之谓"。提示黄芪补益作用范围广泛,但对其补虚的内涵不甚明了。《名医别录》将其细化为"益气",这一功效得到了后世的高度认同和充分肯定。《日华子本草》又增加了"补血",从而丰富了黄芪"补虚"的内涵,拓展了黄芪的临床应用。然而,有关黄芪补血功能一直未能得到应有的重视,甚至存在争议。

著名中医学家岳美中先生指出[298]:"(黄芪)不唯不生血补血,且不入血分。"认为黄芪不入血分,没有补血生血的功能,其说有待商榷。2010年版《中国药典》首载黄芪"养血",明确了黄芪在血虚萎黄方面的治疗作用。这是对黄芪补血功用的充分肯定,为临床使用黄芪治疗血虚证提供了法典依据。

---

[298] 陈可冀.岳美中全集:中编[M].北京:中国中医药出版社,2012:713.

黄芪补血功用毋庸置疑,主要体现在两个方面:

一是黄芪直接补血说。黄芪"补血",首载于五代时期的《日华子本草》,书中把"助气"与"补血"相提并论,说明黄芪既能益气,又能补血,是一味气血双补的药物。书中还把黄芪"呼为羊肉"。《医学发明》曰:"羊肉之甘热,能补血之虚。"《本草求真》曰:"羊肉气味虽温,然体润肉肥,其于肌肤血液则易及。"提示黄芪有类似于羊肉的补血功能。金元以降,黄芪的补血功能逐步得到彰显。如张元素谓能"生血"(引自《本草纲目》),《神农本草经疏》谓能"益血",《本草经解》谓能"补益气血",《本草蒙筌》谓其主"气耗血虚"。说明黄芪具有直接的补血功效。

二是黄芪补气生血说。如汪昂《本草备要》记载黄芪"生血生肌"。此处之"生血"非直接补血。书中批注"气能生血,血充则肉长"是也。陈士铎《本草新编》对此论述最详,黄芪"功用甚多,而其独效者,尤在补血"。认为黄芪"为补血之品,是凡有血虚之症,俱宜用黄芪"。并以当归补血汤为示范,采用自问自答方式,从三个方面对黄芪补气生血的奏效机制进行了阐释。

(1)"黄芪乃补气之圣药,如何补血独效?"答曰:"盖气无形,血则有形。有形不能速生,必得无形之气以生之。黄芪用之于当归之中,自能助之以生血也。"

(2)"当归原能生血,何藉黄芪?"答曰:"不知血药生血其功缓,气药生血其功速,况气分血分之药,合而相同,则血得气而速生,又何疑哉!"

(3)"血得气而生,少用黄芪足矣,即不少用,与当归平用亦得,何故补血汤中反少用当归而倍用黄芪?"答曰:"不知补血之汤,名虽补血,其实单补气也。失血之后,血已倾盆而出,即用补血之药,所生之血不过些微,安能遍养五脏六腑,是血失而气亦欲失也。在血不能速生,而将绝未绝之气,若不急为救援,一旦解散,顷刻亡矣。"陈氏指出:气能生血,气旺则血充。故"补血必先补气""血虚之人尤宜多用(黄芪)。"补血当以补气为先,黄芪非量大不能为功,合当归则有相得益彰之妙。《本草求真》对此高度赞同,认为"血属有形,凡有形之物,必赖无形之气以为之宰"。据此得出了"参、芪最为生血药"的结论。

总之,黄芪既能补血,又能补气以生血,具有直接和间接的双重补血作用。因此,仅从"血不独生,赖气以生"的角度去认识和理解黄芪的补血作用是不够的,容易忽略甚至掩盖黄芪本身所具有的补血功能,难以客观、全面反映黄芪治疗血虚证的功用特点。

七十、白术润下通便

此说源于汉·张仲景《伤寒论》。书中记载："伤寒八九日,风湿相搏,身体疼烦,不能自转侧,不呕,不渴,脉浮虚而涩者,桂枝附子汤主之。若其人大便硬,小便自利者,去桂加白术汤主之。"这是运用白术治疗大便坚硬(便秘)的最早记载。从经文所见,"大便硬(坚)"是使用白术的重要临床指征。

成无己《注解伤寒论》曰："此小便利,大便硬,为津液不足,去桂加术。"石寿棠《医原》曰："白术生肠胃之津液。"周岩《本草思辨录》云："谁谓白术之加,不足以濡大便哉?"王泰林《退思集类方歌注》曰："大便硬是肠胃之津液干枯,故加白术。"说明大便坚硬是由津亏肠燥所致,白术之用在于生津液而润肠燥,具有润下通便之功。

白术为苦温燥湿的代表性药物。尽管在《伤寒杂病论》中明确提出了"大便(坚)硬"加用白术,但后世仍因其性燥而用治便秘者甚少。20世纪70年代末期,名老中医魏龙骧[299]在《中医杂志》上发表了"医话四则"一文,明确提出"白术通便秘",并以亲诊案例予以示范,引起了人们的高度关注和重视。其后,关于白术通便作用的本草挖掘、临床应用及实验研究广泛开展,取得了可喜的成果。

从本草文献看,白术有"燥"与"润"的两面性。如《本草崇原》云："白术气味甘温,质多脂液,乃调和脾土之药也。……太阴主湿土而属脾,为阴中之至阴,喜燥恶湿,喜温恶寒,然土有湿气,始能灌溉四旁,如地得雨露,始能发生万物。若过于炎燥,则止而不行,为便难脾约之证。白术作煎饵,则燥而能润,温而能和。"《本草经读》云："以白术之功用在燥,而所以妙处在于多脂。"《本草正义》云白术:"最富脂膏,故虽苦温能燥,而亦滋津液""以其丰于脂膏,故宜于煎剂""万无伤阴之虑"。白术虽为苦燥之品,但富含脂膏,能滋液润燥而通便,用于肠燥便秘,尤以入煎剂效佳。

从实验研究看,白术对胃肠蠕动有"抑制"与"增强"的双向性[300]。白

---

[299] 魏龙骧. 医话四则[J]. 中医杂志, 1978(4): 9-10.

[300] 周祯祥. 白术确可润下通便[N]. 中国中医药报, 2011-11-09(4).

术是一种胃肠动力障碍调节剂。白术生品挥发油含量高,可以促进胃肠蠕动;白术炮制品白术内酯含量高,可以抑制胃肠蠕动。当肠管活动处于抑制状态(便秘)时,白术能促进胃肠蠕动,有助排便;反之,当肠管活动处在兴奋状态(泄泻)时,白术能抑制胃肠蠕动,有助止泻。这些研究成果为临床合理解释白术既能止泻,又能通便之效用提供了客观的实验依据。

从临床应用看,白术可用于多种便秘。如李氏报道[301],用单味生白术,以 60g 为一剂(特别体壮高大者加 10g,特别体弱瘦小者减 10g)。急性便秘只投一剂,慢性便秘每日或隔日投一剂,连用 3 剂。每剂煎煮两次,煎开 20 分钟取汁,两煎共取汁 200ml 左右,一次服下。结果:28 例中有效 20 例,有效率为 71.4%。刘氏[302]对白术的通便作用进行了临床试验。用白术 60g 与凉润的生地黄、升麻为伍治疗便秘 13 例,有效 11 例;用单味白术 60g,水煎服,治疗便秘 21 例,有效 16 例;用白术 60g 与温燥的干姜、附子为伍治疗便秘 4 例,全部有效。临床观察结果表明,大剂量白术具有通便作用,可使干燥坚硬之粪便变润变软,容易排出。且不论单用或在复方中应用,不论与凉润或温燥药配伍,均可保持通便功效不变。

李氏等[303]对 30 年来临床运用白术治疗便秘的经验进行了总结:①白术必须用生品;②剂量宜大,常用量为 30~60g;③以水煎服为主,也可泡水代茶饮;④单用,或配伍使用均有良好通便作用;⑤无论虚秘、实秘、功能性便秘、药物性便秘、术后便秘等均可应用;⑥对长期使用酚酞片、开塞露、大黄、番泻叶等泻药无效,或停药复秘者均有较肯定的疗效;⑦无腹痛、腹泻及其他明显副作用与不良反应。以上说明白术是一味安全、有效的通便药物。

一个学术观点或一种理论能否立得住,站得稳,行得远?主要把握四个要点,即文献依据、临床经验、名家论说和实验研究。支撑的点位越多,就立得越稳,可信度就越高,实用性和指导性就越强。毋庸置疑,白术润下通便是成立的,是经得起实践检验的。白术虽"燥"犹"润",必须在生用、大量、煎服的情况下方见其功。而且药性和缓,药力持久,疗效可靠,无明显的不良反应。笔者在临床实践中,常在辨治方中加用生白术 30g,治疗便秘屡试不爽,获效良多,值得推广使用。

[301] 李希令. 大剂量白术治疗便秘的临床验证[J]. 四川中医,1994(7):29.

[302] 刘珉. 重用白术治疗便秘三十四例疗效观察[J]. 福建中医药,1981(1):36-37.

[303] 李宝金,宗文汇,李桃花,等. 重用生白术组方防治便秘的临床研究进展[J]. 北京中医药,2009,28(11):899-903.

中药篇

七十一、术分苍术与白术始末

大家熟悉的成语"不学无术",出自东汉史学家班固《汉书·霍光传》。书中记载:"光不学亡(无)术,暗于大理。阴妻邪谋,立女为后,湛(沉)溺淫溢之欲,以增颠覆之祸,死财(才)三年,宗族诛夷,哀哉!"话说西汉大将军霍光之妻谋杀皇后,立自己的女儿为皇后,犯下了滔天大罪。霍光学识浅薄,不明大理,最终选择了庇护妻子的邪恶阴谋。待霍光死后三年,此案被告发族人谋反,遭满门抄斩。针对此事,班固发出了上述评论和感叹。"不学无术"原指没有学问,因而没有好办法。现指没有学问,没有本领。此处的"术(shù)"与本草中的"术(zhú)"虽是同一个字,但读音不同,所指有别。后者系指草本植物,学者应注意甄别。

白术、苍术统称为"术",始载于《神农本草经》,列为上品。书中记载:"术味苦温,主风寒湿痹、死肌、痉、疸,止汗除热,消食。作煎饵,久服轻身,延年不饥。"陈修园《神农本草经读》解读曰:"风寒湿痹者,以风寒湿三气合而为痹也。三气杂至,以湿为主。死肌者,湿浸肌肉也;痉者,湿流关节也;疸者,湿郁而为热,热则发黄也;湿与热交蒸,则自汗而发热也;脾受湿则失其健运之常,斯食不能消也。"诸症皆以湿为患。术能主之,揭示了术能除湿的功用特点。

《神农本草经》仅言"术",不分赤、白。如《本草图经》曰:"《本经》只言术,未见分其苍、白二种也。"《本草衍义补遗》曰:"《本草》不分苍、白,议论甚多。"随着时间的推移和临床实践的不断深入,"术"的分化问题逐步引起了人们的关注,历来有不同的观点。

一是始于汉代张仲景。如张志聪《本草崇原》记载:"《本经》未分苍白,而仲祖《伤寒》方中皆用白术,《金匮》方中又用赤术。至陶弘景《别录》则分为二。须知赤白之分,始于仲祖,非弘景始分之也。赤术,即是苍术,其功用与白术略同,故仍以《本经》术之主治为本。"

二是始于梁代陶弘景。如缪希雍《神农本草经疏》记载:"术,《本经》无分别,陶弘景有赤、白两种。近世乃有苍、白之分,其用较殊。"

三是始于宋代寇宗奭。如卢之颐《本草乘雅半偈》记载："古人用术不分赤白，自宋人始指赤术曰苍术，但气味有和暴之殊，则施治亦有缓急阴阳之别。"清·吴其濬《植物名实图考》记载："宋以后始分苍、白二种，各自施用。"

以上观点，孰是孰非？

北宋仁宗嘉祐二年（1057 年），由官方设置成立了临时性医籍整理机构——校正医书局。主要对宋代以前的医书进行校正和刊印，林亿为首批校正医书官[304]。当时校正确立了一个基本原则，即将"术"统一校订为"白术"。在《备急千金要方》"新校备急千金要方例"中对此有专门说明："白术一物，古书惟只言术，近代医家咸以术为苍术，今则加以'白'字，庶乎临用无惑矣。"林亿等校正古医书时，将古方中的"术"统一改为"白术"，因此造成了古方皆用白术的误判。有学者研究认为[305-306]，张仲景时代并无白术这一药名。现存通行本《伤寒论》《金匮要略》中的"白术"是由林亿等校正医书时由"术"校改而来。因此，术分赤、白始于张仲景之说当存疑待考。

梁·陶弘景《本草经集注》首先提出了"术乃有两种"。书中记载："白术叶大有毛而桠，根甜而少膏，可作丸散用；赤术叶细无桠，根小苦而多膏，可作煎用。"把"术"分为"赤、白"二种，后世多宗此说。

宋·寇宗奭赞同陶氏之说。如《本草衍义》记载："古方及《本经》只言术，未见分其苍白二种也，只缘陶隐居言术有两种。"寇氏在书中首次以"苍术"为正名，将"白术"附于条下，分别论述。如苍术"其长如大拇指，肥实，皮色褐，气味辛烈"。白术"粗促，色微褐，气味亦微辛，苦而不烈。"并针对当时"惟用白者，往往将苍术置而不用"的现状，强调指出"亦宜两审"，区别运用，从而促进了"二术"的分化。

宋以降，人们对二术的认识和区分更加清晰。如李杲《珍珠囊补遗药性赋》记载："苍术，气味主治与白术同。补中除湿，力不及白，宽中发汗，功过于白。"《本草集要》曰："二术功用颇同，俱能补脾燥湿，但白者补性多，苍者治性多。"《本草蒙筌》曰："术虽二种，补脾燥湿，功用皆同，但白者补性多，且有敛汗之效；苍者治性多，惟专发汗之能。凡入剂中，不可代用。"《本草纲

———————

　　[304]　孟永亮,梁永宣.北宋校正医书局对张仲景著作校勘考述[J].辽宁中医药大学学报,2015,17（5）:147-150.

　　[305]　王强,林昌松.论经方中的白术或为苍术[J].中华中医药杂志,2017,32（5）:2043-2046.

　　[306]　杨金萍,王振国,卢星.《神农本草经》与宋本《伤寒论》术类药差异分析[J].中华中医药杂志,2012,27（8）:2009-2011.

中药篇

目》指出："自宋以来，始言苍术苦辛气烈，白术苦甘气和，各自施用，亦颇有理。"《本草崇原》曰："白术性优，苍术性劣，凡欲补脾，则用白术，凡欲运脾，则用苍术，欲补运相兼，则相兼而用。如补多运少，则白术多而苍术少；运多补少，则苍术多而白术少。"以上诸家所论，阐明了二术的功用异同点，突出其各有专长，强调各自施用，迄今仍为临床所遵循。

概而言之，"术"名首见《神农本草经》，无苍白之分。"白术"之名首见《本草经集注》，"苍术"之名首见于《本草衍义》。二术之分始于梁代陶弘景，正式区分使用源于宋代寇宗奭。《中国药典》将白术、苍术作为两个药物收载，不再使用"术"这一名称。

七十二、平补三焦的山药

山药，为薯蓣科植物薯蓣 *Dioscorea opposita* Thunb. 的干燥根茎。始载于《神农本草经》，列为上品。本品原名"薯蓣"，一般认为，本品因两次避讳而得名"山药"。如宋·寇宗奭《本草衍义》记载："山药，按本草，上一字犯英庙讳，下一字曰蓣，唐代宗名预，故改下一字为药，今人遂呼为山药。"清·张志聪《本草崇原》记载："薯蓣即今山药，因唐代宗名预，避讳改为薯药；又因宋英宗名署，避讳改为山药。"据查，唐代宗名"豫"，宋英宗名"曙"。

其实，山药之名出现较早，在宋以前就已有了。如唐代诗人韦应物《郡斋赠王卿》"秋斋雨成滞，山药寒始华"，唐代文学家韩愈《送文畅师北游》"僧还相访来，山药煮可掘"等。故《辞源》指出："山药之名，晋唐已有，非始自宋代。"[307]

山药因主产于河南古"怀庆府"而得名"怀山药"，为著名的"四大怀药"（山药、菊花、生地黄、牛膝）之一。久负盛名，畅销海内外。怀庆府夏时为"覃怀"，元时为"怀庆路"，明初洪武元年（1368 年）为"怀庆府"。民国二年（1913 年），撤府设道，废怀庆府，隶属于豫北道。古怀庆府地理范围相当于河南省焦作市、济源市和新乡市的原阳县所辖地域。怀山药因表皮上长着一片片像铁锈一样的斑块而得名"铁棍山药"。

《本草求真》曰"药有平补"，大凡药物"必平必淡，是为平补之味。"书中专设"平补"篇，把山药列入其中。所谓"平补"，系指药性平和或寒温药性不明显，补益作用和缓而不峻者，又称为"缓补"。所谓"三焦"，系指肺、脾、肾。因山药秉性和缓，主要针对肺、脾、肾诸虚发挥缓补的作用，而得此殊荣。对于慢病久病，或虚不受补者尤为适宜。"平补三焦"是对山药性能特点的高度概括，对临床用药具有重要的指导意义。

山药味甘性平，主入脾、肺、肾三经。气阴双补，作用平和，不热不燥，补而不滞，养而不腻，略兼涩性。功能补脾养胃，生津益肺，补肾涩精。用于脾虚食少，久泻不止，肺虚喘咳，肾虚遗精，带下，尿频，虚热消渴等。《药品化义》曰："（山

---

［307］ 何九盈,王宁,董琨.辞源［M］.北京:商务印书馆,2015:1156.

药)温补而不骤,微香而不燥,循循有调肺之功,治肺虚久嗽,何其稳当。因其味甘气香,用之助脾,治脾虚腹泻,怠惰嗜卧,四肢困倦。又取其土则补阳,以能补中益气,温养肌肉,为肺脾二脏要药。土旺生金,金盛生水,功效相仍,故六味丸中用之治肾虚腰痛,滑精梦遗,虚怯阳痿。"《本草便读》曰:"凡脾虚泄泻,肺虚咳嗽,肾虚遗滑等证皆可用之。"证诸临床,凡三焦气阴两虚之证,山药皆可用之。

不仅如此,山药生津的作用也较好。《神农本草经读》记载:山药"生捣最多津液而稠黏。"《本草新编》谓能"通治三消"。临床常用于阴虚内热,口渴多饮,小便频数之消渴证,现多用于治疗糖尿病。

《医学衷中参西录》曰:"山药虽饶有补力,而性略迟钝。"说明山药补益之力和缓。《本草正》认为:山药"气轻性缓,非堪专任,故补脾肺必主参、术,补肾水必君茱、地,涩带浊须破故同研,固遗泄仗菟丝相济。……总之性味柔弱,但可用为佐使。"强调配伍用药的重要性。《药品化义》曰:"性缓力微,剂宜倍用。"《本草求真》曰:"入汤剂以治虚火危症,……必多用之方愈,以其秉性和缓故耳。"非大量则难奏其效。

陈修园《神农本草经读》则提出了不同的观点,认为山药"是寻常服食之物,非治病之药",否定了山药的药用价值。近代名医张锡纯极力反对,认为陈氏之说"非也。若果不治大病,何以《金匮》治劳瘵有薯蓣丸。"《医学衷中参西录》记载了许多山药治愈的案例,足资为证。"尝治一室女,温病痰喘,投以小青龙加石膏汤,又遵《伤寒论》加减法,去麻黄加杏仁,喘遂定。时已近暮,一夜安稳。至黎明喘大作,脉散乱如水上浮麻,不分至数,此将脱之候也。取药不及,适有生山药两许,急煮汁饮之,喘稍定,脉稍敛,可容取药,方中仍重用山药而愈。"又"一人,年四十余,得温病十余日,外感之火已消十之八九。大便忽然滑下,喘息迫促,且有烦渴之意。其脉甚虚,两尺微按即无。亦急用生山药六两,煎汁两大碗,徐徐温饮下,以之当茶,饮完煎渣再饮,两日共享山药十八两,喘与烦渴皆愈,大便亦不滑泻。"张氏指出:山药"能补肺补肾兼补脾胃。且其含蛋白质最多,在滋补药中诚为无上之品。"说明山药不仅能治病,而且单用有效。

一般认为,山药为平补之品,宜多服常服。陈士铎《本草新编》认为"脾胃之气太弱,必须用山药以健之。(若)脾胃之气太旺,而亦用山药,则过于强旺,反能动火。""世人往往有胸腹饱闷,服山药而更甚者。……能添饱闷也。"意思是说,脾气虚弱者,用山药无可非议。若脾气旺,或胸腹痞满者用之,则能助火添堵。陈氏指出:"山药补虚,而亦能补实。……因世人皆信山药有功而无过,特为指出,非贬山药也。"实乃经验之谈,笔者在临床实践中也有此体会,诸如山药、红薯、土豆之类,也不宜过量久用,以防添堵。

七十三、尊称国老的甘草

古往今来,最有名望的国老,当属唐朝宰相狄仁杰。他主持朝政,协调关系,化解矛盾,辅国安邦,功勋卓著,深得女皇武则天的赏识,尊称他为"国老",从不直呼其名。可见狄国老在朝中的崇高地位和威望。无独有偶,在本草中也有一味尊称为"国老"的药物,这就是大家十分熟悉的甘草。

甘草,为豆科植物甘草 *Glycyrrhiza uralensis* Fisch.、胀果甘草 *Glycyrrhiza inflata* Bat. 或光果甘草 *Glycyrrhiza glabra* L. 的干燥根和根茎。始载于《神农本草经》,列为上品。甘草被誉为"国老",源于梁·陶弘景《本草经集注》,曰:"此草最为众药之主,经方少不用者,犹如香中有沉香也。国老,即帝师之称,虽非君,为君所宗,是以能安和草石而解诸毒也。"唐·甄权《药性论》云:"(甘草)诸药众中为君。治七十二种乳石毒,解一千二百般草木毒,调和使诸药有功,故号国老之名矣。"《本草蒙筌》曰:"(甘草)解百药毒免害,和诸药性杜争。后人尊之,称为国老。"所谓国老者,即国之重臣也。虽不为君,却是辅国良臣,为君所器重,在朝中不可或缺。而甘草"调和使诸药有功""经方少不用者",有如国老之特质,故以名之。南宋词人辛弃疾在《千年调》中称之为"甘国老"。

《神农本草经读》曰:"物之味甘者,至甘草为极。"《本草思辨录》曰:"甘草味至甘,性至平。"甘草是甘味药物的卓越代表,"其功能全在于甘"。《本草约言》认为,"甘草味甘缓而补,有调和相协之义,缓、和、补三字,尽其用也。"深刻揭示了甘草的功用特点,迄今仍为临床所遵循。《本草述钩元》进一步概括曰:"是一'和'足以概众美矣。"所谓和,《国语·郑语》诠释曰:"以他平他谓之和。"意思是说,把不同的东西加以协调平衡就叫作"和"。"和"是甘草最本质的属性,也是其履行"国老"之职的重要基础。主要体现在以下几个方面。

1. 调和诸药

药有个性之专长,方有合群之妙用。甘草在众多药物中,能发挥"调和"作用,使之不偏不倚,无过不及。诚如《药类法象》所云甘草"调和诸药相协,共为力而不争。"《本经疏证》认为,甘草临床运用广泛,"非甘草之主病多,乃诸方必合甘草,始能曲当病情也",如"凡药之散者,外而不内(如麻黄汤、桂枝汤、青龙汤、柴胡汤、葛根汤等),攻者下而不上(如调胃承气汤、桃仁承气汤、大黄甘草汤等),温者燥而不濡(如四逆汤、吴茱萸汤等),清者冽而不和(如白虎汤、竹叶石膏汤等),杂者众而不群(如泻心汤、乌梅丸等),毒者暴而无制(如乌梅汤、大黄䗪虫丸等)"。诸如此类,"若无甘草调剂其间,遂其往而不返。以为行险侥幸之计,不异于破釜沉舟,可胜而不可不胜,讵诚决胜之道耶。"可以说,"曲当病情"是对甘草"调和诸药"最为精辟的论述。

2. 缓和药性或药力

对于药物偏性明显或作用峻猛者,配伍甘草可缓和之,以适应临床和病情的需要。如《本草发挥》曰:"凡用纯寒纯热之药,必用甘草,以缓其力也。寒热相杂药,亦用甘草,调和其性也。"《本草正义》曰:"麻黄之开泄,必得甘草以监之;附子之燥热,必得甘草以制之;走窜者得之少敛其锋;攻下者得之而不伤于峻,皆缓之作用也。"《医学衷中参西录》曰:"白虎汤用之,是借其甘缓之性以缓寒药之侵下。通脉汤、四逆汤用之,是借其甘缓之性,以缓热药之僭上。"甘草与半夏、细辛同用,能缓其辛味而使归和平;与大黄、芒硝同用,可使药力缓和而不致峻泻。

3. 缓和急迫

《药类法象》曰"(甘草)性缓,善解诸急"。《本经疏证》曰"因急疾为患者,能调治",为缓和急迫之要药。《本草约言》曰"以其甘能缓急,故有国老之称"。《药征》明确指出,甘草"主治急迫也,故治里急急迫挛急。"书中对仲景含甘草的 30 首经方进行了统计分析,结果显示:"历观此诸方,无论急迫,其他曰痛、曰厥、曰烦、曰悸、曰咳、曰上逆、曰惊狂、曰悲伤、曰痞硬、曰利下,皆甘草所主。而有所急迫者也,仲景用甘草;其急迫剧者,则用甘草亦多。不剧者,则用甘草亦少。由是观之,甘草之治急迫也,明矣。"证诸临床,凡脘腹、肢体挛急疼痛者皆宜甘草。《本经疏证》指出:"特甘性缓,甘弥甚者,缓亦弥甚,凡一身之气,因急疾为患者能调之。"

4. 缓和毒性

在运用有毒药物时常配伍甘草可降低或消除药物的毒副作用,确保用药安全。甘草缓和毒性，历代本草褒奖有加。如《名医别录》曰甘草能"解百药毒"。《本草经集注》曰甘草能"安和草石而解诸毒。"《药性论》曰："（甘草）诸药众中为君。治七十二种乳石毒，解一千二百般草木毒。"《本草约言》曰："（甘草）解百毒而有效。"证诸临床，大凡热毒、药毒、食毒皆可运用甘草。如《本草求真》曰："（甘草）有火能泻，是因火性急迫，用此甘味以缓火势，且取生用性寒，以泻焚烁害耳。"又按《备急千金要方》论云："甘草解百药毒，此实如汤沃雪，有同神妙。有人中乌头、巴豆毒，甘草入腹即定，……其验如反掌。"

邹澍在《本经疏证》中记载了一个典型案例："予尝治一人，暑月烦懑，以药搐鼻，不得嚏，闷极，遂取药四五钱匕服之，烦懑益甚，昏不知人，不能语言，盖以药中有生南星、生半夏等物也。予谓南星、半夏之毒，须得姜汁乃解，盛暑烦懑，乌可更服姜汁，势必以甘草解之。但甘草味极甘，少用则毒气不解，服至一二钱即不能更多，因以甘草一斤蒸露饮之，饮尽而病退。"他深有感触地说："是知孙真人云'甘草解百药毒，如汤沃雪'，不我欺也。"

总之，甘草以"和为贵"，重在调和、缓和，以平为期。故《本草汇笺》又称之为"药中良相，为诸药领袖。"清·赵瑾叔在《本草诗》中写下了诗句："九土精英色正黄，药中甘草入诸方。部分上下俱无犯，性适寒温两不妨。"其中，"九土之精"系指甘草，是《名医别录》对甘草的雅称。甘草运用广泛，是临床上使用频率最高的药物，素有"十方九草"之说。

然"和"则自有法度，用当权衡利弊，知其益而防其损。如《本草新编》曰："惟是甘草泻火，用之于急症者可以多用，用之于缓症者难以重加。盖缓症多是虚症，虚则胃气必弱，而甘草性过于甘，多用难以分消，未免有饱胀之虞。"《本草正义》曰："若病势已亟，利在猛进直追，如承气急下之剂，则又不可加入甘草以缚贲育之手足，而驱之战阵，庶乎奏功迅捷，覆杯得效。"《本草正》指出："速下者勿入，恐其缓功，不可不知也。"甘草或用或不用，或多用或少用，总依病情而定。若不当用而用，则易缓和药力而降低疗效；若当少用而多用，易致泥膈碍胃而影响消化。

此外，甘草味过于甘，甘能令人中满，能助湿生痰。故"呕家忌甘，酒家亦忌甘，诸湿肿满及胀满病，咸不宜服"（《神农本草经疏》）。若"外感未清，以及湿热痰饮诸证，皆不能进甘腻，误得甘草，便为满闷，甚且入咽即呕，惟其浊腻太甚故耳"（《本草正义》）。根据"十八反歌诀"记载，甘草不宜与海藻、大戟、甘遂、芫花同用。

七十四、神奇的冬虫夏草

冬虫夏草为麦角菌科真菌冬虫夏草菌 *Cordyceps sinensis*（BerK.）Sacc. 寄生在蝙蝠蛾科昆虫幼虫上的子座及幼虫尸体的干燥复合体，是一种名贵而神奇的中药材，也是国家二级重点保护物种。

1. 冬虫夏草名释

冬虫夏草，又名夏草冬虫，简称为虫草、冬虫草。主要生长在海拔 3 000~4 500m 的高寒地带，分布在四川、云南、贵州、甘肃、西藏和青海。从药名字面分析，冬天是虫，夏天是草，似乎很神奇，引起了人们的极大兴趣。

《本草备要》载："（冬虫夏草）冬在土中，形似老蚕（冬虫），有毛（菌丝）能动。至夏则毛出土上，连身俱化为草（夏草）。"这是古人对冬虫夏草简略而形象的描述。著名医家医唐容川"考其物真为灵品"。他在《本草问答》中记载："此物冬至生虫，自春及夏，虫长寸余粗如小指，当夏至前一时犹然虫也。及夏至时，虫忽不见，皆入于土，头上生苗，渐长到秋分后，则苗长三寸，居然草也。"书中还介绍了冬虫夏草的采集时间和方法。"此物生于西蕃草地，遍地皆草，莫可辨识。秋分后即微雪，采虫草者，看雪中有数寸无雪处，一锄掘起，而虫草即在其中。"

其实，冬虫夏草是一种特殊的虫菌复合体。所谓"虫"即蝙蝠蛾幼虫。"菌"即冬虫夏草菌。每到春暖花开的季节，蝙蝠蛾成虫在地面产卵，孵化出的幼虫钻进潮湿松软的土壤，吸食植物根茎的营养。到了冬天，幼虫进入冬眠状态。此时，冬虫夏草菌侵入，寄生在蝙蝠蛾幼虫体内，吸取虫体内的各种营养，并不断滋生菌丝。待虫体内容物消耗殆尽，幼虫便死亡，只剩下一具被菌丝体填满的躯壳，这就是所谓的"冬虫"。次年春末夏初，待冰雪融化，土壤解冻后，冬虫夏草菌的菌丝从"冬虫"的头部萌发，形成一根貌似小草的菌丝子座，冒出地面，这就是所谓的"夏草"。

冬虫和夏草是两个不同的物种，冬虫是埋在土里的蝙蝠蛾幼虫的躯壳，夏草是露出地面冬虫夏草菌的子座。从外形上看,冬虫夏草如同一条头部长了草茎(子座)的蚕虫。正如此,造成了冬天是虫,夏天变草的误解。

2. 冬虫夏草的本草出处

冬虫夏草始载于清代本草。目前主要有两种观点。

一是出自汪昂《增补本草备要》。如《增补本草备要·序》曰:"今本草原刻,字已漫灭,特再加厘订,用酬世好。抑世尚有议余药味之简者,余惟歌赋汤液,药仅二百四十种,拙集广至四百种,不为少矣。……兹因重梓,更增备而可用者约六十品,聊以厌言者之口,仍不碍携者之艰。"序后落款为"康熙甲戌岁阳月,休宁八十老人讱庵汪昂书于延禧堂。"据此可知,《本草备要》初刻版载药400种。因原刊字迹漫灭,八十高龄的汪老先生携家属亲友再次修订,扩充内容,新增药物60种,成书于康熙三十三年(1694年)。由于《本草备要》的版本较多,刻家亦夥,故内容亦不尽统一。有的基于初刻本刊印[308],有的基于增补本刊印[309],今以《增补本草备要》流传最广[310]。"冬虫夏草"就是该书"新增"的六十品之一。

二是出自吴仪洛《本草从新》。如《本草从新·叙》记载:"新安汪氏祖述二书,著《备要》一编,卷帙不繁,而采辑甚广,宜其为近今脍炙之书也。独惜其本非岐黄家,不临证而专信前人,杂采诸说,无所折衷,未免有承误之失。余不揣固陋,取其书重订之。因仍者半,增改者半,旁掇旧文,参以涉历,以扩未尽之旨。书成,名曰《本草从新》。"该书是在《本草备要》的基础上重新修订而成的。序后落款为"乾隆丁丑岁三月上巳日。澉水吴仪洛遵程书于硖川之利济堂。"即成书于乾隆二十二年(公历1757年),作者吴仪洛。书中也收载了冬虫夏草。由于《本草备要》初刻本未收载冬虫夏草,故认为冬虫夏草始载于《本草从新》。

两书记载冬虫夏草的内容如下:

《本草备要》(增补本)记载:"冬虫夏草(保肺已劳嗽),甘,平。保肺益肾,止血,化痰已劳咳。四川嘉定府所产者最佳。冬在土中,形似老蚕,有毛(菌丝)能动。至夏则毛出土上,连身俱化为草。若不取,至冬复化为虫。"

[308] 汪昂.本草备要[M].北京:人民卫生出版社,1965:6-7.

[309] 项长生.汪昂医学全书:本草备要[M].北京:中国中医药出版社,1999:384.

[310] 尚志钧,林乾良,郑金生.历代中药文献精华[M].北京:科学技术文献出版社,1989:205,327-328.

《本草从新》记载："冬虫夏草（补肺肾），甘，平。保肺益肾，止血，化痰已劳嗽。四川嘉定府所产者最佳，云南、贵州所出者次之。冬在土中，身活如老蚕，有毛能动。至夏则毛出土上，连身俱化为草，若不取，至冬则复化为虫。"

二书所载冬虫夏草的内容大同小异。因《本草从新》晚出《本草备要》半个多世纪，因此，冬虫夏草的本草出处，应是《本草备要》，即汪昂增补的内容。

3. 冬虫夏草的药用价值

《本草备要》载"甘，平"。《四川通志》载"性温暖"。七椿园《西城闻见录》载"入药极热"。《重庆堂随笔》谓其"具温和平补之性。"《本草正义》认为"其为温补，可无疑义。"《中国药典》载其"甘，平"。纵观诸家之论，本品实属味甘，性平偏温，长于温补。现行的中药学、临床中药学相关的教材均将其列入"补阳药"条下。主要用于：

（1）久咳虚喘，劳嗽痰血。本品为平补肺肾之品。《本草备要》谓能"保肺益肾，止血，化痰已劳嗽"。《重庆堂随笔》载："凡阴虚阳亢而为喘逆痰嗽者，投之悉效。"《本草正义》曰："凡治久咳缠绵，阴虚气冲之证，即使痰红未净，只须舌苔不甚浊厚，而脉来小数虚弦，胃纳犹可者，频用是物合之滋填纳气方中，效果颇多，沉疴屡起。"适用于肺虚或肺肾两虚所致的久咳虚喘，劳嗽痰血。

（2）肾虚腰痛，不孕不育。《四川通志》谓能"补精益髓"。《药性考》谓能"秘精益气，专补命门"。《重庆堂随笔》谓"调经种子有专能"。《本草纲目拾遗》引潘友新语谓"此草性更能兴阳，则入肾可知"。《本草正义》谓"治肾阳不充，效果必巨"。本品既助肾阳，又益精血，适用于肾阳不足，精血亏虚所致的腰膝酸痛，阳痿遗精，不孕不育。如《柑园小识》载："以酒浸数枚啖之，治腰膝间痛楚，有益肾之功。……与雄鸭同煮食，宜老人。"

（3）病后虚损，体虚汗出。《本草纲目拾遗》谓其"功与人参同"。《重庆堂随笔》谓其"入药故能治诸虚百损"，称之"为虚疟、虚痞、虚胀、虚痛之圣药"。《本草纲目拾遗》记载了《文房肆考》中的一个典型案例："孔裕堂述其弟患怯汗大泄，虽盛暑处密室帐中，犹畏风甚，病三年，医药不效，症在不起，适有戚自川归，遗以夏草冬虫三斤，逐日和荤蔬作肴炖食，渐至愈。因信此物保肺气，实腠理，确有征验，用之皆效。"

此外，本品"能治蛊胀"（《本草正义》），"治膈症皆良"（《药性考》）。现行《中药学》《临床中药学》等教材多不收载，尚待进一步研究。

4. 冬虫夏草的使用须知

冬虫夏草因其生长奇特,货源稀少,尤其冬天是虫,夏天是草,这无疑给人们带来了一种神秘感。商业恶意炒作,使得冬虫夏草的身价倍增,少则每千克几万元,多则每千克数十万元。

冬虫夏草是一味甘平偏温之品,主入肺、肾二经。功擅补肺益肾,兼能止血、化痰,是一味近乎平常的补益药物。从"功与人参同"(《本草纲目拾遗》)和"功胜九香虫"(《重庆堂随笔》)之类的表述看,冬虫夏草的功用并没有人们想象的那么神奇,甚至对冬虫夏草的补益功用有持否定意见者。如现代名医时逸人先生《中国药物学》指出:"昔日医家认为本品夏日成草,冬日成虫,谓有阴阳双补之益,按之实际,乃草木寄生虫体之故,对于人体殊少裨益,余旅川时,曾尝试多次,概无效果,特为说明。"冬虫夏草的昂贵价格与实用价值之间形成了巨大的反差,不得不令人正视和反思。

2016 年,国家食品药品监督管理总局发布了《关于冬虫夏草类产品的消费提示》。一是冬虫夏草属于中药材,不属于药食两用物质。二是冬虫夏草含砷量超标。检验的冬虫夏草、冬虫夏草粉及纯粉片产品中,砷含量为4.4~9.9mg/kg(超过了保健食品国家安全标准中砷限量值 1.0mg/kg)。提示长期食用冬虫夏草、冬虫夏草粉及纯粉片等产品会造成砷过量摄入,并可能在人体内蓄积,存在较高风险。同年,发布了《关于停止冬虫夏草用于保健食品试点工作的通知》,明确冬虫夏草不能单独作为保健品的原料。

《中国药典》指出冬虫夏草"久服宜慎",故不宜长期使用。《本草正义》指出冬虫夏草"宜于虚寒,当然不宜于虚热"。故对于阴虚火旺者宜慎用。研究显示,冬虫夏草有性激素样作用[311],故对于儿童、孕妇及哺乳期妇女,要慎用或忌用。

[311] 国家药典委员会. 中华人民共和国药典临床用药须知: 2010 年版. 中药饮片卷[M].
北京: 中国医药科技出版社, 2011: 1091-1094.

七十五、当归主咳逆上气

"当归"之名,蕴含着丰富的人文内涵。据唐·房玄龄等合著《晋书》记载:魏明帝(曹叡)太和中,曾为魏天水郡中郎将的姜维归降蜀汉,与其老母分散。魏人让姜母写信召唤儿子返魏,同时送去当归以作譬喻,盼子归来。姜维回信说:"良田百顷,不计一亩,但见远志,无有当归。"表达了姜维胸怀远志,重振蜀汉,绝无归魏之心。

《本草纲目》引崔豹《古今注》语曰:"古人相赠以芍药,相招以文无。文无一名当归,芍药一名将离故也。"在古代,送芍药以示与亲朋故友离别,寄当归以思盼远方的亲人归来,回远志以示拒绝返回。这种以物代言传递信息的方式,既浪漫又不失情怀。

当归,为伞形科植物当归 *Angelica sinensis* (Oliv.) Diels 的干燥根。始载于《神农本草经》,列为中品,是临床最为常用的一味补血、活血、调经的药物。《本草正》曰:"(当归)其味甘而重,故专能补血;其气轻而辛,故又能行血,补中有动,行中有补,诚血中之气药,亦血中之圣药也。"《本草求真》曰:"(当归)既不虑其过散,复不虑其过缓。"药性和缓,补行兼备。《神农本草经疏》称之为"活血补血之要药。"《本草备要》载当归:"血滞能通,血虚能补,血枯能润,血乱能抚。"《本草集要》誉为"治血通用"之品。揭示了当归的性能特点及本草药征,迄今仍卓有成效地指导着临床用药实践。

值得注意的是,《神农本草经》把"主咳逆上气"冠于当归功用之首。所谓"咳逆上气",就是咳嗽、气喘等肺气上逆的病证。据此可推测当归具有止咳平喘的功能。然而,历版《中国药典》和中药学相关教材均未将其收录其中,严重影响了当归的临床应用。

1. 当归止咳的临床应用

当归"主咳逆上气",是古人临床用药经验的总结,在古代成方制剂中广泛使用。如治上盛下虚,痰涎喘咳的苏子降气汤(《和剂局方》),治夜咳不愈的金水六君煎(《一盘珠》),治劳伤肺经,遇风寒则为咳嗽的当归饮(《得效方》),治一切咳嗽的平气饮(《三因方》)等,方中都伍用当归。

现代临床用当归治咳嗽者也不乏其例。如孟氏[312]用当归治疗久咳、夜咳,多在辨治方中重用当归20g左右,颇有良效。陶氏等[313]凡遇咳嗽夜甚者,必在辨证方中重用当归,其效比不用当归快捷得多。吴氏等[314]临床每遇咳嗽夜甚或夜咳者,于常规辨证止咳化痰方中恒加当归15~45g,收效甚捷,常收一剂知、二剂缓、三剂平之显效。叶氏[315]于临床治咳常加当归一药,奏效甚速。王氏[316]在临床上对于久咳、哮喘患者,常配伍当归,剂量宜大,重用至15~30g,往往取效较捷。

郭氏[317]对古代治咳方1 923首进行高频药物统计与分析,结果:在424味药物中提取用药80频次以上药物共45味。其中,当归用药频次为135,依次排序为第27位。进而统计发现,在122首治阴虚咳嗽方,176味药中提取15频次以上药物共26味。当归用药频次为31,依次排序为第10。在41首治阳虚咳嗽方,87味药中提取5频次以上药物共25味。当归用药频次为8,依次排序为第16。说明当归是治疗咳嗽的常用药物之一。

2. 当归止咳的机制探讨

咳逆上气,是上焦肺经气分之病。当归本为血药,为何《神农本草经》载"主咳逆上气"?历代论述较多,主要有以下观点:①补血活血。如《神农本草经疏》曰:"(当归)活血补血之要药,故主咳逆上气也。"②润燥止咳。如《医学衷中参西录》曰当归液浓而甘,"能润肺金之燥,故《本经》谓其主咳逆上气。"③温散寒饮。如《本草正义》曰:"(当归)《本经》主咳逆上气,温散寒饮之法也。"④养血清心。如《本草经解》曰:"其主咳逆上气者,心主血,肝藏血,血枯则肝木挟心火上刑肺金,而咳逆上气也。当归入肝养血,入心清火,所以主之也。"⑤交通心肾。如《本草崇原》曰:"当归花红根黑,气味苦温,盖禀少阴水火之气。主治咳逆上气者,心肾之气上下相交,各有所归,则

[312] 孟景春. 当归治久咳、夜咳[J]. 江苏中医, 1995, 16(8): 24.

[313] 陶际明,胡业彬. 当归治夜咳体会[J]. 安徽中医学院学报, 1995, 14(1): 44.

[314] 吴志军,谭斌. 当归治疗夜咳的机理浅析[J]. 中医药临床杂志, 2011, 23(10): 912-913.

[315] 叶世灿. 当归治咳[J]. 上海中医药杂志, 1985(3): 27.

[316] 刘敏,闫军堂,杜欣,等. 王庆国师法仲景拓展运用当归的临证心得[J]. 环球中医药, 2021, 14(5): 901-904.

[317] 郭玉晶. 古代治咳方的组方用药研究[D]. 济南:山东中医药大学, 2013.

咳逆上气自平矣。"以上诸说,为理解当归主咳逆上气提供了思路,具有一定的参考价值。

在大量查阅本草文献时发现,古代医家论述当归主咳逆上气多从"血"论,强调"血和则气自降"。如《本草约言》曰:"咳逆上气,非止一端,亦有阴虚阳无所附,以致然者。今用血药补阴,与阳齐等,则血和而气降矣。《本经》所谓义或由斯。"《本草求真》曰:"是以气逆而见咳逆上气者,则当用此以和血,血和而气则降矣。"由此可见,血失和,气不归是咳逆上气的主要病理基础,当归主血分之病,能使血和气降,气血各有所归,是其主咳逆上气的重要作用机制。

(1)血不藏气,气散上逆。气为血帅,血为气母。气能行血,血能载气。唐容川《血证论》曰:"血为气之守,气得之而静谧。"周学海《读医随笔》曰:"气之性情慓悍滑疾,行而不止,散而不聚者也。若无以藏之,不竟行而竟散乎?惟血之质为气所恋,因以血为气之室,而相裹结不散矣。"若血不藏气,气散无统,则将飘浮不定,无所归附,上逆而为咳喘。陈修园《时方歌括》在诠释苏子降气汤中当归之用时指出:"气以血为家,喘则流荡而忘返,故用当归以补血。"

(2)瘀阻气道,肺失宣降。《血证论》曰:"盖人身气道,不可有塞滞。内有瘀血,则阻碍气道,不得升降,是以壅而为咳。"邹澍《本经疏证》曰:"阳气踬(阻碍)于上焦血分,则呼吸迫促,为咳逆上气。"肺脉瘀阻,必碍肺气行其宣发肃降之令,以致升降出入失其常度,而为咳逆上气。陈嘉谟《本草蒙筌》曰:"当归能逐瘀血、生新血使血脉通畅与气并行,周流不息。"使血行流畅,肺气不为血碍,则咳逆可止。如孙一奎《赤水玄珠》用活血饮(苏木、生地黄、当归、大黄、芍药)治疗怒气积血在胸胁,咳嗽年久不愈,每咳则隐隐而痛。李氏[318]报道,用血府逐瘀汤治疗瘀血咳嗽,重用当归30~50g为君。既活血畅肺,又养血濡金,一举两得。经30例临床观察,效果满意。

《本草乘雅半偈》曰:"咳逆上气,此即气不于归。"《神农本草经疏》指出:"因血病而及气者,先治其血。"《本草蒙筌》曰:"经云:主咳逆上气。议者以当归血药,如何治胸中气也?殊不知当归非独主血,味兼辛散,乃血中气药。"当归为血中之气药,益血之体,助血之运,使血和气降,血畅气顺,何愁咳逆上气不除。"试问今之治咳者,谁解气病治血而用当归血药?"近代名医冉雪峰对此有精辟的论述:"血调而气和,血摄而气降,盖开治咳变法矣"(《冉雪峰本草讲义》)。深刻揭示了当归主咳逆上气的真谛。

[318] 李波.瘀血咳嗽辨治30例[J].河南中医,1997,17(2):106.

七十六、何首乌的补与毒

何首乌之名,源自唐代文学家李翱《何首乌传》。宋代唐慎微《证类本草》转录了此内容:"昔何首乌者,顺州南河县人。祖名能嗣,父名延秀。能嗣常慕道术,随师在山。因醉夜卧山野,忽见有藤二株,相去三尺余,苗蔓相交,久而方解,解了又交。惊讶其异,至旦遂掘其根归。问诸人,无识者。后有山老忽来。示之。答曰:子既无嗣,其藤乃异,此恐是神仙之药,何不服之?遂杵为末,空心酒服一钱。服数月似强健,因此常服,又加二钱。服之经年旧疾皆痊,发乌容少。数年之内,即有子,名延秀,秀生首乌,首乌之名,因此而得。生数子,年百余岁,发黑。"此虽为一则寓言故事,但有关"何首乌"名称缘由,以及乌发、生子、延年等记载,多为历代本草所引用。

何首乌,为蓼科植物何首乌 *Polygonum multiflorum* Thunb. 的干燥块根。在本草中,始见于五代时期《日华子本草》。原书已佚,作者不详,其佚文散见于各种本草中。《本草纲目》曰:"日华子盖姓大,名明也。或云其姓田。未审然否?"《本草纲目》引《日华子本草》曰:"其药本草无名,因何首乌见藤夜交,便即采食有功,因以采人为名耳。"宋代《开宝本草》记载:"何首乌味苦、涩,微温,无毒。主瘰疬,消痈肿,疗头面风疮,五痔,止心痛,益血气,黑髭鬓,悦颜色。久服长筋骨,益精髓,延年不老。亦治妇人产后及带下诸疾。"由此可见,何首乌是一味攻补相兼的药物。而且以攻为先,多用于外科疾病;以补殿后,多用于乌须发,延年不老。

自唐以降,何首乌的神奇功效尚未引起人们的关注和应用。如《本草纲目》曰:"此药流传虽久,服者尚寡。"自"世宗肃皇帝服饵有效,连生皇嗣。于是何首乌之方,天下大行矣。"李时珍对何首乌的补益功用大加赞赏,推崇备至。认为"此物气温,味苦涩。苦补肾,温补肝,涩能收敛精气。所以能养血益肝,固精益肾,健筋骨,乌髭发,为滋补良药。不寒不燥,功在地黄、天门冬诸药以上。"

针对李时珍之论,明清医家提出了不同的看法,尤其是对何首乌的滋补作用和毒性发表了真知灼见。

中药篇

1. 何首乌滋补作用有限

如《本草汇言》指出："有人依法修制，信服有年，亦未见其确验，但生子延寿之说，似属荒唐。"认为何首乌"补精益血，种嗣延年，又不可尽信其说。"《重庆堂随笔》记载："（何首乌）无甚滋补之力，昔人谓可代熟地，实未然也。"《本草新编》认为，何首乌"功效甚缓，不能急于救人"，难当大任。"如补气也，不若黄芪、人参之捷；如补血也，不若当归、川芎之速；如补精也，不若熟地、山茱之易于见胜。"进而指出："今人为古人所愚，舍人参、熟地之奇，而必求首乌为延生变白之药，绝无一效，而不悔惑矣。"《神农本草经读》记载："若谓首乌滋阴补肾，能乌须发，益气血，悦颜色，长筋骨，益精髓，延年，皆耳食之误也。凡物之能滋润者，必其脂液之多也；物之能补养者，必气味之和也。试问：涩滞如首乌，何以能滋？苦劣如首乌，何以能补？今之医辈竟奉为补药上品者，盖惑于李时珍《纲目》'不寒不燥，功居地黄之上'之说也。"《植物名实图考》有"不闻有服食得上寿者""服食求仙固为妄说"等记载。

以上诸家所论，说明何首乌的滋补作用极其有限，功在地黄、天冬诸药以上的说法值得商榷。乌发、生子、延年之论，皆耳食之误，不可尽信。

2. 何首乌毒性不容忽视

如《本草汇言》明确记载何首乌有"微毒"。认为"气之腥恶，味之惨烈，原非甘温和平之品"。至于"前人虽有多服延龄种子之说，实未必然。"临床观察发现，"屡有服此而后得急疾至死，而人不能识、不能医者，皆服此药之毒而不觉也。"并发出了"知生之士，毋为方外小人所惑也"的警诫。《神农本草经读》记载："（何首乌）味甚涩，涩则足以堵疟邪之路，……设初疟而即用之，则闭门逐寇，其害有不可胜言者矣，……余二十年来目击受害者比比。以医为苍生之司命，不敢避好辩之名也"。清代医家陆以湉《冷庐医话》也有"（服用何首乌）未数日，腹泻死"的记载，告诫"服食之当慎也"。说明何首乌确有毒，若用之不慎，将会造成严重的后果。

现代，随着何首乌及其成方制剂在预防和治疗疾病中的广泛使用，其毒性问题不断凸显，尤其是肝毒性引起了人们的广泛关注。据报道[319]，何首

［319］ 宋海波，沈传勇. 中药安全用药与风险防控的探索及实践：以何首乌为例的安全风险管理［J］. 中国食品药品监管，2020（12）：12-18.

乌肝损伤不良反应/不良事件（ADR/AE）屡有发生，存在着明显的安全隐患。国家药品监督管理部门发布的《药品不良反应信息通报（第61期）关注口服何首乌及其成方制剂引起的肝损伤风险》明确指出：口服何首乌及其成方制剂可能有引起肝损伤的风险。

（1）主要临床表现：全身乏力、消化道症状（食欲不振、厌油等）、黄疸表现（尿黄、目黄、皮肤黄染等）、实验室检查异常（胆红素及转氨酶升高等）。

（2）可能会增加肝损伤风险的主要因素：①超剂量、长期连续用药；②生何首乌较之制何首乌可能更易导致肝损伤；③有服用何首乌及其成方制剂引起肝损伤个人史的患者；④同时使用其他可导致肝损伤的药品。

（3）防范何首乌及其成方制剂用药风险的主要策略：①应充分了解何首乌及其成方制剂的用药风险，注意特殊人群用药安全；②严格按说明书用法用量服用，不超剂量、长期连续用药，应注意避免同时服用其他可导致肝损伤的药品；③服用何首乌及其成方制剂期间，应注意与肝损伤有关的临床表现。服药期间如发现肝生化指标异常或出现全身乏力、食欲不振、厌油、恶心、尿黄、目黄、皮肤黄染等可能与肝损伤有关的临床表现时，或原有肝生化检查异常、肝损伤临床症状加重时，应立即停药并就医。

从本草记载和官方报道证实，何首乌的毒性是客观存在，不容忽视的。其滋补作用有限，不能随意夸大功用。因此，加强何首乌安全用药与风险防控十分必要。2019年12月，中华中医药学会中成药分会等正式发布《何首乌安全用药指南》[320]，特别指出，何首乌及相关制剂应在医生指导下使用，针对具有易感人群特征的患者使用时应注意权衡风险获益比，加强用药后肝功能监测，警惕肝损伤风险。为何首乌及相关制剂安全精准用药与风险防控提供了对策和措施。

[320] 中华中医药学会中成药分会,中华中医药学会肝胆病分会,中国药学会临床中药学专业委员会,等.何首乌安全用药指南[J].临床肝胆病杂志,2019,35(12):2687-2693.

七十七、麻醉中药罂粟壳

本品为罂粟科植物罂粟 *Papaver somniferum* L. 的干燥成熟果壳,又名粟壳、御米壳、米壳、大烟壳。是国家管制的麻醉药品之一。

1. 罂粟壳的功用

罂粟壳,始载于宋·陈衍《宝庆本草折衷》。书中记载,罂粟壳味涩,寒。主治"泄泻肠鸣,下痢赤白"及"咳嗽不已,痰多胸满,语声不出"等,尤"治痢极有效验。"凡"暑月强壮之人,初感热痢,取此壳去顶蒂筋膜净尽,剉碎,或醋、或蜜、或生姜汁同炒入药,则得宜。倘秋后冷痢及患痢日久,人已瘦乏,兼老羸幼弱者,不知调胃进食为本,一概执而不变,此物性既紧涩,必致胃脘痞满,吐呕不食,立见痿顿。"指出了罂粟壳味涩性寒,以及止痢止咳的功用特点。但对于主治咳嗽痰多、初感热痢等,后世不敢苟同。

元·朱震亨《丹溪心法》指出:"治嗽多用粟壳,不必疑。但要先去病根,此乃收后药也,治痢亦同。"首先,充分肯定了罂粟壳止痢止咳之功用。并提出"要先去病根",除去病邪后方用。适用于正虚不固,失去约束,气血津液向外耗散流失所致的咳嗽、泻痢等。若邪实未尽者用之,则"杀人如剑,宜深戒之"(引自《本草纲目》)。较之《宝庆本草折衷》所说则更加明确而具体,用药的针对性更强。

明代官修本草《本草品汇精要》记载:罂粟壳"性涩,固有涩肠敛肺之功。然久嗽久痢者,用之固有"。这是对罂粟壳功(涩肠敛肺)用(久嗽久痢)的规范化表述,广为后世所悉用。进而指出:"若初患而用之,太早则邪气收敛,不得外泄,其疾愈甚,正谓不徒无益而又害之也。"提示初病邪气方盛,不宜过早使用罂粟壳,以免闭门留寇,助邪益疾。

李时珍《本草纲目》记载:"(罂粟壳)酸主收涩,故初病不可用之。"强调"泄泻下痢既久,则气散不固,而肠滑肛脱;咳嗽诸痛既久,则气散不收,而肺胀痛剧。故俱宜此涩之固之,收之敛之。"指明了病程较长(既久),正气不固（不收）是运用罂粟壳的重要指征。同时指出罂粟壳还有良好的止痛效果，善"止心腹筋骨诸痛"，从而丰富了罂粟壳的临床运用。

倪朱谟《本草汇言》汇集诸家之说，用两个"必须"进一步明确了罂粟壳的运用，即"泻痢必须腹中无积滞，咳嗽必须肺家无风寒客邪，方可用此。"用"积邪"二字阐明了罂粟壳的使用注意，即"积邪一有未尽，剧尔服此敛涩之剂，积邪得敛而愈甚，所以多有变证陡作，而淹延不已者亦有之。"

清以降至今，罂粟壳的功用未出其右，一直沿袭。如《中国药典》记载：罂粟壳敛肺、涩肠、止痛，用于久咳、久泻、脱肛、脘腹疼痛。

2. 罂粟壳的毒性

谈到罂粟壳，人们自然而然会想到罂粟和鸦片。罂粟为罂粟的干燥种子，鸦片为罂粟果实中的乳汁经干燥所得，罂粟壳为罂粟的干燥成熟果壳，三者同出一物。其中，最引人注目的就是鸦片。

鸦片，是众所周知的毒品。在本草中，"鸦片"多作为"阿芙蓉"的俗名收载。如《本草纲目》释名，阿芙蓉，一名阿片，俗作"鸦片"。书中记载："阿芙蓉前代罕闻，近方有用者，云是罂粟花之津液也。罂粟结青苞时，午后以大针刺其外面青皮，勿损里面硬皮，或三五处，次早津出，以竹刀刮，收入瓷器，阴干用之。"说明早在明代，人们就已经掌握了鸦片的制作方法。即在罂粟果实尚未成熟之际，轻轻刺破或划破果皮，使乳白色的液汁从切口处慢慢渗出，搜集干燥后即为鸦片。据报道[321]，一个罂粟头上只能得到 0.5g 鸦片。

王孟英《回春录》曰："（鸦片）燥热毒烈，不亚于砒。久吸之，令人枯槁。"赵学敏《本草纲目拾遗》记载："迨服久偶辍，则困惫欲死，卒至破家丧身。"张秉成《本草便读》曰："此物（鸦片）可以治病，始于西人，故又谓之洋药。止泻痢、壮元阳、通气血，却有神效。然吸食一法，不知何人创始，固无性命之虑。然每每病根未除，烟瘾已上，为终身之累，追悔莫及耳。"鸦片之毒之害，于此可见一斑。

至于罂粟壳，历代本草多注明"无毒"，但对其毒副作用的表述则不厌其烦。如明·缪希雍《神农本草经疏》记载："（罂粟壳）古方治嗽，及泻痢、脱肛、遗精，多用之，今人亦效尤辄用，殊为未妥。不知咳嗽惟肺虚无火，或邪尽嗽不止者，用此敛其虚耗之气。若肺家火热盛，与夫风寒外邪未散者，误

---

［321］ 苏智良. 中国毒品史［M］. 上海：上海人民出版社，1997：20.

用则咳愈增而难治。泻痢脱肛由于下久滑脱，肠虚不禁；遗精由于虚寒滑泄者，借用酸涩收敛之气以固虚脱。如肠胃积滞尚多，湿热方炽，命门火盛，湿热下流为遗精者，误用之则邪气无从而泄，或腹痛不可当，或攻入手足骨节肿痛不能动，或遍身发肿，或呕吐不下食，或头面俱肿，或精窍闭塞，水道不通，变证百出而淹延不起矣。可不慎哉！"虽未言毒，若用之不当或误用，则毒副作用显而易见，应该引起广泛关注。

清·张璐《本经逢原》首次提出罂粟壳有"微毒"。近代医家张锡纯《医学衷中参西录》曰："罂粟壳，即罂粟花所结之子外包之壳也。其所结之子形如罂，中有子如粟，可作粥，甚香美，故名其外皮为罂粟壳，药房间省文曰米壳。其味微酸，性平。其嫩时皮出白浆可制鸦片，以其犹含鸦片之余气。……嗽、痢初起及咳嗽兼外感者，忌用。"从"含鸦片之余气"证实，罂粟壳确实有毒。《中国药典》明确记载罂粟壳"有毒"。

现代研究表明[322]，罂粟壳主含吗啡、可待因、蒂巴因、那可汀等多种生物碱。长期使用可产生药物依赖，导致强迫性反复连续用药。《中国药典》明确规定，罂粟壳含吗啡（$C_{17}H_{19}O_3N$）应为 0.06%~0.40%。尽管含量很低，但罂粟壳确含吗啡则是不争的事实。李氏等[323]通过对不同产地的 17 批罂粟壳吗啡含量的测定，结果显示：吗啡的含量高低不一，最高可达 2.62%，高出《中国药典》规定上限的 6 倍。17 批样品中有 10 批吗啡含量高于《中国药典》规定上限，占约 59%。提示临床使用罂粟壳应该慎重。

3. 罂粟壳的管制

罂粟壳为传统中药饮片，也是国家麻醉药品目录中唯一的中药饮片。国家先后制定出台了一系列相关法规，对罂粟壳实行全面管制。

2007 年，卫生部发布的《麻醉药品临床应用指导原则》指出：麻醉药品是指连续使用后容易产生身体依赖性，能成瘾癖的药品。

国务院修订发布《麻醉药品和精神药品管理条例（2016 年修订）》第四条指出：国家对麻醉药品药用原植物以及麻醉药品和精神药品实行管制。除本条例另有规定的外，任何单位、个人不得进行麻醉药品药用原植物的种

---

[322] 国家药典委员会.中华人民共和国药典临床用药须知：2010 年版.中药饮片卷[M].中国医药科技出版社，2011：1181-1183.

[323] 李欣，张明童，马潇.不同产地罂粟壳、罂粟籽中吗啡含量的测定[J].海峡药学，2022，34（2）：60-63.

植以及麻醉药品和精神药品的实验研究、生产、经营、使用、储存、运输等活动。第八十五条指出：麻醉药品目录中的罂粟壳只能用于中药饮片和中成药的生产以及医疗配方使用。

国家中医药管理局发布《医院中药饮片管理规范》（2007年）第三十三条指出："罂粟壳不得单方发药，必须凭有麻醉药处方权的执业医师签名的淡红色处方方可调配，每张处方不得超过三日用量，连续使用不得超过七天，成人一次的常用量为每天3~6克。处方保存三年备查。"

《中国药典》（2020年版）指出：本品（罂粟壳）易成瘾，不宜常服。孕妇及儿童禁用；运动员慎用。

2008年，卫生部公布《食品中可能违法添加的非食用物质和易滥用的食品添加剂品种名单（第一批）》，罂粟壳被列入非食用物质，禁止在食品中添加。

总之，国家对麻醉药品（罂粟壳）从种植到使用各环节实行严格管制。凡有违规者，将会受到相应的处罚。构成犯罪的，依法追究刑事责任。

索　引

索
引